DR. NADJA HERMANN

FETT LOGIK überwinden

Ullstein

Besuchen Sie uns im Internet:
www.ullstein-taschenbuch.de

Wichtiger Hinweis

Die Inhalte dieses Buches wurden – auf Basis von Quellen, die die Autorin für vertrauenswürdig erachtet – nach bestem Wissen und Gewissen recherchiert und sorgfältig geprüft. Trotzdem stellt dieses Buch keinen Ersatz für eine individuelle medizinische Beratung dar. Wenn Sie medizinischen Rat einholen wollen, kontaktieren Sie bitte einen qualifizierten Arzt. Die Autorin haftet für keine nachteiligen Auswirkungen, die in einem direkten oder indirekten Zusammenhang mit den Informationen aus diesem Buch stehen.

FSC
www.fsc.org
MIX
Papier aus verantwortungsvollen Quellen
FSC® C083411

Originalausgabe im Ullstein Taschenbuch
1. Auflage Februar 2016
12. Auflage 2017

Umschlaggestaltung: Julia Hermel, TYPOTITEL: ZERO Werbeagentur, München
Bilder, Comics, Abbildungen: Dr. Nadja Hermann
Satz: KompetenzCenter, Mönchengladbach
Gesetzt aus der Myriad Pro Semi Condensed
Druck und Bindearbeiten: CPI books GmbH, Leck
Printed in Germany
ISBN 978-3-548-37651-6

Vorwort

Seit ich mich erinnere, war ich übergewichtig. Schon als Kind fühlte ich mich wie ein schwerfälliger Trampel neben meinen drei zierlichen Stiefschwestern. Ich fand es immer ungerecht, dass die drei so sorglos riesige Mengen an Pizza und Eis verdrücken konnten. Wenn sie uns besuchten, kichernd und neugierig vor der Waage standen und mit den Zahlen darauf so gar nichts anfangen konnten (»Fünfzig Kilo, ist das viel?«), war mir peinlich bewusst, dass ich nahezu das Doppelte auf die Waage brachte – und das bereits mit fünfzehn.

Der Unterschied war wie Tag und Nacht. Während sie aus einem genetisch schlanken Elternhaus kamen, waren meine Eltern morbid adipös – im Volksmund: krankhaft übergewichtig –, genau wie drei meiner Großeltern (die Großmutter mütterlicherseits war »nur« adipös – im Volksmund: dick). Schon als Jugendliche fing ich an, mit Trennkost, Atkins, Hollywood-Diät oder Fasten mein Übergewicht zu bekämpfen. Dabei verlor ich zwar immer mal wieder bis zu 15 kg, nahm diese aber dank »Jojo-Effekt« direkt wieder zu. Mit zwanzig wog ich über 130 kg und fastete mich mit einer Crash-Diät radikal in wenigen Monaten auf 68 kg bei 175 cm Körpergröße. Das erste Mal in meinem Leben, dass ich Normalgewicht hatte. Es hielt nicht lange an. Mein Stoffwechsel war komplett heruntergefahren. Als Folge nahm ich kontinuierlich wieder zu. Als irgendwann eine Schilddrüsenunterfunktion diagnostiziert wurde, gelangte ich zu dem Schluss, dass das sogenannte »Normalgewicht« für mich einfach nicht realistisch war. In meinem Fall würde das bedeuten, permanent zu hungern und mich zu quälen. Aber ich las mich ein und erkannte, dass das auch gar nicht nötig war, da Übergewicht zu Unrecht so verteufelt wurde. Ich war zwar dick, aber ich rauchte nicht, trank keinen Alkohol und aß kein Fastfood oder rotes Fleisch. Außerdem war ich körperlich gesund, abgesehen vom Übergewicht.

Ich beschloss, andere Prioritäten in meinem Leben zu setzen, machte meinen Doktor in Psychologie, die Ausbildung zur Psychotherapeutin, heiratete und begann, ein altes Haus zu renovieren. Mit dreißig wog ich 150 kg, aber ich war nicht eingeschränkt. Kurz: Ich war zufrieden mit meiner bewussten Entscheidung für Lebensfreude und gegen permanentes Hungern und Selbstkasteien.

Ich ging offen mit meinem Gewicht um, und es war im Großen und Ganzen kein Thema, weder für meinen Mann noch für meine Freunde oder bei der Arbeit. Wenn ich gefragt wurde, gab ich an, mich wohlzufühlen und allenfalls gerne etwas sportlicher oder fitter werden zu wollen. Und doch besuchte ich zu dieser Zeit eine Adipositas-Ambulanz, um mich wegen einer Magenverkleinerung beraten zu lassen. Ich erzählte allerdings niemandem davon, da ich die Fragen scheute, die es zu meiner »Zufriedenheit« mit meinem Gewicht aufgeworfen hätte. Aus diversen Gründen entschied ich mich letztlich gegen eine Operation und beschäftigte mich noch intensiver mit Forschungen, die bewiesen, dass Übergewicht nicht so schädlich ist.

Beim Arzt wurde mein Gewicht nie angesprochen, aber ich ging auch selten hin. Nicht weil ich nie krank gewesen wäre, sondern weil ich nicht mit meinem Gewicht konfrontiert werden wollte. Mein Blutdruck war jedes Mal massiv erhöht, aber ich tat das als Weißkittelhypertonie ab, da ich einfach sehr angespannt war. Doch tatsächlich war mein Blutdruck auch zu Hause so hoch. Um meinen Blutdruck zu senken, setzte ich die Pille ab und begann, täglich anderthalb Liter grünen Tee zu trinken, da beides laut Studien positive Effekte zeigen sollte. Und tatsächlich reduzierte sich der Wert leicht. Zwar lag er noch immer viel zu hoch, trotzdem war ich erleichtert über die Verbesserung. Es ließ sich sogar weitgehend ignorieren, dass ich oft Rückenschmerzen hatte und, unter anderem aufgrund meines starken Schnarchens, schlecht schlief.

Bis ich eines Tages bei der Hausarbeit ausrutschte und mein Knie verletzte. Heute weiß ich, dass ich mir dabei das Kreuzband gerissen habe, doch damals meinte der Arzt, es sei vermutlich nichts Schlimmes, und verordnete mir Ibuprofen. Tatsächlich lief ich nach einer Woche wieder recht schmerzfrei. Von dem Moment an spürte ich das Knie zwar ab und zu und neigte gelegentlich dazu, es zu verdrehen und für einige Tage Schmerzen zu haben, aber es war auszuhalten.

Als wir unser Haus renovierten, kam es zu einem erneuten Unfall. Dieses Mal riss ich mir den Meniskus. Auch damals sagte der Arzt, es sei vermutlich nichts Schlimmes, gab mir Ibuprofen und … nein, nach einer Woche war es nicht in Ordnung. Ich humpelte monatelang, aber es wurde immerhin ausreichend besser, dass ich im Alltag wieder funktionierte. Nach einem halben Jahr muss sich der Meniskus erneut verschoben haben oder weiter eingerissen sein, denn ich lag wieder einige Wochen bewegungsunfähig flach. Ein halbes Jahr später noch einmal das Gleiche.

Doch jetzt war es der letzte Tropfen auf ein übervolles Fass. Nach über einem Jahr mit Schmerzen und Immobilität brach ich zusammen. Mir wurde bewusst, dass mein Gewicht sich in den letzten Jahren immer weiter nach oben und meine Gesundheit im selben Maße nach unten bewegt hatte. Wenn diese Entwicklung so weiterginge, würde ich in einigen Jahren gar nicht mehr laufen können und wäre schwer morbid adipös – mit erst Anfang dreißig!

Es musste sich etwas ändern. Zum ersten Mal in meinem Leben richtete ich meine Aufmerksamkeit bewusst auf mein Essverhalten und begann, über Gene, Stoffwechsel, Diäten und Übergewicht zu recherchieren. Ironischerweise bin ich kein Neuling in diesem Bereich. Mein Abitur habe ich auf einem ernährungswissenschaftlichen Gymnasium gemacht, und in meiner Diplomarbeit in Psychologie befasste ich mich mit dem Thema Diäten. Doch privat habe ich mich mit diesem Thema zwar beschäftigt, nur eben selektiv: mit dem, was ich sehen wollte. Nun sah ich mir die 95 Prozent der Forschung an, die ich zuvor ausgeblendet hatte.

Ich las über Monate hinweg alles, was ich zu Übergewicht, Stoffwechsel, Ernährung und Abnehmen finden konnte: Artikel, Studien, Foren, Bücher und Dokumentationen. Dabei warf ich Stück für Stück mein bisheriges »Wissen« über Bord – meine gesamte »Fettlogik«.

Den englischen Begriff »*Fat Logic*« fand ich auf einer Internetseite, und ich fühlte mich davon sofort getroffen, denn das entsprechende deutsche Wort *Fettlogik* brachte auf den Punkt, woran ich mein ganzes Leben lang geglaubt hatte. Gemeint ist nicht etwa eine »Logik der Fetten«, sondern das komplexe Sammelsurium von angeblichen medizinischen Gegebenheiten, guten Ratschlägen und eigenen Vermutungen und Fantasien, das einem beim Abnehmen nicht nur im Weg steht, sondern es regelrecht unmöglich macht.

Ich sehe mich nicht als dumm oder naiv. Seit jeher habe ich Dinge und Ansichten hinterfragt, ich bin wissenschaftlich interessiert und promoviert. Doch gleichzeitig glaubte ich an so viel Fettlogik, vermutlich weil sie mich immer umgab, weil es von Kindheit an so klar war, dass wir »dicke Gene« hatten, und weil es so sehr mit meinen Erfahrungen übereinzustimmen schien. Es war ein langer und teilweise auch schmerzhafter Prozess, die Dinge, an die ich mein Leben lang geglaubt hatte, zu korrigieren.

Im folgenden Jahr sammelte ich nicht nur theoretisches Wissen, ich nutzte es auch praktisch. Im September 2014 hatte ich Normalgewicht, und einige Monate später wog ich 63 Kilo – das geringste Gewicht, seit ich zwölf oder dreizehn Jahre alt war. 2014 begann ich auch, in meinem Internetblog hin und wieder Comics zu meinen neuen Erkenntnissen und zur Fettlogik zu veröffentlichen. Es war, gelinde gesagt, polarisierend.

Meine Leser wussten nichts über mich privat, und es gab einige, die mir wütend schrieben, dass ich offensichtlich etwas gegen dicke Menschen hätte. Obwohl ich einige Abonnenten verlor, gewann ich viele neue hinzu und bekam immer mehr Feedback von Lesern, die sagten, meine Texte und Comics hätten ihnen geholfen, ihre eigene Fettlogik zu erkennen und etwas zu ändern.

Ich merkte aber, dass es schwierig war, das, was ich sagen wollte, in dieser Form zu vermitteln. Daher entschloss ich mich, mein gesammeltes Wissen nicht mehr nur in kurzen Comics mitzuteilen, sondern zu strukturieren und als Buch zu veröffentlichen. Das fertige Werk ist eine Mischung aus persönlichen Erfahrungen und wissenschaftlichen Fakten. Es war und ist mir wichtig, alle meine Aussagen mit Forschungsergebnissen und Fakten zu belegen- als Gegenentwurf zur Fettlogik, die sich so hartnäckig hält, obwohl die Fakten ihr widersprechen. Denn dies ist mein Hauptanliegen: Ich will das System aus vermeintlichen Weisheiten und Ratschlägen zum Thema Übergewicht und Abnehmen als Fettlogik, als Teufelskreis aus Irrtümern und Mythen entlarven, indem ich die einzelnen Behauptungen, aus denen es sich zusammensetzt, Stück für Stück konkret widerlege.

Für mich war der Ausbruch aus diesem System letztlich die zentrale Änderung. Als Verhaltenstherapeutin bin ich jahrelang an meinem eigenen Übergewicht gescheitert. Der Grund dafür ist, dass (Verhaltens-)Therapie nur dann wirkt, wenn man weiß, welches Verhalten man ändern muss, und wenn man auch davon überzeugt ist, dass es wirkt und man es schaffen kann.

Fettlogik steht dem im Weg, denn sie macht alles so kompliziert und enthält so viele Ratschläge, die einander widersprechen, dass dauerhaftes Abnehmen zu einem unüberwindbaren Hindernis wird. Die Fettlogik zu überwinden ist aus meiner Sicht der erste und wichtigste Schritt zu einem Körpergewicht, mit dem man sich wohlfühlt.

Ob und wie das dann geschieht, ist eine individuelle Entscheidung, und auch wenn dieses Buch Möglichkeiten aufzeigt, ist es dennoch kein Diätratgeber mit einer Formel der Marke »Auf die Art verlieren Sie vierzig Kilo in zwei Wochen«. Es hilft jedoch, den besten Weg für sich zu entwickeln und in dem ganzen Chaos, das Diätratgeber, Zeitschriften und teilweise auch sogenannte Profis vermitteln, die Übersicht zu behalten.

Dieses Buch richtet sich aber nicht ausschließlich an Menschen, die abnehmen möchten. Es ist ebenso für die Unter- oder Normalgewichtigen, die sich entweder für das Thema interessieren oder ähnliche Problembereiche haben. Am Ende findet sich ein Kapitel, welches sich gezielt an Normalgewichtige richtet, und die meisten Kapitel lassen sich ebenso zum Zunehmen wie zum Abnehmen nutzen. Fettlogik ist nicht einfach ein Problem der Dicken, sondern ein allgemeines Phänomen. Mir ist noch kein Mensch begegnet, der völlig frei davon war. Manch schlanker und sportlicher Mensch hat mehr Fettlogik als schwer Adipöse, die sich – oft gezwungenermaßen – mehr mit dem Thema beschäftigen. Auch ich entdecke noch immer ab und zu einen Rest Fettlogik in meinen Gedankengängen und Überzeugungen.

Vor einigen Monaten beispielsweise beklagte ich mich bei einer Freundin, einer Physiotherapeutin, über meinen breiten Brustkorb und die herausstehenden Rippen. Ich jammerte ein wenig darüber, dass ich einfach einen breiten Knochenbau habe, und befürchte, dass der untere Normalgewichtsbereich wegen meines breiten Körperbaus für mich ungeeignet sei. Ihr beiläufiger Kommentar »Warte erst mal ein paar Monate ab« brachte mich völlig aus dem Konzept. Besonders ihre Erklärung, all das Fett im Brustraum habe natürlich meine Rippen nach außen gepresst und es werde etwas dauern, bis diese sich wieder in ihre normale Position begäben und einige Zentimeter schmaler würden. Ich war schockiert, da ich nie daran gezweifelt hatte, von Natur aus »kräftiger« gebaut zu sein – eine typische Fettlogik-Weisheit.

Die Kapitel im Folgenden behandeln jeweils eine solche Fettlogik-Weisheit, also einen unter Übergewichtigen weit verbreiteten Irrtum, der einem letztlich nur das Abnehmen schwermacht. Die Beispiele dazu habe ich teilweise im Alltag und in Foren gesammelt, aber die meisten entstammen meiner eigenen jahrelangen Überzeugung. Einige Fakten und Forschungserkenntnisse werden schwer zu glauben sein, da wir in Bezug auf Übergewicht und Abnehmen so manches Märchen als unhinterfragte Tatsache akzeptieren wie etwa den »Jojo-Effekt«, den »Hungermodus« oder auch unser gesellschaftliches Schlankheitsideal der letzten Jahre. Idealerweise eröffnen sich aber im Laufe des Lesens neue Perspektiven und Anreize und einen klareren Blick auf Fettlogik, die den Weg zu einem gesunden Gewicht und Lebensstil versperrt.

Inhalt

Ich esse nur 1000 kcal pro Tag und nehme nicht ab!

Über eines sind sich alle einig: Jeder Körper braucht Energie, um zu existieren. Schwieriger wird es bei der Frage wie viel. Eine sehr verbreitete Fehlvorstellung ist die riesige Spannweite der Stoffwechselunterschiede. Unser Energiebedarf wird von verschiedenen Faktoren beeinflusst, hauptsächlich unserer Masse und deren Zusammensetzung.

Ein kleines Apartment braucht weniger Heizenergie als eine Vierzimmerwohnung. Entsprechendes gilt auch für kleinere und größere Menschen. Eine Person mit weniger Körpermasse braucht weniger Energie, um diese Masse zu versorgen. Darüber hinaus verbraucht Muskelmasse zu ihrem Erhalt mehr Energie als Fettmasse, vergleichbar vielleicht mit der Ausstattung der Wohnung: Muskelmasse ähnelt Elektrogeräten, die bei Benutzung Energie verbrauchen, aber auch im Standby-Modus noch etwas Energie ziehen. Fettmasse hingegen muss lediglich beheizt und mit Blut versorgt werden.

Frauen haben biologisch einen höheren Prozentsatz an Fettmasse und weniger Muskelmasse als Männer, weswegen Frauen bei gleicher Größe und gleichem Gewicht einen geringeren Energiebedarf haben.

Wenn es also darum geht, wie viel Energie eine Person braucht, gibt es eine Skala mit zwei Extremen: Den geringsten Verbrauch hätte eine kleine Frau, die sehr wenig wiegt (= wenig Körpermasse) und sehr inaktiv ist (= wenig Muskelmasse und wenig Verbrauch durch Bewegung). Den höchsten Verbrauch hätte ein sehr großer, sehr schwerer Mann (= viel Körpermasse), der sehr aktiv ist (= viel Muskelmasse und viel Verbrauch durch Bewegung).

In Zahlen ausgedrückt: Eine vierzigjährige, 150 cm große, 45 kg schwere und inaktive Frau hat, wenn sie den ganzen Tag im Bett liegt, einen Energiebedarf von etwa 1200 kcal pro Tag. Das andere Extrem, ein zwanzigjähriger, 200 cm großer und 100 kg schwerer Bodybuilder, verbraucht dagegen 2500 kcal am Tag, selbst wenn er sich nicht bewegt – alleine dadurch, dass so viel mehr Masse versorgt werden muss.

Betrachtet man den normalen Tagesablauf dieser Personen (die inaktive Frau arbeitet sitzend im Büro und legt sich zu Hause auf die Couch, wohingegen der Bodybuilder in einem aktiven Job viel auf den Beinen ist und abends Krafttraining macht), ist der Unterschied sogar noch größer: Dann braucht die Frau am Ende etwa 1400 kcal, wohingegen der Sportler auf über 4000 kcal kommen mag.

Bei diesen Beispielen handelt es sich jedoch wie gesagt um Extreme. Die meisten Menschen liegen irgendwo zwischen 150 cm und 2 Metern Größe, wiegen mehr als 45 kg und sind weder komplett inaktiv noch Leistungssportler. In einer Studie von 2004 untersuchten Donahoo et al. (Abkürzung für »und sein Team«) den Ruheverbrauch von Menschen, also dem, was bei einem Tag im Bett verbraucht würde. Etwa 96 Prozent der Menschen befinden sich in einem Bereich von 600 kcal Unterschied und 66 Prozent sogar in einem Bereich von lediglich 200 kcal. Die meisten Menschen brauchen also weder extrem viel noch extrem wenig Energie, sondern eine relativ durchschnittliche Menge.

Johnstone et al. untersuchten 2005 darüber hinaus 150 Menschen und stellten fest, dass die Person mit dem geringsten Ruheverbrauch noch immer über 1000 kcal verbrannte. Das bedeutet: Bei einer Kalorienaufnahme von nur 1000 kcal kommt es in jedem Fall zu einer Gewichtsabnahme. Selbst die kleine, zierliche und inaktive Frau würde an einem normalen Tag damit 400 kcal weniger essen, als sie verbraucht. Ein Kilo Fettmasse entspricht etwa 7000 kcal, somit würde diese Frau auf diese Art etwa 2 kg im Monat abnehmen.

Noch gravierender wird es, wenn die Frau nicht zierlich, sondern übergewichtig ist. Mit steigendem Gewicht steigt schließlich auch der Energieverbrauch. Zum einen wird mehr Muskelmasse benötigt, um 100 kg Gewicht von A nach B zu tragen als nur 50 kg, zum anderen muss die größere Körpermasse, wie schon erwähnt, beheizt werden. Eine übergewichtige Person hat also grundsätzlich einen höheren Energieverbrauch als eine normalgewichtige Person mit derselben Größe.

Wiegt die inaktive 150 cm kleine Frau anstatt 45 kg also 100 kg, liegt ihr Ruhebedarf nicht mehr bei nur 1200 kcal, sondern bei 1750 kcal pro Tag (und mit leichter Aktivität sogar bei 2000). Isst sie täglich nur 1000 kcal, verliert sie pro Woche bereits ein ganzes Kilo Gewicht. Bei einer Tagesration von 1000 kcal oder weniger ist das Abnehmen vor diesem Hintergrund vorprogrammiert. Für die meisten Menschen sorgt bereits eine Reduktion auf unter 1500 kcal am Tag für eine stetige Gewichtsabnahme von mehreren Kilogramm pro Monat.

Der individuelle Energieverbrauch lässt sich relativ genau mittels Formeln berechnen. Dazu benötigt man lediglich Körpergröße, Gewicht, Geschlecht und ungefähre Angaben zur täglichen Aktivität. Im Internet finden sich dazu Rechner; geben Sie in der Suchmaschine einfach »Grundumsatzrechner« oder »BMR Rechner« ein. (Grundumsatz und BMR – »Basal Metabolic Rate« – bezeichnen das, was der Körper im Ruhezustand braucht.) Natürlich sind diese Rechner nicht hundertprozentig genau, aber sie liefern eine etwa 95 Prozent exakte Einschätzung des täglichen Energiebedarfs. Die Wahrscheinlichkeit, dass dieser irgendwo zwischen 1400 und 2000 kcal pro Tag liegt, ist dabei sehr hoch – es sei denn, man zählt zu einem der zuvor besprochenen Extreme mit sehr kleiner oder sehr großer Körpermasse.

Fazit: Die meisten Menschen verbrauchen am Tag weit mehr als 1500 kcal, aber selbst Menschen mit extrem geringem Verbrauch liegen noch deutlich über 1000 kcal. Bei 1000 kcal pro Tag kein Gewicht zu verlieren ist damit praktisch nicht möglich.

Aber ich esse *wirklich* nur 1000 kcal pro Tag und nehme nicht ab!

Mein Lieblingsessen war, ganz entgegen dem Klischee des Fastfood essenden Dicken, ein großer gemischter Salat mit Fisch. Das gab es sehr häufig, und ich veranschlagte dafür in meinem inneren Kalorientagebuch etwa 500 kcal. Als ich nach Jahren zum ersten Mal alles abwog und die tatsächliche Kalorienmenge berechnete, stellte ich fest, dass das Dressing mit drei Löffeln Olivenöl bereits etwa 300 kcal hatte. Der Salat selbst lag mit Tomate, Gurke, Paprika und Feldsalat kalorienmäßig noch im Rahmen. Der Mozzarella schlug schon deutlich mehr zu Buche, und dass der Fisch aus gebratenem Lachs bestand, ließ den Salat auf etwa 1500 kcal kommen. Das Dreifache dessen, was ich veranschlagt hatte – und für eine kleine, zierliche Frau bereits der komplette Tagesbedarf.

Tatsächlich verschätzen sich Menschen ganz massiv, was die Kalorienaufnahme angeht: Übergewichtige neigen dazu, sehr stark nach unten zu schätzen. In einer Studie von Lichtman et al. aus dem Jahr 1992 wurden sogenannte »diätresistente« Menschen untersucht. Diese Menschen gaben an, trotz Kalorienaufnahme von unter 1200 pro Tag kein Gewicht zu verlieren. Die Messung des Energieverbrauchs ergab, dass all diese Personen im Rahmen des errechneten Verbrauchs lagen (also dem, was mit der Formel der bereits erwähnten Grundumsatzrechner geschätzt wurde) – natürlich deutlich über 1200 kcal am Tag. Dafür *unter*schätzten sie ihre durchschnittliche Kalorienaufnahme im Ernährungstagebuch um 47 Prozent (immerhin nicht ganz so stark wie meine Salatdiskrepanz, aber dennoch ... na ja, deutlich), wohingegen sie ihren Aktivitätsgrad um 51 Prozent *über*schätzten. Als Gründe für ihr Übergewicht vermuteten sie genetische Veranlagung und Schilddrüsenprobleme, wohingegen sie ihr Essverhalten als normal wahrnahmen.

2010 wurde eine ähnliche Studie von Pietiläinen et al. durchgeführt. Die Probanden waren diesmal eineiige Zwillinge, von denen einer normalgewichtig und der andere adipös war. Die Zwillinge sollten jeweils ihr eigenes Ess- und Bewegungsverhalten und das ihres Zwillings protokollieren. Darüber hinaus gab es objektive Messungen der Kalorienaufnahme. Das interessante Ergebnis: Die Selbstberichte der Zwillinge ergaben jeweils ein vergleichbares Maß an Kalorienaufnahme und Bewegung. Die adipösen Testpersonen waren der Meinung, sich ähnlich zu ernähren und zu bewegen, wie es ihr schlanker Zwilling tat. Die schlanken Zwillinge hingegen gaben an, dass ihr adipöser Geschwisterteil wesentlich mehr und ungesünder aß und sich weniger bewegte. Die objektive Messung bestätigte, dass die übergewichtigen Geschwister im Schnitt 800 kcal zu wenig Nahrungsaufnahme protokollierten, allerdings dafür ihren Verbrauch um etwa 450 kcal überschätzten.

Aber wie eine Studie von Burton (2006) zeigt, sind Menschen einfach allgemein sehr schlecht darin, Kalorien zu schätzen. Während bei kalorienarmen Gerichten wie Hühnerbrust oder Truthahnsandwich die Schätzungen noch relativ korrekt (um die 500 kcal) liegen, wird mit steigendem Kaloriengehalt der Mahlzeit die Schätzung immer ungenauer. Bei einer Mahlzeit mit 2000 kcal liegen die Schätzungen im Schnitt nur bei knapp über 1000 kcal. Ein Nudelgericht mit 1500 kcal schätzten die Befragten auf etwa 700 kcal. Die extrem kalorienreichen Käsefritten mit Ranchdressing, die tatsächlich 3000 kcal pro Portion haben, schätzten die Befragten im Schnitt auf lediglich um die

900 kcal. Die meisten Menschen scheinen sich nicht vorstellen zu können, dass eine Portion einer Mahlzeit tatsächlich über 1000 kcal haben kann, ähnlich wie ich mir nicht vorstellen konnte, dass mein Salat 1500 kcal hatte.

In einer Untersuchung mit achtundzwanzig Personen unterschiedlicher Gewichtsklassen von Kroke et al. (1999) war lediglich eine einzige Person mit ihren Kalorienangaben im korrekten Bereich. Muhlheim et al. (1998) konnten sogar zeigen, dass Menschen selbst dann noch ihre Kalorienaufnahme zu niedrig angeben, wenn ihnen im Vorfeld gesagt wird, dass ihre Angaben nachgeprüft werden. Sie zählen dann zwar etwas genauer als Menschen, die diese Information nicht bekommen, aber sie unterschätzen dennoch.

Selbst diejenigen, die es besser wissen sollten, nämlich Ernährungsberater, sind nicht in der Lage, ihre Kalorienaufnahme korrekt anzugeben. Champagne et al. (2002) verglichen die Angaben von Ernährungsberaterinnen mit denen von Laien über einen einwöchigen

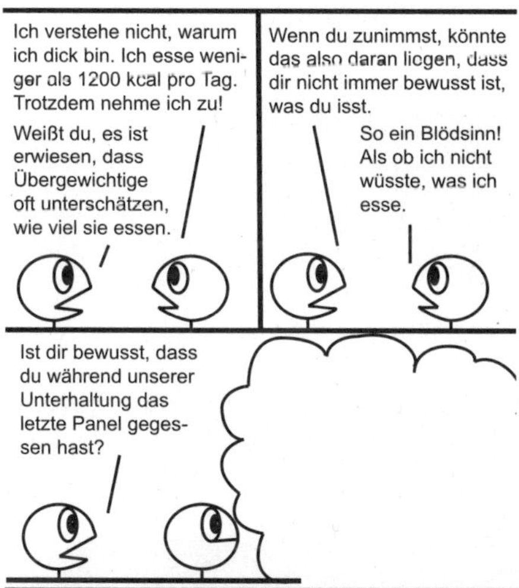
Ich verstehe nicht, warum ich dick bin. Ich esse weniger als 1200 kcal pro Tag. Trotzdem nehme ich zu!
Weißt du, es ist erwiesen, dass Übergewichtige oft unterschätzen, wie viel sie essen.
Wenn du zunimmst, könnte das also daran liegen, dass dir nicht immer bewusst ist, was du isst.
So ein Blödsinn! Als ob ich nicht wüsste, was ich esse.
Ist dir bewusst, dass du während unserer Unterhaltung das letzte Panel gegessen hast?

Zeitraum. Die Laien unterschätzten ihre Kalorienaufnahme dabei im Schnitt pro Tag um 429 kcal, einige lagen sogar um über 1000 kcal daneben. Die Expertinnen waren besser in der Genauigkeit ihrer Angaben, lagen aber dennoch um 223 kcal pro Tag daneben, einige der Befragten sogar um bis zu 800 kcal. Wenn also nicht einmal Experten mit jahrelanger Berufserfahrung in der Lage sind, ihre Kalorienaufnahme korrekt zu schätzen, ist dies ein deutlicher Hinweis darauf, dass der Selbsteinschätzung an dieser Stelle generell nicht zu trauen ist.

Die harte Wahrheit ist daher: Wer glaubt, »eigentlich gar nicht so viel zu essen« und unerklärlicherweise übergewichtig zu sein, hat ein Wahrnehmungs- und kein Stoffwechselproblem.

Kalorienzählen wirkt bei mir nicht!

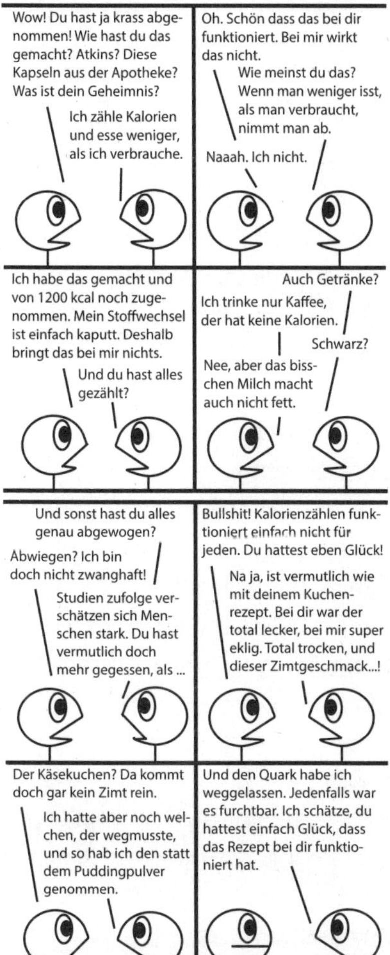

Wow! Du hast ja krass abgenommen! Wie hast du das gemacht? Atkins? Diese Kapseln aus der Apotheke? Was ist dein Geheimnis?
Ich zähle Kalorien und esse weniger, als ich verbrauche.
Oh. Schön dass das bei dir funktioniert. Bei mir wirkt das nicht.
Wie meinst du das? Wenn man weniger isst, als man verbraucht, nimmt man ab.
Naaah. Ich nicht.
Ich habe das gemacht und von 1200 kcal noch zugenommen. Mein Stoffwechsel ist einfach kaputt. Deshalb bringt das bei mir nichts.
Und du hast alles gezählt?
Ich trinke nur Kaffee, der hat keine Kalorien.
Auch Getränke?
Schwarz?
Nee, aber das bisschen Milch macht auch nicht fett.
Und sonst hast du alles genau abgewogen?
Abwiegen? Ich bin doch nicht zwanghaft!
Studien zufolge verschätzen sich Menschen stark. Du hast vermutlich doch mehr gegessen, als ...
Bullshit! Kalorienzählen funktioniert einfach nicht für jeden. Du hattest eben Glück!
Na ja, ist vermutlich wie mit deinem Kuchenrezept. Bei dir war der total lecker, bei mir super eklig. Total trocken, und dieser Zimtgeschmack...!
Der Käsekuchen? Da kommt doch gar kein Zimt rein.
Ich hatte aber noch welchen, der wegmusste, und so hab ich den statt dem Puddingpulver genommen.
Und den Quark habe ich weggelassen. Jedenfalls war es furchtbar. Ich schätze, du hattest einfach Glück, dass das Rezept bei dir funktioniert hat.

Meine schlanke Freundin isst viel mehr als ich!

Übergewichtige Menschen sind nicht als Einzige schlecht im Schätzen: Auch schlanke Menschen verschätzen sich oft stark, was ihre Kalorienaufnahme angeht. Allerdings meist in die entgegengesetzte Richtung. Ein Grund dafür scheinen unsere Wünsche zu sein: Menschen, die abnehmen wollen, neigen zum *Unter*schätzen ihres Konsums, wohingegen Menschen, die zunehmen wollen, zum *Über*schätzen neigen (Johansson et al., 1998).

Ich habe schon häufiger schlanke Menschen, die behaupteten, Unmengen zu essen, aufgefordert, einmal alles exakt abzuwiegen und zu protokollieren. Lustigerweise flatterte wenige Minuten bevor ich anfing, dieses Kapitel zu schreiben, folgender Kommentar in meinen Blog: *»Ich hatte auch immer gedacht, ich fresse wie verrückt (ungesund ist es wohl), aber als ich das hier gefunden hab, hat es mich inspiriert, auch mal kcal zu zählen. Und tatsächlich: Selbst wenn ich mir mal eine Packung Schokoriegel kaufe und die in 2std auffutter – die haben zu meiner Überraschung doch deutlich unter 8000 kj (~2000 kcal). Zähl ich dazu, was ich sonst noch an dem Tag gegessen habe, komme ich letztlich doch nur auf den normalen Tagesbedarf (etwas drunter, allerdings bewege ich mich nicht viel). In Summe ist es von der Energiebilanz – zu meiner Überraschung – doch relativ normal, eher leicht unter dem Tagesbedarf. Von meiner Seite aus kann ich also bestätigen, dass man auch leicht überschätzt, wie viel man isst.«*

Bisher hat mir noch keiner, der das Experiment machte, etwas anderes berichtet.

Eine neue Studie von Kuhnle et al. (2015) kam zu einem ähnlichen Ergebnis, als sie den Zuckerkonsum Über- und Normalgewichtiger untersuchte. Dabei griffen sie sowohl zu Selbstbeobachtungstagebüchern als auch zu objektiven Messungen. Diejenigen, die objektiv den meisten Zucker konsumierten, waren, wenig überraschend, mit einer 54 Prozent höheren Wahrscheinlichkeit übergewichtig.

Genau umgekehrt verhielt es sich jedoch bei den Selbstbeobachtungen: Diejenigen, die angaben, am meisten Zucker zu konsumieren, waren mit 44 Prozent höherer Wahrscheinlichkeit *nicht* übergewichtig. Die schlankeren Studienteilnehmer waren generell der Meinung, mehr Zucker (und allgemein mehr) zu essen als die Übergewichtigen, während es in der Realität exakt umgekehrt war.

Ein weiteres Beispiel für die verzerrte Wahrnehmung Untergewichtiger fand ich zufällig in einem Onlineforum:

»Hallo ihr Lieben! Ich bin auf der Suche nach Leuten, denen es genauso geht. Und zwar, ich bin soo dünn! Ich konnte immer essen, was ich will, ohne zuzunehmen. Ich war beim Arzt und habe alles abchecken lassen, es ist alles in Ordnung. Ich sollte meine Essgewohnheiten umstellen. Okay. Nachdem meine Frauenärztin mich gestern ernsthaft gefragt hat, ob ich eine Essstörung habe, ist mir bewusst geworden, dass ich echt was ändern muss. Jetzt sitze ich schon den ganzen Tag in meinem Zimmer und esse: Nüsse, Haferflocken, Müsli … ich habe schon Magenschmerzen und habe ausgerechnet, dass ich trotzdem »erst« 900 kcal heute gegessen habe. Gibt es welche, die auch zunehmen wollen, und wie schafft ihr es? Was esst ihr sonst so? Ich bin schon soooo satt und möchte endlich zunehmen.«

Sie kann »essen, was sie will«, was aber offensichtlich sehr wenig ist, wenn sie nach einem ganzen Tag verzweifelten »Vollstopfens« lediglich auf 900 kcal kommt. Also erneut der Effekt, dass Menschen mit geringem Appetit bereits eine kleine Essensmenge als üppig ansehen und das dann auch so kommunizieren (»Ich habe wieder mal soooo viel gegessen!«).

Bei den Übergewichtigen erklärt sich ein Teil dieses Wahrnehmungsproblems dadurch, dass man andere Menschen oft in Essenssituationen sieht, beispielsweise Restaurantbesuche, Kinoabende, Geburtstagsfeiern oder Feiertage. Das sind Situationen, in denen auch schlanke Menschen oft sehr viel essen. Studien zeigen beispielsweise, dass die Anwesenheit anderer Personen die Essensmenge um bis zu 72 Prozent steigert (*Guyenet*, 2014). So kann schnell der Eindruck entstehen, andere Menschen äßen ständig wesentlich mehr als man selbst: Während man selbst sich oft bei kleinen Mahlzeiten erlebt, sieht man andere ja nur im sozialen Kontext, wenn generell mehr gegessen wird.

Im Unterschied zum Übergewichtigen gleicht der Schlanke das allerdings oft unbewusst und unabsichtlich aus, indem er die nächsten Tage weniger Hungergefühl hat und deswegen weniger konsumiert. Oder die schlanke Person macht wesentlich mehr Sport. Auch Unterschiede in Zwischenmahlzeiten sind oft gravierend.

Es gibt natürlich Krankheiten, die dazu führen, dass tatsächlich ein Teil der Nahrung nicht aufgenommen und unverarbeitet ausgeschieden wird (wie etwa Fructose-/Lactose-/Glutenintoleranz, Diabetes, Morbus Crohn, Parasiten oder auch eine operative Verkürzung des Darms). In den meisten Fällen geht dies allerdings mit gravierenden Problemen einher und bleibt selten unbemerkt. (Auch ein extrem schneller Stoffwechsel – oder auch Schilddrüsenüberfunktion – ist so ein Fall, auf den ich noch gesondert eingehe. Auch das geht mit so massiven Symptomen einher, dass sie im Normalfall nicht unbemerkt bleiben – und der Kalorienverbrauch ist nicht ins Unermessliche erhöht.)

Am Ende ist die Wahrnehmung der entscheidende Faktor: Jemand, der von Natur aus einen geringen Appetit hat, nimmt dieselbe Portion ganz anders wahr als jemand mit hohem Appetit. Das kennt wohl auch jeder aus eigener Erfahrung: Eine Portion wirkt viel größer, wenn man eigentlich keinen Hunger hat oder wenn einem das Essen nicht schmeckt. Das Gegenteil ist der Fall, wenn man mit Bärenhunger einen Teller leckeren Essens inhaliert und sich erst beim zweiten Teller langsam ein Sättigungsgefühl einstellt. Hinzu kommt, dass Menschen, die häufig große Portionen essen, auch einen ausgedehnteren Magen haben als Menschen, die nur kleine Portionen essen.

Eine Person, die *essen kann, was sie will, ohne zuzunehmen, kann* und *will* schlichtweg in den meisten Fällen wesentlich weniger essen und hat nicht das Gefühl, sich einzuschränken. Ganz im Gegenteil: In ihrer Wahrnehmung isst sie ja immer so viel, wie sie will, während ihre übergewichtigen Bekannten klagen, dass sie sich einschränken. Im Gedächtnis bleiben dann auch oft nur die Gelegenheiten, in denen hemmungslos geschlemmt wurde, während die Tatsachen, dass das Frühstück vergessen wurde oder zwischen Frühstück und Abendessen acht Stunden ohne Essen vergangen sind, schlicht nicht wahrgenommen werden.

Eine Person mit Übergewicht hingegen neigt eher dazu, Portionsgrößen kleiner zu schätzen und den Bissen zwischendurch zu vergessen. Auch das Probestück Käse im Supermarkt oder die Handvoll Nüsse, die die Kollegin anbietet, haben oft viele Kalorien und summieren sich, bleiben aber selten im Gedächtnis.

Die einzig sinnvolle Art, einen Überblick über das eigene Essverhalten zu bekommen, besteht darin, wirklich jeden Bissen mit einer Küchenwaage abzuwiegen und aufzuschreiben. Kalorienschätzungen kann man sich wegen deren Unzuverlässigkeit komplett sparen, erst recht, wenn man meint, zu dick oder zu dünn zu sein, und das gerne ändern würde.

Während ich an diesem Buch schrieb, erschien auf CBC-News (2015) ein Artikel mit dem Titel »Beruht Ernährungsforschung auf einem Kartenhaus? Ernährungsstudien basieren darauf, dass Menschen die Wahrheit sagen. Aber sie tun es nicht«.

Der Artikel erklärt, dass Forscher jahrelang verwirrende und fehlerhafte Daten aufgrund von Selbstbeobachtungsstudien über Ernährung erhielten und publizierten. So habe man über Jahrzehnte hinweg an der vermeintlichen Tatsache geforscht, dass Adipöse weniger essen als Normalgewichtige, und daraufhin alle möglichen Theorien über Stoffwechsel, Genetik und andere Erklärungen untersucht. Mittlerweile sei allerdings klar, dass Übergewichtige tatsächlich mehr essen als Normalgewichtige und ihre Selbstbeobachtung nicht mit objektiven Daten übereinstimmt.

Archer et al. (2013) analysierten etwa die über Jahrzehnte gesammelten Daten einer großen Ernährungsstudie mit über 60 000 Befragten und kamen zu dem Schluss, dass zwei Drittel der Frauen und fast 60 Prozent der Männer physiologisch unmögliche Angaben zu ihrer Kalorienaufnahme machten. Die Normalgewichtigen unterschätzten ihre Kalorienaufnahme in der jüngsten Umfrage um etwa 150 kcal, die Übergewichtigen um etwa 180 kcal, und die Adipösen lagen im Schnitt um etwa 590 kcal zu niedrig. Angesichts dessen könnte tatsächlich der Eindruck entstehen, Übergewichtige äßen weniger als Normalgewichtige.

Eigentlich ist es ziemlich absurd, wie viel Verwirrung und Mystifizierung dieses Thema umgibt. Anhand dieser Ergebnisse wird jedoch klar, wie wichtig es ist, bei Ernährungsstudien genau hinzuschauen: wie sie erhoben wurden und ob sie auf Selbstbeobachtungsdaten oder auf objektiven Messungen beruhen. Die zuvor erwähnte Studie über Zucker hätte nämlich, würde sie nur auf Befragungen basieren, ebenso gut mit folgender Überschrift in den Medien landen können: »Zucker macht schlank! Forscher fanden heraus, dass Menschen, die mehr Zucker essen, mit höherer Wahrscheinlichkeit dünn sind!«

Dies wäre dann gleich doppelt falsch, da einerseits die Daten falsch sind, aber die Medien auch dazu neigen, Zusammenhänge als Ursache darzustellen. Also: »Zucker macht schlank!« statt »Schlanke berichten, dass sie mehr Zucker konsumieren.«

Ähnliches las ich in letzter Zeit häufiger über Schokolade, und wenn man »Schokolade macht schlank« googelt, finden sich zahlreiche solcher Berichte. So beispielsweise auf *SPIEGEL ONLINE*, wo in einem Eintrag von 2012 zwar darauf hingewiesen wird, dass der Zusammenhang zwischen Ursache und Wirkung nicht klar sei, aber erklärt: *»Das Team um Beatrice Golomb hat rund tausend Menschen zu ihren Ernährungsgewohnheiten befragt [...] Zusammengefasst lässt sich sagen, dass regelmäßiger Schokoladenkonsum mit einem geringeren BMI verbunden ist.«*

Das entscheidende Wort hier ist *»befragt«*; es waren also offensichtlich Selbstauskünfte. Weiter wird dann über die Ursachen gerätselt, *»denn die Naschkatzen bewegten sich nicht mehr, und sie nahmen im Schnitt sogar mehr Kalorien zu sich als die anderen Probanden.«* Im Artikel wird dann darüber spekuliert, dass in Kakao Stoffwechsel beeinflussende Substanzen sein könnten.

Die erste Seite der Google-Ergebnisse bringt dazu dann folgende Aussagen diverser News-Seiten, die sich offenbar auf besagte Studienergebnisse stützen:

- *»Neue Studie: Schokolade macht schlank.«*
- *»... eine US-Studie hat nun herausgefunden, dass der regelmäßige Verzehr von Schokolade zu einer schlanken Linie beitragen kann.«*

- *»Laut einer aktuellen US-Studie nimmt man nicht zu, wenn man Schokolade isst. Im Gegenteil: Man nimmt ab, wenn man regelmäßig Schokolade nascht.«*
- *»Schokolade macht dünn – wer regelmäßig Schokolade nascht, bleibt schlank.«*

Wer also nicht weiß, dass Selbstauskünfte in Sachen Ernährung ganz direkt ausgedrückt kompletter Unfug sind, der hört allerlei erstaunliche Forschungsergebnisse zu Ernährung und muss dadurch fast zu dem Schluss kommen, das Geheimnis des Schlankseins bestehe darin, sich den ganzen Tag mit kalorienreichen Süßigkeiten vollzustopfen.

Mein Stoffwechsel ist kaputt!

Wenn ich mich richtig erinnere, habe ich mit zwölf meine erste Diät gemacht, die den kaputten Stoffwechsel reparieren und mir endlich den schnellen/normalen Stoffwechsel bescheren sollte, der es mir erlaubt, zu essen, was ich will, ohne zuzunehmen.

Mein Stoffwechsel hat sich allerdings jeglichen Reparaturversuchen widersetzt – was auch daran liegen könnte, dass er nie kaputt war.

Oft gewinnt man den Eindruck, der Stoffwechsel sei so eine Art kleiner Kobold im Körper, der je nach Laune Kalorien verbrennt oder eben, wie es so oft überall heißt, »alles einlagert, was er kriegt«. Tatsächlich ist der Stoffwechsel die Gesamtheit aller chemischen Prozesse in unserem Körper, also unsere Hirnfunktion, unser Herzschlag, die Funktion der übrigen Organe, die Temperaturregulierung und natürlich die Muskelbewegungen. Wenn unser Stoffwechsel ernsthaft herunterfährt, dann sind die Symptome massiv. Ich selbst habe Hashimoto, eine Autoimmunerkrankung, die zur Schilddrüsenunterfunktion führt.

Während des Abnehmens hatte ich darüber hinaus kurzzeitig Symptome einer Schilddrüsenüberfunktion, die durch die falsche Dosierung der Medikamente (die nicht an das geringere Gewicht angepasst waren) verursacht wurden. Beides war sehr massiv. Während der Schilddrüsenunterfunktion war ich lethargisch, schlief übermäßig, war dennoch erschöpft, niedergeschlagen, leicht bis mittelgradig depressiv, fror ständig und fühlte mich schwach.

Die Symptome der Schilddrüsenüberfunktion waren sogar noch schlimmer, da ich nachts mit Herzrasen aufwachte, wahnsinnig gereizt war und ständig eine große innere Anspannung hatte. Ich schlief kaum, hatte aber dennoch tagsüber eine nervöse Ruhelosigkeit und viel zu viel Energie. Puls und Blutdruck waren viel zu hoch – und erwähnte ich schon die Gereiztheit? Ein falsches Wort, und ich hätte meinem Gegenüber an die Gurgel gehen können – sehr vorteilhaft in meinem Beruf. Allerdings: Trotz der extremen Symptome war der Kalorienunterschied zu meinem Basislevel eher lächerlich – etwa 10 Prozent, also um die 200 kcal pro Tag.

Al-Adsani et al. (2013) führten ein Experiment mit Schilddrüsenhormonen durch, in dem sie Patienten medikamentös entweder in eine leichte Unterfunktion oder eine leichte Überfunktion brachten. Der Unterschied im Ruheverbrauch zwischen der Über- und der Unterfunktion machte dabei etwa 15 Prozent aus. Jemand, der einen Ruheverbrauch von 1500 kcal hat, verbraucht also in der Unterfunktion etwas über 110 kcal weniger und in der Überfunktion etwas über 110 kcal mehr. Natürlich kann man auch tiefer in die Über- und Unterfunktion geraten, aber wenn die Erkrankung extrem schwerwiegend ist, dann gilt dies auch für die übrigen Symptome. In diesem Fall ist der Kalorienverbrauch das geringste Problem, denn dann kommen begleitend deutliche Funktionsstörungen der Organe dazu.

Auf einen Monat gerechnet macht eine leichte Unterfunktion also durchaus ein Pfund aus oder eine schwerere Unterfunktion sogar ein Kilogramm, wenn man sein Essverhalten nicht ändert, aber angesichts der gravierenden Symptome würde man wesentlich mehr erwarten. Tatsächlich kann der Stoffwechsel eben *nicht* beliebig hoch- oder heruntergefahren werden, und die größten Einflussfaktoren sind immer noch Muskelmasse und Aktivität. In einer Studie von Toubro et al. (2013) konnten 82 Prozent des Energiebedarfs einer Person auf deren fettfreie Körpermasse (Muskeln, Organe) zurückgeführt werden, während lediglich 10 Prozent des Verbrauchs durch Faktoren wie spontane Bewegungen (»Hibbeln«), Fettmasse, Schilddrüsen- und andere Hormone beeinflusst wurden. Unsere Organe brauchen ein gewisses Maß an Energie, um zu funktionieren. Und in Jahrtausenden Evolution hat der Körper diese Prozesse so optimiert, dass er nicht massenweise Energie verschwendet, die er dann bei Bedarf plötzlich doch problemlos einlagern kann.

Die Energie wird erst deutlich zurückgefahren, wenn die Fettreserven so gering sind, dass Lebensgefahr droht. Erst bei starkem Untergewicht fangen die Organe irgendwann an zu versagen, und der Energieverbrauch wird merklich reduziert.

Der viel beschworene »Hungermodus«, in den der Körper angeblich geht, ist ein Mythos. In Abnehmforen liest man häufig Dinge wie: »Oh Gott, iss bloß nicht weniger als [beliebige Zahl über 1000] kcal, sonst geht dein Körper in den Hungermodus und lagert alles ein, was er kriegen kann!!!« Das ist, mit Verlaub, kompletter Unsinn.

In den ersten sechs Monaten meiner Gewichtsabnahme war ich wegen meines kaputten Knies nicht in der Lage, zu laufen. Um schnell das Knie zu entlasten und weil Sport nicht möglich war, reduzierte ich meine Kalorienaufnahme für dieses halbe Jahr auf 500 kcal am Tag. Und es passierte – nichts. Außer dass ich die erwartete/errechnete Menge an Gewicht verlor, die mein Defizit versprach. Zu Beginn waren das etwa 2 kg pro Woche. Mit der Zeit wurde die Rate natürlich etwas langsamer, weil mein Energieverbrauch durch die geringere Masse sank.

Wie bereits im ersten Kapitel behandelt, verbraucht ein größerer/schwererer Körper mehr Energie als ein kleinerer/leichterer, sodass sich der Verbrauch beim Abnehmen langsam auf das Normalmaß reduziert, entsprechend dem Verbrauch, den eine normalgewichtige Person hat. Der Stoffwechsel wird dann aber nicht *langsamer*, er nähert sich lediglich dem normalen Verbrauch an, den man ohne Übergewicht hat. Natürlich kann es bei einer Radikalkur passieren, dass wichtige Nährstoffe nicht ausreichend zugeführt werden, hauptsächlich Proteine und Vitamine – dann werden mehr Muskeln abgebaut als nötig, und der Verbrauch sinkt stärker ab. Das ist eine Frage der Ernährung, und auch bei geringer Kalorienaufnahme muss dies nicht zwangsläufig passieren. Es ist aber auf jeden Fall sinnvoll, sich – egal ob großes oder kleines Kaloriendefizit – regelmäßigen Bluttests zu unterziehen, um sich zu vergewissern, dass inzwischen keine Nährstoffmängel eingetreten sind.

Jetzt, da ich dieses Kapitel schreibe, esse ich übrigens wieder über 1900 kcal täglich und nehme mit sehr kleinem Defizit die letzten paar Kilo langsam ab. Der viel beschworene Jojo-Effekt bei der Kalorienerhöhung ist nicht eingetreten, denn ich habe nicht plötzlich *alles eingelagert, was der Körper kriegen kann.*

Meine Erfahrung wird übrigens auch durch die Wissenschaft bestärkt, denn die Untersuchung des Stoffwechsels von mehreren Personen, die mittels Kalorienreduktion abnahmen, zeigte, dass ihr Stoffwechsel nicht langsamer wurde – der Verbrauch wurde zwar geringer, aber lediglich so weit, wie es der Gewichtsverlust erwarten ließ. Er entsprach also dem, was bei dem jeweiligen Körpergewicht normal war (Jebb et al., 1991). Auch Weinsier et al. (2000) fanden bei ihren Probanden, die über 10 kg durch Kalorienreduzierung ohne Sport verloren hatten, keine Verringerung des Energiebedarfs über das zu erwartende Maß hinaus. Ebenso Amatruda et al. (1993), die keinen Unterschied im Energiebedarf fanden zwischen ehemals adipösen Frauen mit Idealgewicht und idealgewichtigen Frauen, die nie übergewichtig waren.

Redman et al. (2009) untersuchten mehrere Abnehmgruppen und fanden eine leichte Verringerung des Energiebedarfs um 51 bzw. 83 kcal pro Tag (bei kleinem, respektive großem Kaloriendefizit), welche nicht über die verringerte Körpermasse erklärbar war – zumindest bei den Versuchspersonen, die komplett ohne Sport ihr Gewicht reduziert hatten. Bei Abnehmern, die während des Abnehmens Sport getrieben hatten, war diese Verringerung nicht aufgetreten.

Rosenbaum et al. (2008) untersuchten Personen, die über mehrere Wochen hinweg mit einer Flüssigdiät auf 800 kcal am Tag deutlich Gewicht verloren hatten und dieses Gewicht entweder ein Jahr gehalten oder gerade erst die Abnahme beendet hatten. Diese wurden mit Menschen verglichen, die dasselbe Gewicht ohne vorherige Abnahme hielten. Der Ruheverbrauch derjenigen, die noch nie abgenommen hatten, lag dabei im Schnitt bei 1694 kcal pro Tag. Die Probanden, die gerade erst ihre 800-kcal-Diät beendet hatten, benötigten etwa 1555 kcal pro Tag; der Tagesverbrauch war also um etwa 139 kcal verringert. Die Probanden, die ihr Gewicht bereits ein ganzes Jahr seit der Diät hielten, hatten einen Ruhebedarf von etwa 1622 kcal pro Tag.

Hierzu sei jedoch gesagt, dass der Proteingehalt der Flüssignahrung mit lediglich 15 Prozent angegeben war, das heißt, es wurden lediglich ca. 30 g Protein aufgenommen. Dies ist in jedem Fall eine Unterversorgung, weshalb aus meiner Sicht unklar ist, ob die reine Kalorienreduktion und die Abnahme für die Energieeinsparung verantwortlich sind oder aber der Mangel an essentiellen Nährstoffen. Immerhin regenerierte sich der Körper offenbar im folgenden Zeitraum, sodass diejenigen, bei denen die Diät längere Zeit zurücklag, wieder einen etwas höheren Bedarf hatten.

Die Begründung für kleine Verringerungen im Verbrauch ist übrigens mit hoher Wahrscheinlichkeit, dass Abnehmer weniger unwillkürliche kleine Bewegungen machen, also weniger *zappeln*. Normalgewichtige scheinen häufiger eine Aufnahme von Mehrenergie mit mehr *Gezappel* zu kompensieren, als Übergewichtige dies tun. Das ist etwas, das mir bei meinem schlanken Stiefvater auffiel. Häufig am Esstisch wippte er ausdauernd mit dem Bein – was in unserer Familie ansonsten keiner tat und was ich gar nicht kannte. Da Übergewichtige zudem beim Abnehmen noch ruhiger werden, kann dies sehr wohl die kleinen Unterschiede im Verbrauch erklären.

Eine andere mögliche Erklärung ist ein leichtes Absinken der Körpertemperatur. Menschen, die ohne Sport abnehmen, sind insgesamt weniger aktiv, also auch in den kleinen Bewegungen. Es ist durchaus vorstellbar, dass der Körper dann auch weniger Wärme produziert und eine generelle Verlangsamung aller Prozesse eintritt.

Wenn man sich die konkreten Zahlen jedoch ansieht, wird klar, dass es zwar wissenschaftlich durchaus deutliche Unterschiede sind, die aber praktisch keinen besonders großen Effekt haben. Selbst wenn bei einer sehr starken Kalorienreduktion ohne Sport ein Absinken des Energiebedarfs um etwa 85 kcal eintritt, bedeutet dies nicht, dass kein Gewicht verloren wird. Es verzögert sich lediglich die sehr schnelle Abnahme, und zwar um weniger als ein Pfund pro Monat. Sogar bei Menschen, die mittels unausgewogener Kalorienreduktion mit Nährstoffmängeln und ohne Sport Gewicht verlieren, also in etwa das Ungesündeste und Extremste, das möglich ist, sinkt der Verbrauch nicht unermesslich, sondern der Körper kann auch hier lediglich etwas weniger als 10 Prozent der Energie einsparen. Auch hier macht die Verzögerung der Abnahme deutlich weniger als 1 kg im Monat aus.

Eine Untersuchung von Zauner et al. (2000) ergab übrigens, dass der Ruheverbrauch bei Menschen, die fasteten, in den ersten drei Tagen leicht anstieg, bevor er dann wieder langsam sank. Das widerlegt ganz klar, dass der Körper bei einer oder zwei ausgelassenen Mahlzeiten oder einigen Stunden ohne Essen direkt in irgendeinen viel beschworenen »Hungermodus« oder auch »Sparflammenmodus« geht. Die Effekte, von denen hier die Rede ist, treten also, wenn überhaupt, nur über längeren Zeitraum auf.

Die in Foren und allgemein häufig vorgebrachten Aussagen der Marke »Du nimmst nicht ab, weil du zu wenig isst!« sind vollständiger Unsinn. Je höher das Kaloriendefizit, desto mehr Fett muss der Körper abbauen. Dieser Verlauf ist nicht irgendwie U-Förmig, wie einige offenbar glauben. Also ungefähr: »Wenn ich unter 1200 kcal esse, geht der Körper auf Sparflamme, und ich nehme zu, weil ich plötzlich nur noch 1000 kcal brauche. Wenn ich 1300 kcal esse, nehme ich ab, weil der Körper dann nicht auf Sparflamme geht und ich 1700 kcal brauche.« Diese »Logik« wird ganz offensichtlich von vielen Menschen für wahrscheinlich gehalten. Ich vermute, die Ursache ist ein bisschen diese:

Ich persönlich lag immer ungefähr bei dem Verbrauch, der für meine Größe und mein Gewicht normal war, denn ich nahm immer recht genau das ab, was ich gemäß des geringeren Essens erwarten konnte – auch als ich nur 500 kcal zu mir nahm. Ich denke nicht, dass mein Stoffwechsel besonders herausragend ist, zumal ich alle Kriterien erfülle, die man üblicherweise mit einem »schlechten Stoffwechsel« assoziiert (genetische Vorbelastung, viele Jojo-Diäten in der Vergangenheit, Schilddrüsenunterfunktion, PCOS etc.), und ich im ersten halben Jahr quasi immobil war. Daher bin ich überzeugt, dass der entscheidende Faktor tatsächlich die Nährstoffe waren, da ich recht penibel darauf geachtet habe, ausreichend Proteine, Fette, Vitamine und Mineralstoffe aufzunehmen. Dass die Studien, die tatsächlich eine Verringerung des Energieverbrauchs bei Abnehmern fanden, die sind, die mit eher unausgewogenen Diäten arbeiteten, während andere Studien keine Stoffwechselverlangsamung fanden, ist für mich ein deutlicher Hinweis auf Mangelerscheinungen als Grund für den gesunkenen Energieverbrauch. Diese stören die körperlichen Abläufe, beeinträchtigen die Organfunktion und führen dazu, dass diese Menschen weniger bewegungsaktiv sind und sich ihre unnötigen Bewegungen (Hibbeln, Zappeln) auf ein Minimum reduzieren.

Die ganze »Hungermodus«-Theorie ergibt auch wenig Sinn, denn das würde ja bedeuten, dass der Körper erst anfängt, Fett zu speichern, wenn man abnehmen will, weil er zuvor offenbar entgegen jahrhundertelanger Evolution dachte: *Pah, Energie … so was brauch ich nicht.* Dabei konnte für unsere Vorfahren die erste Hungersnot gleichzeitig auch die letzte sein.

Es ist illusorisch, zu glauben, der Körper müsse das Prinzip der Einlagerung von überschüssiger Energie erst »lernen«. Von Geburt an (eigentlich schon zuvor) legt der Körper Energiereserven in Form von Fettgewebe an, sobald überschüssige Energie zugeführt wird. Der Körper ist so gesehen immer im »Hungermodus«, wenn man diesen als Zustand definiert, in dem der Körper überschüssige Energie speichert. Der echte Hungermodus ist das, was eintritt, wenn der Körper unter 5 Prozent Körperfettanteil (bei Frauen etwas mehr) kommt.

Gerne wird das »Minnesota Starvation Experiment« herangeführt, wenn über den Hungermodus geredet wird. Damals wurden Männer auf eine strikte Reduktionsdiät von 1570 kcal gesetzt – das entsprach bei gleichzeitiger körperlicher Arbeit etwa der Hälfte ihres Tagesbedarfs. Es wird dann gerne behauptet, die Männer hätten irgendwann dank des Hungermodus nicht mehr abgenommen, aber das ist Unsinn. Die Männer verloren konstant an Gewicht, bis ihr Körperfettanteil gefährlich niedrige Werte erreichte. Hätten sie an der Stelle weiter gehungert, wäre es ihnen wie Menschen in Hungergebieten oder Konzentrationslagern ergangen: Ihre Organe hätten irgendwann versagt, und sie wären gestorben.

Häufig wird das Experiment auch herangezogen, um die Gefahren der Kalorienreduktion hervorzuheben, da es den Männern physisch und psychisch während dieser Zeit sehr schlecht ging – nach dem Motto: Diese Männer hatten ja bereits bei einer Kalorienaufnahme von über 1500 kcal extreme Symptome, was ist dann erst, wenn man weniger zu sich nimmt. Dieses Argument ist leicht zu entkräften: Zunächst einmal waren diese 1570 kcal für die Männer ein enormes Defizit, da sie während des Experiments körperlich arbeiten mussten. Ein körperlich arbeitender Mann mit einem Verbrauch von über 3000 kcal, der 1570 kcal aufnimmt, ist nicht vergleichbar mit einer inaktiven Frau, die 70 kg wiegt, im Büro arbeitet und lediglich 1700 kcal pro Tag benötigt. Abgesehen von der Tatsache, dass das Kaloriendefizit für diese Männer sehr hoch war, ist das Experiment darüber hinaus keine Diätsimulation, sondern tatsächlich eine Verhungerungssimulation. Die Männer erhielten die Nahrung, die damals in Hungergebieten üblich war: extrem karg, nährstoffarm und einseitig, hauptsächlich aus Kartoffeln bestehend und vollkommen unausgewogen mit kaum Protein und Vitaminen. Das Ergebnis waren also schwer arbeitende Männer, die recht schnell unter starkem Nährstoffmangel litten und

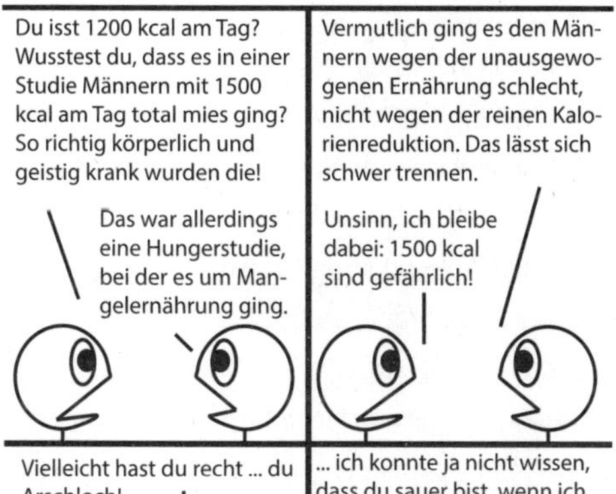

Du isst 1200 kcal am Tag? Wusstest du, dass es in einer Studie Männern mit 1500 kcal am Tag total mies ging? So richtig körperlich und geistig krank wurden die!
Das war allerdings eine Hungerstudie, bei der es um Mangelernährung ging.
Vermutlich ging es den Männern wegen der unausgewogenen Ernährung schlecht, nicht wegen der reinen Kalorienreduktion. Das lässt sich schwer trennen.
Unsinn, ich bleibe dabei: 1500 kcal sind gefährlich!
Vielleicht hast du recht ... du Arschloch!
Hey!! Was soll das denn?!
Entschuldige ...
... ich konnte ja nicht wissen, dass du sauer bist, wenn ich sage „vielleicht hast du recht“. Hätte ich gewusst, dass es dich verärgert, wenn man dir recht gibt, hätte ich das nicht getan.

entsprechend deutliche Symptome von Protein- und Vitaminmangel zeigten. Und doch: Auch unter diesen schlimmstmöglichen Bedingungen erfolgte eine kontinuierliche Gewichtsabnahme, bis die Körperfettwerte lebensgefährlich tief wurden.

Ein anderes Beispiel stammt aus dem Jahr 1965, als ein über 200 kg schwerer Mann ein komplettes Jahr vollkommen auf Essen verzichtete und in dieser Zeit auf 85 kg abspeckte. Fünf Jahre später hatte er lediglich sieben Kilo davon wieder zugenommen. 1973 wurde das lange Fastenexperiment erneut mit einem siebenundzwanzigjährigen Mann wiederholt, der 382 Tage fastete und lediglich Vitamine und zeitweise einige Mineralien als Ergänzung bekam. Der Patient verlor etwa 125 kg an Gewicht, und die Ärzte, die ihn begleiteten, berichten über keine negativen Gesundheitsfolgen (Stewart & Fleming, 1973). Dennoch ist dies mit Sicherheit nicht der gesündeste Weg, abzunehmen, und das Beispiel soll hier keinesfalls zur Nachahmung anregen, sondern lediglich verdeutlichen, dass die Mythen um eine Mindestanzahl von Kalorien, die man essen muss, um abzunehmen, eben genau das sind: Mythen.

Nach dem momentanen Stand der Wissenschaft behält der Körper im Normalfall den optimalen Laufzustand bei, bei dem alle Prozesse normal funktionieren. Wenn Mängel und Unterversorgungen auftreten, gibt es offenbar die Möglichkeit, etwas unter 10 Prozent der Energie einzusparen, ohne dass massive Symptome auftreten. Wird darüber hinaus weiter reduziert, etwa durch starke Erkrankungen der Schilddrüse, die den Energiestoffwechsel stören, oder durch den tatsächlichen Hungermodus, wenn der Körperfettwert bedrohlich tief sinkt, muss zur weiteren Energieeinsparung die Organfunktion zurückgefahren werden, was massive Symptome und Lebensgefahr nach sich zieht.

Die maximal machbare Energieeinsparung scheinen ein paar Prozent zu sein, erreichbar durch eine geringfügige Temperaturabsenkung und weniger kleine Bewegungen. Das Schlimmste, was einem passieren kann, ist also, dass man den Verbrauch einer Person hat, die einige Zentimeter kleiner ist. Gleichzeitig lassen sich die nicht einmal 100 kcal auch beispielsweise dadurch ausgleichen, dass man sich 3 kg Muskelmasse antrainiert und damit den Ruheverbrauch um etwa 100 kcal erhöht. Oder aber man treibt täglich zehn bis fünfzehn Minuten Sport und hat den Verbrauch damit ebenfalls wieder ausgeglichen. Wer allerdings bereits während des Abnehmens auf ausreichende Nährstoffversorgung achtet und eventuell sogar etwas Krafttraining macht, muss sich um diese Einsparungen wohl eher keine Gedanken machen.

WAS FORSCHER SCHREIBEN:

In unserer Studie sank der Energieverbrauch von Abnehmern mit der Zeit um 250-300 kcal. Etwa 240 davon wegen der geringeren Körpermasse. 10-60 kcal waren nicht darüber erklärbar, wir gehen von einer leichten Senkung der Temperatur und einer Verringerung unwillkürlicher Zappelbewegungen aus. Der Effekt war nach dem Abnehmen reversibel.

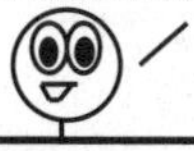

WAS DIE MEDIEN DARAUS MACHEN:

Achtung Sparflamme! Wie Abnehmen Ihren Stoffwechsel zerstört. Forscher fanden heraus, dass der Stoffwechsel beim Abnehmen um mehrere hundert Kalorien zurückfährt!

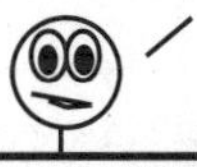

WAS BEIM LESER ANKOMMT:

Kein Wunder dass ich seit meiner Fastenkur vor 8 Jahren 10 kg zugenommen habe! Mein Stoffwechsel ist ruiniert!!

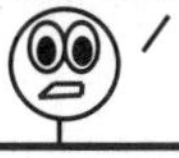

Fakt ist auf jeden Fall: Je weniger Kalorien man zu sich nimmt, desto höher ist auch der Fettverlust. Je stärker die Kalorienreduktion und je weniger Sport getrieben wird, desto eher regelt der Körper geringfügig den Verbrauch herunter. Dennoch gilt: Je weniger Energie aufgenommen wird, desto schneller werden die Energiespeicher geleert.

Es ist gefährlich, wenig zu essen, dann hat man keine Energie und baut Muskeln ab!

Das stimmt nur zur Hälfte. Tatsache ist, dass die meisten Radikalkuren nicht auf sinnvolle Nährstoffzufuhr ausgerichtet sind, sondern nur darauf, sich möglichst wenig Kalorien einzuverleiben. Das ist tatsächlich gefährlich. Der Körper braucht gewisse Nährstoffe, die er nicht selbst herstellen kann und die daher von außen zugeführt werden müssen.

Proteine sind beispielsweise nötig, um Reparaturen im Körper durchzuführen, Muskeln zu versorgen usw. Erforderlich sind dabei für inaktive Menschen mindestens 0,8 g Protein pro Kilo (Normal-)Gewicht. Als 175 cm große Frau sind das für mich etwa 60 g pro Tag als absolutes Minimum, um zu funktionieren. 1 g Protein hat 4 kcal, also waren das bereits ca. 240 kcal Protein pro Tag, die ich zuführen musste, um nicht unter Proteinmangel zu leiden. Sobald man allerdings Sport treibt, steigt auch der Proteinbedarf, auf bis zu 2 g/kg Körpergewicht (also in meinem Fall dann ca. 150 g/600 kcal pro Tag).

Tritt ein Proteinmangel ein, merkt man dies an Symptomen wie Erschöpfung, Kreislaufproblemen, Blässe, Schwächegefühl, Konzentrationsproblemen, Depression/Gereiztheit, Haarausfall und Wassereinlagerungen, besonders in der Bauchregion. Das erleben viele Menschen bei Radikaldiäten und schreiben dies oft fälschlicherweise der Kalorienreduktion zu statt dem Mangel an bestimmten Nährstoffen.

Natürlich steigt mit höherer Kalorienaufnahme auch die Wahrscheinlichkeit, genügend Protein aufzunehmen, aber auch 3000 kcal garantieren keine ausreichende Menge. Eine proteinreiche Diät mit wenig Kalorien kann mehr Protein enthalten als die Ernährung von jemandem, der täglich Obst frühstückt, mittags Pasta oder Reis isst und abends Chips oder Schokolade nascht. Derjenige mag dann unter Umständen zwar reichlich Kalorien verputzen, leidet aber gleichzeitig an Nährstoffmangel. Die Nationalpost (2015) etwa schreibt, dass gerade (schwer) Übergewichtige oft gehäuft Mängel an wichtigen Vitaminen, Mineralien und Protein aufweisen. Sie ernährten sich zwar kalorienreich, aber eben einseitig und seien daher trotz Übergewicht mangelernährt. Scrollln berichtet außerdem, dass in Indien offenbar ein großes Problem mit adipösen Kindern existiert, die trotz schweren Übergewichts so starke Nährstoffmängel haben, dass es zu gesundheitlichen Problemen und Entwicklungsverzögerung kommt oder gar daran sterben. Grund dafür ist eine Ernährung, die zwar viele Kalorien hat, aber wenig Nährstoffe.

Ich persönlich konnte während der starken Kalorienreduktion dank ausreichend Protein- und Vitaminergänzungen sowie regelmäßiger Blutkontrollen sogar vorher bestehende Defizite (Eisen, Vitamin D und B) ausgleichen, weshalb ich trotz geringer Nahrungszufuhr keine Probleme hatte. Ich wurde manchmal gefragt, ob ich mich nicht schwach gefühlt hätte, ohnmächtig geworden sei oder dergleichen, aber das war nie der Fall. Im Vergleich zu vorher wurde meine Haut sogar deutlich reiner und mein Haar kräftiger.

Während also meine Ernährung trotz Kalorienreduktion tatsächlich besser wurde, sah das die Umwelt teilweise ganz anders. Die allgemeine Meinung zu solch stark kalorienreduzierter Ernährung war: Das ist unverantwortlich, gefährlich, gesundheitsschädlich! Der Glaube daran steckt so fest in den Köpfen, dass man überall und dauernd zu hören bekommt, solange man nur »genug« (Kalorien) zu sich nimmt, ist alles gut. Hätte ich also zu meiner kleinen, proteinreichen Mahlzeit und den Vitaminpräparaten noch zwei Tafeln Schokolade gegessen und wäre damit auf über 1500 kcal gekommen, wäre das in den Augen der Umwelt wesentlich gesünder gewesen.

Was viele Menschen nicht begreifen: Ein *Kalorien*defizit bedeutet nicht automatisch ein *Energie*defizit. Fettgewebe ist nichts anderes als eingelagerte Energie. Vergleichbar ist dies vielleicht mit einer vollen Vorratskammer, in der die lange haltbaren Grundnahrungsmittel wie Kartoffeln, Nudeln, Mehl, Dosennahrung und Tiefkühlkost gelagert werden. Bestimmte Lebensmittel, die sich nicht lange lagern lassen, muss man trotzdem noch frisch kaufen, aber den größten Teil kann man über die Vorräte decken. Das Fettgewebe sichert unsere Grundversorgung ausreichend. Wir müssen nur täglich die Vitamine, das Protein und etwas Fett zuführen, die der Körper nicht speichern kann.

Ein ebenfalls recht häufiger Unkenruf, wenn Menschen abnehmen, ist der angeblich drohende Verlust der Muskelmasse. Gewichtsreduktion wird von vielen nahezu automatisch mit Muskelabbau gleichgesetzt, und gerade Männer fürchten oft den Verlust von Kraft und Stärke, wenn sie Gewicht reduzieren. Doch auch hier gilt erneut die Regel, dass nicht die Kalorienmenge, sondern die Nährstoffversorgung (und die Aktivität) entscheidend sind. Der Körper baut Muskelmasse nur aus zwei Gründen ab: wenn sie nicht (mehr) benötigt wird oder wenn sie nicht versorgt werden kann. Muskelmasse ist wichtig, kostet den Körper aber auch Energie, sodass er nur das Nötige herumträgt – allerdings auch nicht weniger. Wird die Muskulatur benötigt, baut der Körper sie nicht freiwillig ab, denn sie ist die beste Investition für das weitere Überleben und die Sicherung der Energiezufuhr.

Bei einem Kaloriendefizit zur Energieeinsparung Muskeln abzubauen wäre vielleicht in unserer inaktiven Gesellschaft logisch, denn hier kostet uns die Energieversorgung gerade mal den Gang zum Supermarkt oder sogar nur den Griff zum Telefon. In der Vergangenheit hing die Nahrungsbeschaffung jedoch stark von der Kraft, Schnelligkeit und Ausdauer ab, und ein Jäger, der direkt in einer Nahrungsknappheit seine Muskelmasse verliert, hat eher geringe Chancen, das nächste Tier zu erlegen. Der Körper stößt also nicht freiwillig gleich Muskeln ab, stattdessen wird die Energieversorgung von den Fettreserven übernommen, die darüber hinaus auch wesentlich effizientere Energiespeicher sind.

Muskelmasse und Fettmasse sind getrennte Systeme, und der Auf- oder Abbau der einen Masse muss nicht zwangsläufig Auf- oder Abbau der anderen bedingen. Für den Erhalt oder Aufbau von Muskelmasse sind zweierlei Dinge nötig: Trainingsanreize und ausreichende Nährstoffversorgung. Die Trainingsanreize signalisieren dem Körper, dass die Muskulatur tatsächlich benötigt wird. Schon nach weniger als zwei Wochen Inaktivität zeigen sich bei Sportlern erste Verschlechterungen ihrer Fitnesswerte. Werden Muskeln längere Zeit nicht mit ihrer maximalen Kraft eingesetzt, baut der Körper die unnötige Masse ab und passt sich an die tatsächliche Belastung an. Werden während einer Gewichtsreduktion Trainingsanreize gesetzt, erkennt der Körper jedoch ebenfalls den Bedarf und passt sich ihm an, da die Muskelmasse offensichtlich benötigt wird.

Der entscheidende Part ist nun die Nährstoffversorgung. Sowohl zum Aufbau als auch zum Erhalt der Muskulatur benötigt der Körper Baustoffe, hauptsächlich Proteine, Vitamine und Mineralstoffe. Wird die Muskulatur belastet, kann es zu kleinen Verletzungen kommen – spürbar etwa in Form von Muskelkater. Sind dann keine Baustoffe vorhanden, um diese Verletzungen zu reparieren und Muskelmasse zuzulegen, hat der Körper keine andere Wahl, als die defekte Muskelmasse abzubauen. Ironischerweise kann also auf die Art ein Sportprogramm bei einer unausgewogenen Diät sogar dazu führen, dass *mehr* Muskelmasse abgebaut wird, weil es durch die Belastung zu mehr Verletzungen kommt. Gerade Magersüchtige treiben oft exzessiv Sport im Rahmen ihrer Erkrankung, bei gleichzeitiger Unterversorgung mit Nährstoffen, und bauen auf die Art eher Muskulatur ab.

Verreijen et al. konnten 2014 in einer Studie mit adipösen älteren Männern zeigen, dass diese dank Krafttraining und mit ausreichender Nährstoffversorgung während einer dreizehnwöchigen Gewichtsreduktion sogar in der Lage waren, Muskelmasse aufzubauen und ihre Kraft zu erhöhen, im Gegensatz zu einer Kontrollgruppe, die ebenfalls abnahm, aber dabei auch leicht an Muskelmasse verlor. Das zeigt klar, dass eine Kalorienreduktion nicht automatisch mit Muskelabbau einhergeht.

Fazit: Die reine Energieversorgung kann unser Körper über unsere Fettreserven decken. Wie es sich mit der Leistungsfähigkeit und der Fitness verhält, hängt weniger von der reinen Nahrungsmenge ab als von den zugeführten Nährstoffen und unserer Aktivität.

Ich habe an einem Tag nur einen Apfel gegessen und davon zugenommen!

Immer wenn ich über Gewichtsthemen schreibe oder spreche, fällt mir auf, dass das Konzept von Wassereinlagerungen oft nicht bekannt ist. Ich glaube, das ist eines der Probleme in Sachen Gewichtskontrolle.

Der Körper besteht zu einem großen Prozentsatz aus Wasser und ist in der Lage, mehrere Liter davon kurzfristig einzulagern. Die normalen täglichen Gewichtsschwankungen aufgrund von Wasser sind gut und gerne plus/minus 3 Kilo, in Extremfällen auch deutlich mehr (bis über 5 Kilo).

Ein Kilo Fettgewebe entspricht etwa 7000 kcal. Eine Person, die mit durchschnittlicher Größe und Gewicht pro Tag etwa 2000 kcal verbraucht und eine Kalorienreduktion von 1000 kcal pro Tag durchführt, nimmt pro Tag etwa 140 g Fett ab. Sie verliert also etwa ein Kilo Fett pro Woche. Das Problem ist, dass dieser Gewichtsverlust vollkommen im Rahmen natürlicher Wasserschwankungen liegt. Es kann sein, dass die Person drei Tage lang sehr wenig isst, in der Zeit ein Pfund Fett verliert, gleichzeitig aber einen Liter Wasser einlagert und dann auf der Waage steht und denkt: Wie bitte? Drei Tage kaum gegessen und ein Pfund *zu*genommen?!

Zum anderen ist es ein recht typisches Phänomen, am Anfang einer Diät sehr schnell mehrere Kilogramm Gewicht an Wasser zu verlieren. Unsere Kohlenhydratspeicher für die kurzfristige Energieversorgung binden nämlich viel Wasser. Diese Speicher werden zu Beginn als Erstes aufgebraucht, bevor es an die Fettreserven geht, und so wird auch viel Wasser »freigelassen«, welches aber direkt wieder eingelagert wird, wenn wieder genug gegessen wird, um die Speicher zu füllen. Das ist mit ein Grund für den Mythos des sogenannten »Jojo-Effekts«.

Allerdings lässt sich ein *echter* Gewichtsverlust nur durch langfristige Messung feststellen und nicht von einem Tag auf den nächsten. Es kann durchaus passieren, dass man an einem Tag richtig reinhaut und dennoch am nächsten Tag weniger wiegt, weil man zufällig gerade aufgrund der Hormone oder anderer Gründe überschüssiges Wasser ausscheidet. Oder eben umgekehrt. Ein Tag sagt also gar nichts aus.

Gründe für kleinere Wasserschwankungen sind z. B.:

- Trinkmenge: Es wirkt kontraintuitiv, aber je *weniger* man trinkt, desto *mehr* Wasser wird eingelagert.
- Temperatur: Bei Hitze neigen viele Menschen dazu, Wasser in den Beinen und/oder Händen einzulagern.
- Hormone: Manche Frauen lagern vor der Periode Wasser ein (daher Symptome wie Spannungsgefühle in der Brust, dickerer Bauch o. ä.).
- Sport: Beim Sport entstehen oft winzige Verletzungen in den Muskeln, die dann zu Schwellungen in den betroffenen Muskelarealen führen.
- Salzreiches Essen: bindet Wasser kurzfristig.
- Schwitzen: Saunagänge oder intensiver Sport können kurzfristig für ein paar Kilo weniger durch Dehydrierung sorgen.

Gründe für größere Schwankungen können sein:

- Medikamente, welche die Hormone dauerhaft beeinflussen, z. B. Cortison oder die Pille

- Krankheiten wie Schilddrüsenunterfunktion (unbehandelt)
- Nährstoffmängel wie Protein- oder Vitaminmängel
- Nahrungsmittelallergien/Unverträglichkeiten

Wichtig ist, sich klarzumachen, dass diese Wasserschwankungen kein *echtes* Übergewicht sind. Jemand, der wegen Wassereinlagerungen kurzfristig einige Kilo zunimmt, ist deswegen genauso wenig übergewichtig wie jemand, der mit schwerer Winterjacke auf die Waage steigt und einige Kilo mehr wiegt. Auch wenn es unangenehm ist, besteht kein Grund, in Panik auszubrechen und sich in Diäten zu stürzen. Im Gegenteil könnte eine Diät die gesunden Körperfettwerte unnötig tief senken, wodurch man dann nach dem Abklingen der Wassereinlagerungen plötzlich im Untergewicht landet. Ob es sich um Wasserschwankungen oder Fetteinlagerungen handelt, ist unter anderem daran erkennbar, dass Wasser im Gewebe zu Druckstellen führt, also beispielsweise der Hosenbund oder die Socken Abdrücke in der Haut hinterlassen. Auch wenn das Gewicht sich sehr schnell nach oben bewegt, ist dies ein Zeichen dafür, dass Wasser eingelagert wird. Wenn eine Durchschnittsperson das Doppelte ihres normalen Bedarfs äße, würde sie dennoch nur etwa 300 g pro Tag zunehmen. Wer also innerhalb einer Woche mehrere Kilo zunimmt, ohne gravierend anders zu essen, kann davon ausgehen, dass es sich um Wassereinlagerungen handelt.

Treten diese Wassereinlagerungen plötzlich massiv und ohne Erklärung auf, ist dringend ein Arztbesuch angeraten. Der kann feststellen, ob eine Erkrankung oder Nährstoffmangel für die Einlagerungen verantwortlich ist. Keinesfalls sollte ohne Ursachenforschung mit Entwässerungsmitteln oder Diäten drauflosbehandelt werden.

Eine klassische Diätentwicklung ist aus meiner Sicht die folgende:

Person X entscheidet sich, jetzt endlich mehr Sport zu machen und weniger zu essen. In den ersten Tagen wird der Kohlenhydratspeicher geleert, mehrere Liter Wasser werden ausgeschieden, und die Waage zeigt in der ersten Woche 2 bis 3 Kilo weniger an. Person X freut sich: »Na geht doch! Weiter so!«, treibt weiter Sport und isst weniger. Durch den Sport steigt der Proteinbedarf, Muskelfasern bekommen Minirisse und brauchen mehr Protein, um repariert zu werden. Person X legt aber den Schwerpunkt auf Obst und Gemüse, weil sie das für gesund hält. So entsteht allmählich ein Proteinmangel. Durch den Mangel und die daraus entstehenden Wassereinlagerungen wird der Fettabbau auf der Waage nicht sichtbar, und obwohl Person X Sport treibt und nicht sündigt, tut sich gar nichts oder sie nimmt sogar etwas zu.

Nun kommen lauter wohlmeinende Menschen und sagen Dinge wie: »Klar, du bist im Hungermodus, dein Körper hält jetzt an allem fest, was er kriegen kann. Du musst mehr essen, um abzunehmen!« Person X isst also wieder mehr, ihr Proteinmangel wird ausgeglichen, und endlich wird all das überschüssige Wasser ausgeschieden. Obwohl sie mehr isst, nimmt sie nicht zu, sondern sogar etwas ab. Aha, denkt Person X, ich habe tatsächlich zu wenig gegessen, um abzunehmen. Da Person X nun wieder zu ihrem ursprünglichen Essverhalten umsteigt, nimmt sie langsam wieder zu. »Na klar«, sagen ihre Freunde, »durch das Hungern hast du dir den Stoffwechsel kaputtgemacht. Das hast du jetzt davon.«

Person X bleibt also mit der Erkenntnis zurück, dass sie wegen des Hungerstoffwechsels zunimmt, wenn sie zu wenig isst. Und auch wenn sie mehr isst, nimmt sie zu. Egal was sie tut, Abnehmen funktioniert nicht.

Hätte Person X

a) eine weniger extreme Ernährungsumstellung mit geringem Defizit gemacht, wären keine so starken Wasserschwankungen entstanden, und sie hätte langsam abgenommen;
b) ihre extreme Kalorienreduktion unter ärztlicher Aufsicht mit Bluttests, Vitamintabletten und ausreichend Protein durchgeführt, wären keine so starken Wassereinlagerungen entstanden, und der starke Gewichtsverlust wäre halbwegs kontinuierlich weitergelaufen;
c) ihre extreme Kalorienreduktion trotz Stagnation weitergeführt, hätte der Körper irgendwann kein weiteres Wasser einlagern können. Trotz überschüssigem Wasser hätte sich allmählich das Gewicht durch den Fettverlust weiter nach unten bewegt.

Aber das tun leider die wenigsten, und vor allem Möglichkeit c) ist nicht empfehlenswert, da ein dauerhafter Nährstoffmangel Schäden an Organen, Knochen und Muskeln nach sich ziehen kann.

Paradoxerweise kann es in einer solchen Proteinmangel-Situation sogar dazu kommen, dass der gut gemeinte Sport exakt den gegenteiligen Effekt hat und sogar Muskelmasse *ab*baut. Der Aufbau von Muskelmasse benötigt prinzipiell zwei Dinge: zum einen eine Belastung der Muskeln, die einen Anreiz an den Körper setzt, den Muskel aufzubauen, und zum anderen ausreichend Baustoff, also Proteine. Die Belastung des Muskels bringt jedoch kleine Verletzungen mit sich, die repariert werden müssen. Steht kein Reparaturstoff zur Verfügung, ist der Körper gezwungen, die kaputte Muskelmasse abzubauen.

Wenn nun jemand so wenig isst, dass ihm nicht mehr genügend Protein zur Verfügung steht, und in guter Absicht viel Sport treibt, kann durch den Sport sogar schneller und mehr Muskelmasse abgebaut werden als ohne. Unter Umständen hat Person X also durch den

Nahrungsverzicht und den vielen Sport nach ihrer Diät auch noch Muskelmasse verloren und ihren Energiebedarf dadurch zusätzlich verringert.

Die Proteinproblematik kann ich aus eigener Erfahrung schildern, und ich bin froh, zu dem Zeitpunkt bereits einen Großteil meiner Fettlogik losgeworden und nicht (wieder) in die typische Diätfalle getappt zu sein. Nach etwa sechs Monaten auf 500 kcal war mein körperlicher Zustand allmählich gut genug, um mit Sport zu beginnen. Ich fing an, Krafttraining zu machen und den Heimtrainer zu nutzen. Da ich zuvor mit meiner Reduktionskost kontinuierlich gravierend abgenommen hatte, dachte ich: Wenn ich jetzt noch 500 kcal täglich durch Sport verbrenne, dann müsste ich ja noch schneller abnehmen. Super! Die ersten paar Tage funktionierte das auch, aber dann: Stagnation. Hier ein Bild meiner Gewichtskurve in den letzten zwölf Monaten:

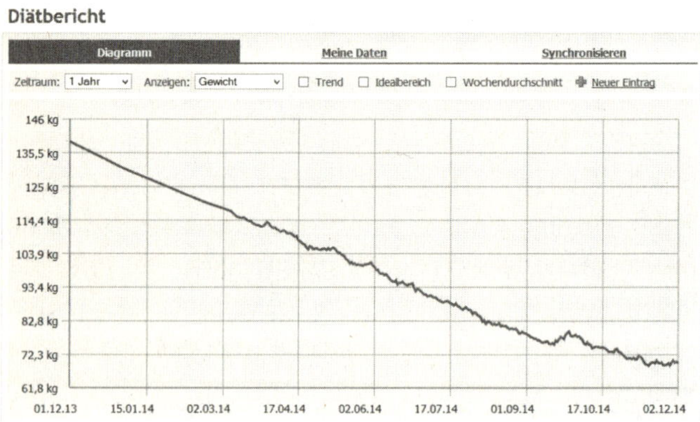

Wie man sieht, lag am 19. April, mit dem Beginn meines Sportprogramms, mein Körpergewicht bei 107,3 kg. Es bewegte sich die nächsten vier Tage rasch auf 105,2 kg. Ich freute mich, auch wenn mir bewusst war, dass 2 kg in vier Tagen etwas viel waren und es realistischerweise etwa ein Kilo Wasser gewesen sein wird. Dennoch erwartete ich, dass der Gewichtsverlust zügig weitergehen würde. Am 9. Mai, *sechzehn Tage* später und *bei 500 kcal* und etwa einer Stunde Sport täglich, hatte ich ein Gewicht von 105,3 kg.

Früher hätte ich an der Stelle vielleicht hingeschmissen und gedacht, mein Körper müsse jetzt im Hungermodus sein, wenn ich von diesem Programm nicht abnehme. Stattdessen habe ich einen Bluttest machen lassen.

Es stellte sich heraus, dass mein Sportprogramm zu einem erhöhten Proteinbedarf geführt hatte und ich mit 500 kcal diesen Bedarf nicht mehr decken konnte. Dies war übrigens auch der einzige Zeitraum während meiner Abnahme, in dem ich mich schlecht fühlte, Kreislaufprobleme und Haarausfall hatte. Es waren zwar lediglich etwa zwei Wochen, aber in dieser Zeit blieben beängstigend viele Haare in der Haarbürste zurück, meine Haut war trocken und blass, und ich erinnere mich, dass ich mich insgesamt schlapp fühlte. Das war für mich sehr eindrücklich im Hinblick darauf, was eine Unterversorgung anrichten kann und wie wichtig es ist, darauf zu achten, dass alle Nährstoffe vorhanden sind.

Gemeinsam mit meiner Ärztin entschied ich, die Kalorienaufnahme zu verdoppeln und für 150 g Protein pro Tag zu sorgen. In den nächsten Wochen lösten sich die Wassereinlagerungen langsam auf, ich verlor massiv an Gewicht, sodass ich bereits am 18. Mai bei etwa 100 Kilo lag. Auch die anderen Symptome besserten sich innerhalb kurzer Zeit, und ich fühlte mich wieder fit.

An der Kurve kann man gut erkennen, dass der Gewichtsverlauf insgesamt zwar stetig war und im Schnitt der errechneten Rate entsprach, aber täglich durchaus Schwankungen von 1 bis 2 Kilo möglich waren, manchmal mehrere Tage keine Abnahme erfolgte oder sogar eine Zunahme – und das bei gleichbleibender Kalorienaufnahme.

Für mich war das eine wichtige Erkenntnis, denn zuvor hatte ich oft gedacht: Ach, ein paar Kilo habe ich schnell runter, wenn ich ein paar Tage nichts esse, ohne dass mir bewusst war, dass diese »paar Kilo« lediglich Wasser waren, die dann auch sofort wieder eingelagert würden. Bei einem ungefähren Verbrauch von 2000 kcal täglich ist es rein physisch durch Nicht-Essen für mich nur möglich, etwa 280 g Fett pro Tag abzubauen. Auch wenn ein Fastentag auf der Waage vielleicht erst mal einen *Erfolg* von 2 Kilo zeigt, ist nur ein Zehntel davon echter Gewichtsverlust.

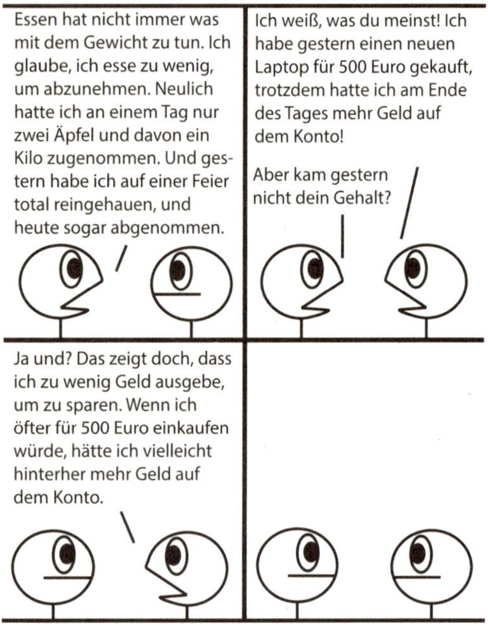

Krankheiten oder Medikamente können dick machen, ohne dass man was dafür kann! (Mein Arzt hat das auch gesagt!)

Ich verstehe, dass man als Arzt nicht immer die Zeit hat, vertieft über die Wirkung von Medikamenten aufzuklären. Aber Vereinfachungen wie »kann zu Gewichtszunahme führen« kommen beim Laien als die Botschaft an: »Kann sein, dass Sie davon zunehmen. Denken Sie sich nichts dabei, und eine Diät müssen Sie gar nicht erst versuchen.« Eine solche Fehlinformation ist unverantwortlich – erst recht von einem Mediziner. Denn ein Medikament führt meist nur dann zu Gewichtszunahme, wenn noch andere Ursachen vorliegen, und die sollte man tunlichst herausfinden lassen. Denn dann kann man sehr wohl etwas gegen eine echte Gewichtszunahme tun.

Die massivste Erkrankung im Bereich des »krankheitsbedingten Übergewichts« ist das Prader-Willi-Syndrom (PWS). Die Webseite *prader-willi.de* erklärt die Erkrankung wie folgt: »*Menschen mit PWS sind in der Regel kleinwüchsig. Ihre Muskulatur ist insbesondere in den frühen Lebensjahren recht schwach ausgebildet, weshalb Bewegung für sie oft anstrengend und ermüdend ist. […] Menschen mit PWS wissen nicht, was »satt sein« bedeutet. Aufgrund der Störung im Hypothalamus empfinden sie kein Sättigungsgefühl, weshalb sie ihr Essverhalten nicht regulieren können.*«

Menschen mit PWS haben also zum einen dauernd unkontrollierbar großen Appetit zum anderen nur wenig Muskelmasse und damit einen sehr geringen Verbrauch. Die denkbar schlechtesten Bedingungen also. Dennoch können auch diese Menschen in einer kontrollierten Umgebung ein normales Gewicht erreichen und halten, wenn ihre Energieaufnahme stark kontrolliert wird. Letztlich ist es wieder eine Frage der Energiebilanz, auch wenn es extrem schwer ist, diese im Lot zu halten.

Eine weitere Erkrankung, die gelegentlich als Ursache für Übergewicht genannt wird, ist das Polyzystische Ovarialsyndrom bei Frauen, das hormonelle Störungen mit sich bringt. Eine Zusammenfassung bisheriger Forschungen durch Norman et al. (2004) ergab jedoch, dass es bei einem Abnehmprogramm keine relevanten Unterschiede in den Erfolgswerten zwischen gesunden Frauen und Frauen mit PCOS gab. Auch die Differenz im Energieverbrauch war äußerst gering bis gar nicht vorhanden. In einer Studie, die leichte Unterschiede gefunden hatte, wurde die mögliche Gewichtszunahme durch die Stoffwechselrate auf weniger als zwei Kilogramm innerhalb eines Jahres berechnet – und das auch nur, wenn die Energieaufnahme nicht angepasst wird.

Dann gibt es noch die oft genannte Schilddrüsenunterfunktion, die den Stoffwechsel tatsächlich verlangsamt. Es ist mir immer peinlich, wenn Leute in Lob ausbrechen: »Du hast es ja schwer, mit deiner Schilddrüsenunterfunktion abzunehmen, unglaublich, dass du das schaffst!« Dabei habe ich es nicht schwer. Sobald die Erkrankung mit Hormontabletten behandelt wird, besteht prinzipiell kein Unterschied mehr zum Gesunden. Die Verlangsamung des Stoffwechsels ist auch nicht unermesslich hoch, denn die 10 bis 15 Prozent sind zwar in der Energie überdeutlich spürbar, lassen sich aber beim Essen durchaus einsparen – oder auch durch zwanzig bis dreißig Minuten Aktivität ausgleichen. Dennoch erfolgt anfangs oft eine unkontrollierte Gewichtszunahme, die nichts mit dem Essen zu tun hat: Die »*American Thyroid Association*« gibt auf ihrer Webseite an, dass Wassereinlagerungen von etwa 2,5 bis 5 Kilo auftreten können, was natürlich zunächst ein massiver Anstieg ist, aber eben keine echte Gewichtszunahme, denn bei entsprechender Behandlung geht das Gewicht rasch wieder zurück. Adipös wird davon keiner.

Wassereinlagerungen sind häufig ein Grund für krankheits- oder medikamentenbedingte Gewichtszunahme, besonders bei Hormonen oder Cortison. Dagegen lässt sich erst einmal nicht viel tun. Deshalb ist es das Beste, sie zu erdulden und sich bewusst zu machen, dass sie nach der Behandlung der Ursache wieder verschwinden. Natürlich kann man auch mit dem Arzt reden und versuchen, die Wassereinlagerungen durch Therapien wie Lymphdrainage oder Entwässerungstabletten zu behandeln.

Ich erinnere mich an eine Talkshow, die ich vor Jahren gesehen habe, in der eine unglaublich arrogante, schlanke Frau erzählt hat, dass sie auch mal medikamentenbedingt zugenommen habe und überhaupt nicht verstehen kann, warum Dicke es nicht schaffen, abzunehmen. Sie habe die sieben Kilo schließlich in zwei Wochen verloren, ohne sich anzustrengen. Es ist durchaus glaubwürdig, dass sie sich nicht anstrengen musste, um sieben Kilo Wasser »abzunehmen«, aber das ist eben nicht vergleichbar mit dem Ziel, sieben Kilo Fett (also 49 000 kcal) loszuwerden. Um sieben Kilo Fett in zwei Wochen zu verlieren, hätte die Dame pro Tag etwa ein Pfund abnehmen müssen. Bei einem eher hoch angesetzten täglichen Verbrauch von 2000 kcal pro Tag wären dies etwa drei Stunden intensiver Sport bei einer kompletten Nulldiät. Bei diesem Programm ist allerdings die Chance groß, nicht nur sieben Kilo Fett, sondern gleich das Leben zu verlieren oder zumindest einen Zusammenbruch zu erleiden.

Medikamente und Krankheiten können unser Gewicht jedoch nicht nur über Wassereinlagerungen verändern. Es gibt Medikamente, die Energie geben, und es gibt welche, die müde machen. Auch wenn man es nicht bewusst merkt, kann dies im Alltag dazu führen, dass man sich weniger bewegt, häufiger den Fahrstuhl statt der Treppe nimmt, sich hinlegt, statt im Garten zu arbeiten, oder den Sport auf morgen verschiebt und so auf Dauer ein paar hundert bis tausend Kalorien im Monat weniger verbrennt.

Auch der Appetit ist nicht zu unterschätzen. Die wenigsten von uns zählen exakt jede Kalorie und wiegen alles auf das Gramm genau ab, bevor sie es essen. Wie bereits thematisiert, neigen Menschen dazu, sich zu verschätzen bei dem, was sie essen, und ein veränderter Appetit sorgt für eine veränderte Wahrnehmung. So mag man den Schöpflöffel etwas voller laden oder zweimal mehr zum Studentenfutter in der Schreibtischschublade greifen, ohne dass man hinterher das Gefühl hat, mehr gegessen zu haben. Durch den erhöhten Hunger ist das Gefühl der Befriedigung schließlich dasselbe. Am Ende nehmen wir nur Abweichungen von unserer *Grundlinie* wirklich wahr. Wenn wir dank erhöhtem Appetit permanent hungrig sind, mag es uns vorkommen, als hätten wir wenig gegessen, obwohl wir in Wahrheit mehr gegessen haben – einfach weil uns häufiger das Gefühl von Hunger oder Verzicht überkommt.

Fazit: Medikamente und Krankheiten können die Bedingungen erschweren, eine ausgeglichene Energiebilanz oder gar ein Kaloriendefizit zu erreichen. Sie machen jedoch nicht von alleine dick oder sorgen dafür, dass man nicht abnehmen kann.

Übergewicht ist zu einem hohen Anteil genetisch bedingt!

Tatsächlich verhält es sich hinsichtlich Übergewicht mit den Genen ähnlich wie mit Medikamenten und Krankheiten: Sie sorgen für eine andere Grundsituation, zwingen aber niemanden dazu, dick zu sein.

Die Dinge, die tatsächlich genetisch begründet sind, sind Appetit, Vorliebe für bestimmte Geschmacksrichtungen (wie süß oder fettig) und der Bewegungsdrang. In mehreren Studien (etwa einer deutschen Studie von Haupt und Kollegen, 2009) wurde nachgewiesen, dass Träger von sogenannten Adipositas-Genen im Schnitt 125 bis 280 kcal mehr konsumieren und es *keine* Unterschiede im Stoffwechsel selbst gibt.

Dass ein Kind genetisch zu Übergewicht neigt, heißt nur, dass es von Natur aus einen größeren Appetit hat als ein von Natur aus schlankes Kind, das weniger Hunger verspürt. Entscheidend dafür, ob die Neigung auch zum Dicksein führt, sind aber die Bedingungen, die von den Eltern und dem sonstigen Umfeld (Schulessen etc.) geschaffen werden, denn diese können Übergewicht entweder fördern oder verhindern. Ein Haushalt, in dem dauernd kalorienreiches Essen angeboten wird, macht ein genetisch appetitloses Kind nicht zwangsläufig dick, da es schlicht kein Verlangen hat, die angebotenen Dinge zu essen. Ein Kind mit großem Appetit hingegen wird sich eher auf das Dauerangebot stürzen. Umgekehrt wird sich auch ein Kind mit genetischer Veranlagung kaum überessen, wenn es im Haushalt wenig kalorienreiche Lebensmittel gibt.

Zusätzlich lässt sich die genetische Veranlagung auch durch Erziehung ausgleichen – oder eben verstärken. Wenn ein *naturschlankes* Kind die Erfahrung macht, dass es mit Essen getröstet oder belohnt wird, wird es irgendwann auch zur Trostschokolade greifen. Der Unterschied ist eben, dass das genetisch veranlagte Kind von sich aus das Verlangen hat und keine besondere Prägung benötigt, um süßes und/oder fettiges Essen besonders zu genießen. Ein Kind mit größerem Appetit, das zudem mit Essen getröstet wird, gerät immer tiefer in die Übergewichtsspirale. Da hilft frühzeitiges Gegensteuern.

Aber selbst wenn dies nicht geschehen ist, sind diese Mädchen und Jungen als Erwachsene nicht verloren. Studien zeigen, dass sich Nahrungsvorlieben auch im Erwachsenenalter noch beeinflussen lassen und kein Schicksal sind. So wurden Hirnscans bei Adipösen und Normalgewichtigen gemacht, um deren Reaktion auf Essen zu untersuchen. Das Belohnungszentrum der Adipösen reagierte dabei stark auf fettreiches Essen (Fastfood, Süßigkeiten). Nach der Teilnahme an einem mehrmonatigen Ernährungsprogramm mit gesundem, kalorienarmem Essen wurde der Test erneut durchgeführt. Das Belohnungszentrum der Adipösen reagierte bei der zweiten Testung stärker auf gesunde und kalorienarme Nahrung.

Die Wirkung der Gene lässt sich auch gut am Beispiel der Alkoholsucht erklären. Es erschließt sich wohl jedem, dass es keine genetischen Alkoholiker gibt, also Menschen, die Alkoholiker sind, ohne zu viel Alkohol zu trinken. Niemand wird Alkoholiker, ohne je ein Glas Alkohol angerührt zu haben. Trotzdem ist Alkoholismus etwa zur Hälfte genetisch begründbar. Wie etwa Herz (1997) schreibt, liegt dies unter anderem an der unterschiedlichen Dopaminregulierung im Hirn und bestimmten Enzymen im Körper, die sich auf die Alkoholverarbeitung auswirken. Im Endeffekt bedeutet das, dass bei manchen Menschen Alkohol wesentlich intensiver wirkt als bei anderen und ihr

Risiko, abhängig zu werden, daher größer ist. Ganz ähnlich ist es mit der genetischen Neigung zu Übergewicht: Die Gene wirken nicht direkt, sie *machen* nicht dick oder alkoholsüchtig, sie schaffen nur Bedingungen, die das riskante Verhalten beeinflussen.

Allerdings gibt es neuere Forschungen, die unser Verständnis von Genen noch einmal komplett ändern könnten: Offenbar kann unser Lebensstil gewisse Gene aktivieren oder deaktivieren, und sogar der Lebensstil der Mutter kann dafür sorgen, dass an das Kind gewisse Gene weitergegeben oder nicht weitergegeben werden (Watters, 2006).

Am Ende sind unsere Gene nur der Weg, den wir verfolgen, wenn wir nicht aktiv gegensteuern (und damit wiederum die Wirkung unserer Gene beeinflussen). Leider ist es oft so, dass Gene und Erziehung Hand in Hand gehen, da unsere Eltern weitgehend dieselbe genetische Veranlagung haben und man sich zudem meist ein soziales Umfeld sucht, das der eigenen Veranlagung entspricht. Die genetische Veranlagung zu umgehen, erfordert also eine bewusste Anstrengung, sozusagen ein Schwimmen gegen den Strom. Dies ist allerdings, wie man anhand der Studien sieht, nur eine temporäre Anstrengung, denn sobald wir uns neue Gewohnheiten angeeignet haben, müssen wir nicht mehr ständig dafür kämpfen.

Darmbakterien machen dick!

Vor nicht allzu langer Zeit ging der Fall einer nur leicht übergewichtigen Frau (BMI 26) durch die Medien, die nach der Transplantation einer Bakterienkultur ihrer adipösen Tochter im nächsten Jahr 16 Kilo zunahm und ebenfalls adipös wurde. Als Ursache wurden die Darmbakterien vermutet. Umgekehrt gibt es immer wieder Berichte darüber, dass Darmbakterien schlanker Menschen evtl. bei der Behandlung adipöser Menschen helfen könnten.

Die Darstellung ist allerdings oft einseitig und vereinfacht. Es wird so getan, als seien allein Unterschiede in der Darmflora verantwortlich für das Gewicht – ähnlich wie bei den Genen. Aber auch die Darmbakterien sind wieder nur Moderator, die indirekt wirken, indem sie bestimmte Nahrung besser verdauen und den Appetit auf ebendiese Nahrung fördern. Das ist aber keine Einbahnstraße, denn unser Essverhalten beeinflusst auch unsere Darmbakterien, die sich langfristig unserer Ernährung anpassen.

In Forschungen mit Beagles wurden beispielsweise sieben Hunde für ein halbes Jahr mit unbegrenztem Futter versorgt, bis diese etwa 67 Prozent ihres Ursprungsgewichts zugenommen hatten. In der gleichen Zeitspanne wurden sieben andere Beagles mit normalen Portionen gefüttert, sodass diese schlank blieben. Die Mägen der adipösen Hunde sahen nach sechs Monaten ähnlich aus wie die adipöser Menschen: Die Bakterien waren weniger vielfältig und wiesen eine andere Verteilung auf (Park et al., 2015). Interessant hierbei ist, dass den Hunden dasselbe Futter gefüttert und lediglich die Menge variiert wurde.

Das Quartz Magazin berichtet 2015 von einer ähnlichen Studie mit Ratten, die entweder eine ausbalancierte Nahrung bekamen oder eine sehr fettreiche. Die Ratten durften unbegrenzt viel essen, und nach zwei Monaten waren die Ratten mit der fettreichen Nahrung etwa 25 Prozent schwerer als die Ratten der anderen Gruppe. Ihre Magenbakterien hatten sich, ähnlich wie bei den Hunden, verändert, und der Vagusnerv, der u. a. für die Übermittlung von Sättigungssignalen verantwortlich ist, war beeinträchtigt, sodass die Ratten auch dann weiteraßen, wenn sie eigentlich bereits voll waren. Die Forschergruppe glaubt, dass die Ergebnisse der Rattenexperimente auch auf Menschen übertragbar sind und eine unausgewogene Ernährung zu unausgewogenen Bakterienkulturen führen kann, welche dann wiederum die Hunger- und Sättigungssignale ans Hirn beeinflussen, sodass noch mehr unausgewogene Nahrung gegessen wird.

Wer sein Essverhalten ändert, der muss also erst einmal gegen die »alten« Magen- und Darmbakterien ankämpfen, aber mit der Zeit passt sich die Magen- und Darmflora der neuen Ernährung an. Im Falle der obigen Frau kann ich mir vorstellen, dass diese durch die veränderte Darmflora plötzlich mehr Lust auf fett- oder zuckerreiche Nahrung hatte und, ihrem Appetit folgend, kalorienreicher aß. Hätte sie jedoch bewusst auf ihre Ernährung geachtet, hätten die Darmbakterien sie nicht *dick gemacht*, sondern sich mit der Zeit angepasst und die kalorienarme Ernährung unterstützt.

[Frauenfettlogik] Durch das Kinderkriegen nimmt man automatisch zu.

In der Schwangerschaft isst man für zwei, allerdings ist das Baby im Bauch kein zwei Meter großer Bauarbeiter, sondern so winzig, dass auch gegen Ende der Schwangerschaft, wenn der Bedarf am höchsten ist, nur ungefähr 15 bis 25 Prozent mehr Kalorien verbraucht werden als normal. Im Schnitt benötigt eine Schwangere etwa 255 kcal mehr pro Tag.

Gemäß Empfehlungen des *Institute of Medicine* sollte die Gewichtszunahme während der Schwangerschaft für untergewichtige Frauen etwa 12 bis 18 kg betragen, für normalgewichtige Frauen etwa 11 bis 16 kg, für leicht übergewichtige Frauen 7 bis 11 kg und für adipöse Frauen lediglich 5 bis 9 kg. Ein großer Teil davon ist jedoch nicht Fettgewebe der Mutter, sondern das Gewicht von Baby, Plazenta, Fruchtwasser und Wassereinlagerungen während der Schwangerschaft. Auf der Website www.medizininfo.de findet sich eine ungefähre Zusammenstellung:

Mutter

- Gebärmutter 970 Gramm
- Brust 405 Gramm
- Blut 1250 Gramm
- Wasser 1680 Gramm

Kind

- Fötus 3400 Gramm
- Plazenta 650 Gramm
- Fruchtwasser 800 Gramm

Im Schnitt über 9 kg Gewichtszunahme entfallen also auf andere Faktoren als Körperfett. Übergewichtige und adipöse Frauen würden damit bei Einhaltung der empfohlenen Gewichtszunahme während der Schwangerschaft oft sogar etwas Körperfett abbauen.

Das Anlegen kleiner Fettreserven in der Schwangerschaft ist besonders deshalb wichtig, weil Stillen sehr viele Kalorien kostet: Die Milchproduktion kann durchaus das Äquivalent einer Stunde intensiven Sports pro Tag beanspruchen, sodass die meisten Frauen beim Stillen wieder an Gewicht verlieren, wenn sie normal essen.

Dass viele Frauen mit dem Kinderkriegen dennoch zunehmen, liegt hauptsächlich daran, dass Schwangerschaft und Stillzeit hormonelle Änderungen mit sich bringen, die den Appetit stark verändern können. Wie bereits ausgeführt, kann ein veränderter Appetit dann auch die Wahrnehmung der Essensmenge stark beeinflussen, sodass subjektiv der Eindruck entsteht, es müsse sich etwas am Stoffwechsel geändert haben. Deshalb hört man so oft den Satz: »Früher konnte ich essen, was ich wollte, aber seit der Schwangerschaft muss ich aufpassen«. Tatsächlich ist der Stoffwechsel gleich geblieben oder die möglichen Änderungen sind minimal und betragen lediglich ein paar Kalorien mehr oder weniger – abhängig von der Gewichtszunahme (mehr Gewicht → höherer Kalorienverbrauch), Muskeln (ggf. Sportverzicht in der Schwangerschaft → Muskelabbau → geringerer Verbrauch), etc.

Darüber hinaus bergen eine Umstellung der Lebensumstände und

Stress das Risiko, dass neue Routinen einkehren, die zu Gewichtszunahme (oder -abnahme) führen.

Aber auch in diesem Fall gilt: Gewichtsveränderungen geschehen nicht *von alleine,* und Schwangerschaft *macht* nicht dick, sie schafft höchstens die Bedingungen, um über den Verbrauch zu essen.

Im Alter nimmt man zu, weil der Stoffwechsel langsamer wird.

Das ist, als würde man sagen: »Im Alter verschuldet man sich zwangsläufig, weil die Rente geringer ist als das frühere Gehalt.«

Solange man seine Energieaufnahme an den Verbrauch anpasst, nimmt man nicht zu. Wenn man eine Zunahme feststellt, wird es Zeit, entweder Aufnahme oder Verbrauch so anzupassen, dass die Bilanz wieder stimmt, wenn man nicht zunehmen möchte. Das gilt allerdings für jede Lebenssituation, sei es, dass man in einen ruhigeren Beruf wechselt, weniger Zeit für Sport hat oder sich durch andere Faktoren der Bedarf verändert.

Es ist zudem ein Mythos, dass im Alter der Stoffwechsel zwangsläufig langsamer wird. Statistisch ist dies durchaus wahr, weswegen auch bei diversen Verbrauchsrechnern durch Eingabe des Alters pro Lebensjahr der Verbrauch sinkt. Ursache dafür sind aber nicht allgemeine biologische Gegebenheiten, sondern die eher statistische Feststellung, dass im Schnitt die meisten Menschen im Alter inaktiver werden, Muskeln abbauen und durch ihren Lebensstil einen geringeren Verbrauch haben. Tzanoff und Norris konnten bereits 1977 Theorien bestätigen, dass der altersbedingte geringere Verbrauch fast vollständig über die Verringerung der Muskelmasse erklärbar ist. Auch 1991 konnten diese Ergebnisse von Vaughanet al. bestätigt werden, die den Energieverbrauch von älteren Menschen mit dem von jüngeren verglichen. Die älteren Menschen hatten im Schnitt weniger Muskeln, einen höheren Körperfettwert und einen geringeren Energieverbrauch. Im Verhältnis zu ihrer Körpermasse war der Energieverbrauch allerdings nicht geringer als der der jüngeren Menschen, sodass auch hier der entscheidende Faktor nicht das Alter, sondern Aktivität und Muskelmasse war.

Wer also durch Krafttraining Muskeln bildet oder die vorhandene Muskelmasse erhält, der verbraucht nicht zwangsläufig weniger, nur weil er älter ist – allerdings ist es mit zunehmendem Alter durchaus schwieriger, neue Muskelmasse zu bilden, sodass es sinnvoll ist, bereits früher *Rücklagen* zu bilden, um diese im Alter nur noch erhalten zu müssen.

Mein Stoffwechsel ist langsamer als der von anderen!

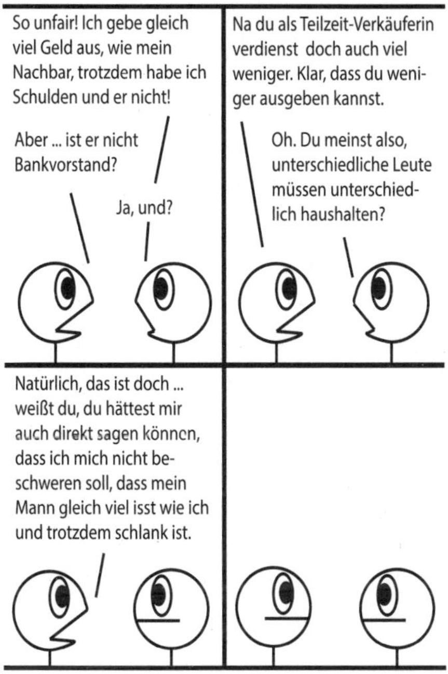
So unfair! Ich gebe gleich viel Geld aus, wie mein Nachbar, trotzdem habe ich Schulden und er nicht!
Aber ... ist er nicht Bankvorstand?
Ja, und?
Na du als Teilzeit-Verkäuferin verdienst doch auch viel weniger. Klar, dass du weniger ausgeben kannst.
Oh. Du meinst also, unterschiedliche Leute müssen unterschiedlich haushalten?
Natürlich, das ist doch ... weißt du, du hättest mir auch direkt sagen können, dass ich mich nicht beschweren soll, dass mein Mann gleich viel isst wie ich und trotzdem schlank ist.

Ja, es ist unfair, dass eine kleine Frau nicht dieselbe Menge essen kann wie ein 190 cm großer Bodybuilder. Auch unfair ist, dass ich weniger Geld ausgeben kann als ein erfolgreicher Bankvorstand. Natürlich kann ich dennoch darauf bestehen, dieselbe Menge an Geld auszugeben, aber dann verschulde ich mich eben.

Im Gegensatz zu Geld, bei dem es tatsächlich Menschen gibt, die zu wenig zum Leben haben, ist es beim Stoffwechsel allerdings so, dass selbst die kleinste, zierlichste Person noch gut über 1000 kcal täglich verbraucht, und daraus kann man viel machen. Alternativ kann man durch Krafttraining auch Muskelmasse aufbauen und den Grundumsatz damit erhöhen. Auch Ausdauersport erhöht den Bedarf, sodass auch mal eine »extra« Tafel Schokolade drin ist.

Ich kann nicht abnehmen, weil ich keinen Sport machen kann!

Die Gründe, warum manche Menschen keinen oder nur eingeschränkt Sport machen können, sind vielfältig. Aber das ist gar nicht relevant, denn Sport ist zum Abnehmen nicht nötig. In Fitnesskreisen gibt es die Sprichwörter: »Man kann einer schlechten Ernährung nicht davonlaufen« und: »Ein Sixpack wird in der Küche gemacht, nicht im Fitnessstudio.« Allgemein gilt die ungefähre Regel, dass das Gewicht zu 80 Prozent mit Ernährung und zu 20 Prozent mit Sport zusammenhängt. Eine neuere Studie hat ergeben, dass viele Leute mit Sport sogar zunehmen – und zwar nicht wie oft angenommen an Muskelmasse, sondern an Körperfett (Sawyer et al., 2014). Das liegt hauptsächlich daran, dass Menschen radikal überschätzen, wie viel Energie sie beim Sport verbrauchen, und dann oft wesentlich mehr Kalorien zusätzlich zu sich nehmen, weil sie es sich »verdient haben«. Zudem wird der Appetit durch Sport gesteigert. In einer Studie von Finlayson et al. (2011) erhöhte sich bei 41 Prozent der Teilnehmer an einem Sportprogramm der Appetit nach dem Sport so stark, dass sie kaum einen positiven Effekt auf das Gewicht verzeichnen konnten. Auch King und Blundell (1995) konnten nachweisen, dass ihre Versuchsteilnehmer nach fünfzig Minuten Ausdauertraining ein höheres Verlangen nach fettreichem Essen hatten im Vergleich zur inaktiven Kontrollgruppe. Während sie durch den Sport kurzfristig Energie verbrannt hatten, kompensierten sie dies im Anschluss mit erhöhter Kalorienaufnahme.

Im ersten halben Jahr meiner Gewichtsabnahme habe ich keinen Sport gemacht – bis auf zwanzig Minuten leichtes Training mit dem Gummiband, um zu verhindern, dass die Muskeln durch die Immobilität vollkommen abbauen. Diese zwanzig Minuten »Training« verbrauchen aber weit weniger Energie, als der durchschnittliche inaktive Mensch im Alltag braucht, wenn er nicht an die Couch gefesselt ist. Dennoch nahm ich in dieser Zeit etwa 45 kg ab. Das Kaloriendefizit war natürlich groß, aber auch mit einem moderateren Defizit von 1300 kcal pro Tag hätte ich über 20 kg abgenommen, und das ohne jegliche Bewegung.

In vielen Fällen ist es sogar sinnvoll, mit dem Sport zu warten, bis eine Gewichtsreduktion erreicht ist, denn bei extrem hohem Gewicht belastet Sport Gelenke und Herz-Kreislauf-System enorm. Ausnahme ist hierbei Schwimmen, da die Gelenke im Wasser entlastet werden. Für stark Übergewichtige kann Schwimmen aber viel Überwindung kosten, denn sich in Badeklamotten zu präsentieren ist oft eine hohe Hürde. Ehrlich gesagt war dies auch nie mein Sport. Zum Glück sind Radfahren und Walken ebenfalls verhältnismäßig schonend. Beim Radfahren besteht allerdings eine Gewichtsproblematik: Es ist nicht leicht, ein Rad zu finden, das 110 Kilo oder mehr trägt. Diese verstärkten Räder sind oft teuer. Ich persönlich habe mir mein eigenes Liegerad gebastelt, indem ich einen gebrauchten Heimtrainer geholt und dahinter einen Sessel platziert habe. Damals hätte mich zwar der Sattel getragen, aber die Liegevariante war deutlich bequemer, und man kann wunderbar dabei fernsehen.

Grundsätzlich reicht aber bei starkem Übergewicht schon allgemein Bewegung wie schonendes Walking oder Spazierengehen. Bereits täglich zwanzig Minuten Spazierengehen hat – egal bei welchem Gewicht – äußerst positive Gesundheitseffekte für das Herz-Kreislauf-System. Zudem hilft es sogar gegen Stress und Depressionen.

Generell ist Sport eine tolle Sache in Bezug auf Gesundheit, Fitness und Wohlbefinden und absolut zu empfehlen. Allerdings unabhängig vom Abnehmen. Dazu ist Sport weder nötig noch in jedem Fall sinnvoll. Bei einem gewissen Körpergewicht ist Sport zwar enorm anstrengend, aber es gibt sicher Übergewichtige, die dennoch Freude am Sport haben, weil sie mit Leidenschaft dabei sind.

Als Anfänger mit Übergewicht ist Sport oft eher eine Qual, zudem erhöht Übergewicht das Risiko, sich zu verletzen oder zu überlasten. Der Teil mit der Qual liegt übrigens nicht nur daran, dass es anstrengender ist, mehr Gewicht herumzuschleppen. Neuere Studien fanden Hinweise darauf, dass Hormone, die im Fettgewebe gebildet werden, die Gehirnchemie so beeinflussen können, dass das so genannte »Runners High«, also das Hochgefühl, das beim Ausdauersport eintritt, unterdrückt wird (Fernandes et al., 2015). Als Übergewichtiger ist der Sport damit eine doppelte Überwindung, da noch nicht einmal die Glückshormone freigesetzt werden, die üblicherweise über den anstrengenden Part hinweghelfen. Das Gute daran ist natürlich, dass diejenigen, die als Übergewichtige nichts mit Sport anfangen können, eine gute Chance darauf haben, ihre Liebe zum Sport zu entdecken, sobald das Übergewicht reduziert wurde.

Grundsätzlich gilt: Man muss sich nicht unbedingt zum Sport zwingen, wenn er nur Qual und keinerlei Vergnügen ist. Allerdings gibt es eine Ausnahme: Krafttraining ist meiner Ansicht nach bei jedem Gewicht absolut sinnvoll. Dafür gibt es gleich mehrere Gründe:

1. Die damit aufgebaute bzw. erhaltene Muskelmasse schützt und entlastet die Gelenke, was besonders bei Übergewicht wichtig ist.
2. Muskelmasse kann den schädlichen Effekten von Fettmasse entgegenwirken, etwa Entzündungsprozesse verringern.

3. Mit zunehmender Muskelmasse wird es einfacher, das Gewicht zu bewegen, sodass andere Sportarten leichter fallen, Bewegung generell mehr Freude bereitet und so auch die Motivation für andere Sportarten steigt.
4. Muskelmasse erhöht den Grundumsatz und hilft dabei, dass der Energieverbrauch beim Abnehmen weniger stark sinkt (oder, wenn man nicht abnimmt, sogar steigt).
5. Krafttraining ist für jeden machbar, unabhängig von Gewicht, Fitnessstand oder Verletzungen/Einschränkungen, da man immer Möglichkeiten findet, »drum herum« zu trainieren. Selbst als Bettlägeriger kann man mit regelmäßigen kleineren Übungen den Oberkörper stärken.

Dabei müssen es nicht unbedingt ein Fitnessstudio oder professionelle Geräte sein: Im Internet oder auch in Bibliotheken gibt es Anleitungen zu effektiven und einfachen Übungen, die man auch zu Hause im Wohnzimmer machen kann. Allerdings ist das Fitnessstudio zu Beginn keine schlechte Wahl, da die Geräte die Bewegungen führen. Zudem kann man selbst in billigen Studios Trainer um Tipps bitten und bekommt Hinweise. Ich wurde übrigens nie negativ im Studio behandelt, im Gegenteil. Auch mit 140 kg war jeder freundlich, und generell kümmert sich im Studio meist jeder um seinen eigenen Kram. Meine Erfahrung ist, dass die Fitnessgemeinde Neueinsteigern gegenüber sehr offen ist und gerne bereit, zu helfen oder zu beraten. Die meisten freuen sich, wenn man Interesse zeigt.

Fazit: Sport zum Abnehmen ist nicht nötig, allerdings kann man bereits mit verhältnismäßig wenig Aufwand seinen Fitnesszustand verbessern und von Muskelzuwachs profitieren.

BMI ist Unsinn: Mein Gewicht kommt von Muskeln!

Eine meiner größten Selbstlügen war wohl der Glaube, dass ich zwar dick bin, aber zumindest (auch) stark. Die ersten Male im Fitnessstudio waren schlimm. Nicht weil ich schlecht behandelt wurde, sondern weil ich feststellen musste, dass ich nicht besonders kräftig war. Zwar konnte ich auf der Beinpresse ein relativ hohes Gewicht (etwas über 100 kg) pressen – für eine untrainierte Frau ganz ordentlich. Wenn man aber bedenkt, dass das nicht einmal drei Viertel meines Körpergewichts waren, ist es ganz schön wenig. Zum Vergleich: Mittlerweile stemme ich 130 kg, etwa das Doppelte meines Körpergewichts.

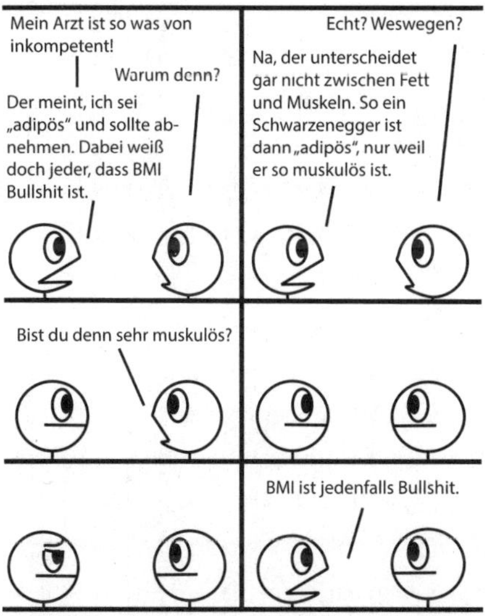
Mein Arzt ist so was von inkompetent!
Warum denn?
Der meint, ich sei „adipös" und sollte abnehmen. Dabei weiß doch jeder, dass BMI Bullshit ist.
Echt? Weswegen?
Na, der unterscheidet gar nicht zwischen Fett und Muskeln. So ein Schwarzenegger ist dann „adipös", nur weil er so muskulös ist.
Bist du denn sehr muskulös?
BMI ist jedenfalls Bullshit.

Ob man (als dicker Mensch) sportlich ist, kann man auch an einer neu entwickelten Alternative zum BMI feststellen, dem sogenannten »Sitztest« (Sitting-Rising-Test, SRT). Dabei stellt man sich barfuß in bequemer Kleidung auf den Boden, setzt sich hin, ohne die Hände zu benutzen, und steht in einem Zug wieder auf – ohne sich irgendwo (etwa dem Boden oder mit den Händen auf den Oberschenkeln) abzustützen. Beim SRT kann man zehn Punkte erreichen, wenn man sich auf diese Weise setzen und wieder aufstehen kann. Für jedes Abstützen oder Straucheln wird ein halber bis ganzer Punkt abgezogen. Unter acht Punkten erhöht sich das Risiko, in den nächsten Jahren zu sterben, bereits um das Doppelte, unter zwei Punkten sogar um das Zehnfache.

Als ich noch 150 kg wog, war es meist schon schwierig, vom flachen Boden aufzustehen, wenn nichts da war, an dem ich mich hochziehen konnte. Lange Zeit konnte ich mir nicht einmal vorstellen, wie es funktionieren sollte, komplett ohne Hände und Abstützen aufzustehen. Um ehrlich zu sein, habe ich mir erst Videos ansehen müssen, um den korrekten Bewegungsablauf zu lernen, bevor ich es schließlich zum ersten Mal mit 65 kg geschafft habe, zehn Punkte zu erreichen.

Was die Kritik am BMI betrifft: Meiner Meinung nach geht diese in die komplett falsche Richtung. Es ist wahr, dass der Body Mass Index nicht zwischen Fett- und Muskelmasse differenziert, da er lediglich Gewicht und Körpergröße ins Verhältnis setzt. Allerdings stammt der BMI aus einer Zeit, in der Menschen körperlich wesentlich aktiver waren als heute. Eine Studie aus dem Jahr 2012 von Shah und Braverman hat den BMI mit einer Körperfettmessung kombiniert und herausgefunden, dass der BMI tatsächlich äußerst inakkurat ist – allerdings dann, wenn es darauf ankommt, übermäßige Fettmasse zu diagnostizieren. Von den Untersuchten, die laut BMI adipös waren, hatten lediglich 1 Prozent eine normale Körperfettmasse. Das bedeutet, dass lediglich 1 Prozent der Untersuchten so muskulös war, dass der BMI falsch lag. Nach Geschlechtern getrennt lag die Rate für Männer immerhin bei 3 Prozent, wohingegen sie bei Frauen bei 0 Prozent lag. Wenn der BMI also sagt, dass Übergewicht vorliegt, liegt mit 99-prozentiger Wahrscheinlichkeit Übergewicht vor. Und bei dem einen Prozent, bei dem es an der Muskelmasse liegt, sind die Muskeln für jeden deutlich sichtbar.

Viel interessanter allerdings ist, dass der BMI tatsächlich in zwei von fünf Fällen irrt, nämlich dann, wenn er sagt, dass *kein* Übergewicht vorliegt. Tatsächlich hatten 39 Prozent der Untersuchten, die laut BMI *nicht* übergewichtig waren, zu viel Körperfett.

Eine Analyse (Okorodudu et al., 2010) mehrerer Studien zum BMI ergab übrigens ein ähnliches Bild: Auch hier zeigte sich, dass der BMI in 97 Prozent der Fälle korrekt Adipositas diagnostiziert, jedoch in etwa der Hälfte der Fälle Normalgewicht attestiert, obwohl die Person zu viel Fettmasse hatte.

Eine finnische Studie (Männistö, 2014) fand, dass 34 Prozent der Männer und 45 Prozent der Frauen trotz normalem BMI laut Körperfettwert adipös waren. Das Schwierige an den BMI-Körperfett-Vergleichen ist übrigens, dass die Körperfetttabellen meist nur zwischen den Kategorien Normal und Fettleibig unterscheiden und die leicht Übergewichtigen meist noch der Normal-Kategorie zugeordnet werden. Die Quote derer, die zwar einen normalen BMI, aber »leicht erhöhtes Körperfett« haben, dürfte also oftmals noch höher sein.

Eine deutsche Studie von Hauner et al. (2008) untersuchte das Vorkommen von Adipositas laut BMI und Taillenumfang und kam zu einem ähnlich drastischen Ergebnis: Während laut BMI *nur* etwa ein Viertel der Deutschen adipös war, klassifizierte der hohe Bauchumfang etwa 40 Prozent als adipös. Frauen waren hierbei häufiger laut Taillenumfang adipös, Männer eher laut BMI. Der Bauchumfang ist zur Körperfettbestimmung insofern geeignet, als dass auch sehr trainierte und durch hohen Muskelanteil schwere Menschen dennoch einen geringen Bauchumfang haben. Die Ergebnisse dieser Studie weisen also ebenfalls darauf hin, dass der BMI in unserer Gesellschaft eher den Anteil der Übergewichtigen und Adipösen deutlich *unter*schätzt, als dass er massenweise muskulöse Menschen zu streng beurteilt.

Darüber hinaus stellten Pellegrinelli et al. 2015 fest, dass Fettgewebe Entzündungen und Zerstörung in Muskelzellen verursacht, also effektiv zum Abbau von Muskelmasse führt. Das bedeutet, dass zwar die Muskelmasse insgesamt aufgrund der Mehrbelastung mitwächst, wenn die Körpermasse steigt, aber dieses Wachstum wieder teilweise aufgehoben wird durch den Schaden, den die Fettmasse aktiv anrichtet. Relativ gesehen, werden wir also mit steigender Körpermasse eher schwächer. Noch gravierender ist dieser Effekt bei Menschen mit geringem Körpergewicht und übermäßiger Fettmasse.

Solange es sich also nicht um Bodybuilder handelt, gilt: Wenn der BMI im übergewichtigen oder gar adipösen Bereich liegt, bedeutet das ziemlich sicher, dass zu viel Fettgewebe am Körper ist. Bei einem BMI im grünen Bereich kann trotzdem zu viel Fett am Hintern sitzen.

So schädlich ist Übergewicht gar nicht!

Das ist die Fettlogik, die mir am häufigsten begegnet, an die ich selbst auch jahrelang geglaubt habe (glauben *wollte*) und die ich im Nachhinein am meisten bereue. Ich war immer der Meinung, eine rationale Entscheidung bezüglich meines Gewichts gefällt zu haben (»Ich esse zu gerne, weniger zu wiegen ist mir einfach die nötigen Einschränkungen nicht wert«). Dabei erlag ich gleich zwei Fehleinschätzungen: dass es furchtbar schwierig ist, Normalgewicht zu erreichen und zu halten, dass es darüber hinaus aber gar nicht so wahnsinnig viele Vorteile bringt. Mittlerweile behaupte ich jederzeit das Gegenteil.

Ich respektiere es, wenn jemand für sich entscheidet, dass er andere Prioritäten hat und zufrieden mit Übergewicht oder Adipositas ist. Nur weil man etwas ändern *kann*, heißt das ja nicht, dass man es deshalb auch ändern *muss*. Ich finde es allerdings wichtig, eine informierte Entscheidung zu treffen und sich nichts vorzumachen oder vormachen zu lassen. Sonst denkt man sich im Nachhinein: Hätte ich die Fakten richtig angeschaut, hätte ich mich anders entschieden.

Also präsentiere ich in den folgenden Kapiteln die Ergebnisse meiner Recherche zu den Konsequenzen von Übergewicht. Ich erhielt des Öfteren die Rückmeldung, der medizinische Abschnitt, besonders der Teil über die einzelnen Erkrankungen, sei anstrengend zu lesen, was sicher der Wahrheit entspricht. Ich fand und finde es dennoch wichtig, diesen eher trockenen Teil so ausführlich zu behandeln, um klarzumachen, dass es eben nicht darum geht, ob ein Hintern in Größe 36 oder

Größe 42 besser aussieht, sondern darum, was sich in unserem Körper abspielt und wie Übergewicht unmittelbar unsere Lebensqualität beeinflusst. Ich empfehle daher, die kommenden Abschnitte zumindest zu überfliegen, denn obwohl Sie womöglich denken, ja, ja, weiß ich alles, finden Sie sicher noch einiges, das neu für Sie ist. Zumindest ging es mir bei der Recherche so.

Aber meine Blutwerte sind super!

Mit Übergewicht verhält es sich ähnlich wie mit dem Rauchen: Nach der ersten Zigarette wuchern nicht gleich die Tumore. Bei jemandem, der von Natur aus für Lungenprobleme anfällig ist, dauert es vielleicht nur fünf Jahre. Ein anderer mag hingegen fünfzig Jahre kontinuierlicher Schädigung wegstecken. Aber nur weil der Schaden nicht sofort sichtbar wird, heißt das nicht, es gäbe keinen. Eine relativ aktuelle Analyse aus dem Jahr 2013 untersuchte die Langzeitkonsequenzen von Übergewicht mit der zentralen Frage, was mit den sogenannten »gesunden Übergewichtigen« ist. Ein Vergleich zwischen gesunden Normalgewichtigen und gesunden Adipösen ergab, dass, auf zehn Jahre gesehen, das Risiko der Adipösen, zu sterben oder Herz-Kreislauf-Erkrankungen zu entwickeln, signifikant höher lag. Die Studie kommt zu dem Ergebnis, dass »gesundes Übergewicht« ein Mythos ist (Kramer et al., 2013).

Auch eine neue Studie von Bell et al. (2015) bestätigte dies. Sie folgten vermeintlich gesunden Adipösen zwanzig Jahre lang, und über die Hälfte von ihnen wurden im Laufe der Zeit zu ungesunden Adipösen. Im Vergleich zu den gesunden Normalgewichtigen war ihr Krankheitsrisiko um das Achtfache erhöht.

Zu ähnlichen Ergebnissen kam eine koreanische Studie mit 15 000 Probanden: Auch bei den Adipösen mit normalen Laborwerten wurden häufiger verkalkte Arterien gefunden, was zu einem höheren Risiko von Herz-Kreislauf-Erkrankungen führt (Chang et al., 2014).

Auch in der Studie von Appleton et al. (2013) zeigte sich, dass

»gesunde Adipöse« gegenüber gesunden Normalgewichtigen ein mehr als doppelt so hohes Risiko hatten, in den nächsten fünf bis zehn Jahren schlechte Blutwerte oder Diabetes zu bekommen.

Dazu sei gesagt, dass dies bereits eine gewisse Selektion ist, da die gesündesten Übergewichtigen untersucht und mit den gesunden Normalgewichtigen verglichen wurden. Allerdings befinden sich in der Gruppe der Übergewichtigen und Adipösen bereits von vornherein mehr Menschen mit Risikofaktoren wie Bluthochdruck oder hohen Cholesterinwerten – dies zeigt lediglich, dass auch Menschen mit Blutwerten im Normalbereich aufgrund ihrer Extrafettpolster dennoch ein höheres Risiko haben, krank zu werden oder zu sterben. Dem Rest geht es schlechter.

Was ist mit übergewichtigen Athleten?

Wenn über die Gesundheitsrisiken von Übergewicht gesprochen wird, wird häufig auf Sportler verwiesen, die trotz ihrer hohen Körpermasse fit sind, etwa Sumo-Ringer oder Football-Spieler. Sportler gelten als der Inbegriff von Gesundheit, und tatsächlich haben professionelle Athleten grundsätzlich eine erhöhte Lebenserwartung und ein verringertes Risiko von Herz-Kreislauf-Erkrankungen. Laut einer Untersuchung von Sarna et al. (1993) leben Ausdauersportler im Schnitt über fünfeinhalb Jahre länger, Mannschaftssportler etwa vier Jahre länger und Kraftsportler etwa anderthalb Jahre länger als der Durchschnitt. Auch Clarke et al. (2012) kamen in ihrer Analyse mehrerer Studien zu dem Ergebnis, dass Olympia-Teilnehmer im Schnitt fast drei Jahre länger leben.

Wenn es also schwer Übergewichtige gibt, die gleichzeitig professionelle Sportler sind, dann kann Übergewicht nicht automatisch gesundheitsschädlich sein, oder? Leider doch. Die höhere Lebenserwartung gilt nämlich nicht für Sportler, die adipös sind. Bei Football-Spielern mit einem BMI über 30 war beispielsweise laut CDC das Risiko, an einem Herzinfarkt zu sterben, verdoppelt, und die schweren *Linemen* starben im Schnitt fünfundzwanzig Jahre früher als die Durchschnittsbevölkerung. Zudem zeigten Hurst et al. (2010) in einer Studie mit fünfzigjährigen Ex-Linemen, dass diese dasselbe stark erhöhte Risiko für Herz-Kreislauf-Erkrankungen und das metabolische Syndrom hatten wie andere Adipöse.

Auch Sumo-Ringer haben eine deutlich verkürzte Lebensdauer gegenüber der Normalbevölkerung, und die Sterblichkeit ist umso stärker erhöht, je höher die BMI-Klasse ist (Hoshi & Inaba, 1995).

Hier wird klar, dass nicht einmal der große Schutzfaktor der körperlichen Aktivität, die bei anderen Athleten das Leben deutlich verlängert, in der Lage ist, die gesundheitsschädliche Wirkung der erhöhten Fettmasse zu kompensieren. Trotz der relativen Fitness der adipösen Athleten belastet ihre Körpermasse den Körper und besonders dabei das Herz-Kreislauf-System enorm.

Leichtes Übergewicht ist sogar gesünder als Normalgewicht!

Dieser Mythos wird immer wieder aufs Neue gefüttert, weil in einigen Studien, wie etwa von Flegal et al. (2013), die Sterberate bei den »leicht übergewichtigen« Menschen (BMI 25 bis 29,9) niedriger lag als bei den Normalgewichtigen (BMI 18,5 bis 24,9). Dabei wurden allerdings zwei Faktoren nicht kontrolliert: Erstens haben Raucher im Schnitt ein geringeres Gewicht als Nichtraucher, womit in der Gruppe der Normalgewichtigen mehr Raucher waren (und damit höheres Sterberisiko durch Rauchen), und zweitens nehmen viele Menschen im Verlauf einer schweren Erkrankung stark ab und sterben mit einem Gewicht im Normalbereich, obwohl sie als Übergewichtige erkrankt sind.

Ein solches Beispiel ist meine Großmutter: schwere Adipositas, Schlaganfall, jahrelange Bettlägerigkeit mit starkem Gewichtsverlust und schließlich Tod mit Normalgewicht. Gerade solche Erkrankungen, also Herz-Kreislauf-Erkrankungen, Krebs und Schlaganfall, die mit Adipositas in Zusammenhang stehen, führen oft zu starker Gewichtsabnahme vor dem Tod. Wenn solche Menschen, also diejenigen, die wegen Krankheit oder Nikotinkonsum weniger wiegen, vermehrt in der Gruppe der Normalgewichtigen auftauchen, verfälscht das natürlich das Ergebnis.

Kontrolliert man diese Faktoren, sieht das Ergebnis ganz anders aus. Dann ist auch bereits leichtes Übergewicht nicht mehr gesünder, sondern schädlicher als Normalgewicht. Natürlich nicht im gleichen Ausmaß wie Adipositas, aber dennoch ungesund. Adams et al. untersuchten 2006 die Frage, ob »leichtes Übergewicht« schädlich ist, und kontrollierten dabei Faktoren wie chronische Krankheiten und Rauchen. Ihrer Analyse zufolge erhöhte sich das Sterberisiko für leicht Übergewichtige bereits um 20 bis 40 Prozent, wohingegen es bei Adipösen um 200 bis 300 Prozent erhöht war. Wie sich eindrücklich zeigt, ist also auch leichtes Übergewicht bereits ein Risiko.

Eine Studie aus dem Jahr 2010 mit fast 1,5 Millionen Menschen wurde von Berrington de Gonzalez et al. durchgeführt und ergab ebenfalls das geringste Sterberisiko für Menschen mit BMI zwischen 20 und 24,9. Im untergewichtigen Bereich (BMI 15 bis 18,4) war das Sterberisiko mit einer 47-prozentigen Erhöhung ähnlich hoch wie im Bereich der leichten Adipositas (BMI 30 bis 34,9). Schwere Adipositas ging bereits mit einem 151 Prozent höheren Todesrisiko einher.

Calle et al. (1999) fanden das niedrigste Sterberisiko für nicht rauchende, gesunde Männer im BMI-Bereich zwischen 22 und 26,4 und bei Frauen im Bereich zwischen 20,5 und 24,9.

In einer Studie von Manson (1995) ergab sich für Frauen, die weder jemals geraucht noch aufgrund einer Erkrankung ein geringes Gewicht hatten, das geringste Sterberisiko bei einem BMI unter 19. Ein BMI von 19 bis 25 brachte bereits eine 20-prozentige Erhöhung des Sterberisikos, ein BMI von 25 bis 27 erhöhte das Risiko um 30 Prozent und ein BMI zwischen 27 und 29 um 60 Prozent. Im Bereich der Adipositas war das Sterberisiko schließlich um 120 Prozent erhöht. Das Risiko eines Herz-Kreislauf-Todes war für adipöse Frauen sogar um 310 Prozent erhöht gegenüber den Frauen mit BMI unter 19.

Der Epidemiologe Kaaks gibt 2012 in einem Interview mit dem Wochenblatt *DIE ZEIT* an, dass bereits ein BMI im oberen Normalbereich ein weit höheres Krebsrisiko bedeutet als ein BMI im unteren Normalgewichtsbereich. Das steht vermutlich in Zusammenhang mit der bereits besprochenen BMI-Problematik, nach der der BMI in der

Hälfte der Fälle ein unbedenkliches Gewicht anzeigt, während der Körperfettanteil tatsächlich zu hoch ist.

Ich denke, der Körperfettanteil ist letztlich der entscheidendere Faktor als nur der BMI. In großen Studien wie den oben genannten oder den später noch zitierten Studien zu einzelnen Erkrankungen kommt meist ein niedrigerer Normal-BMI als der risikoärmste heraus. Dies liegt vermutlich daran, dass der Großteil der Gesellschaft mittlerweile sehr inaktiv ist. Erst dieses Jahr titelte der Telegraph (2015), dass die bisherigen Empfehlungen von 2,5 Stunden Sport pro Woche *unrealistisch* und *zu anspruchsvoll* seien, sodass 20 Minuten pro Woche die bessere Empfehlung sei. Eine Befragung auf dem Blog Citimarathon zeigte, dass 60 Prozent der Deutschen angaben, gar keinen Sport zu machen, und nur 20 Prozent tatsächlich regelmäßig etwas tun. Angesichts dessen ist davon auszugehen, dass der Großteil der Bevölkerung eher wenig Muskelmasse hat, sodass die Wahrscheinlichkeit von zu viel Körperfett mit höherem BMI ansteigt, selbst wenn dieser noch im normalen Bereich liegt. Wie bereits bezüglich des BMI festgestellt, ist der durch Muskelmasse Übergewichtige die absolute Ausnahme, während weit mehr Menschen nur wegen zu geringer Muskelmasse normalgewichtig sind. Wer also als durchschnittlicher Mensch eher inaktiv ist und keinen oder wenig Sport treibt, dürfte am unteren Ende des BMIs die besten Aussichten auf einen guten Körperfettwert mit geringem Gesundheitsrisiko haben. Wer Sport treibt und einigermaßen muskulös ist, kann dagegen auch im mittleren und oberen Normalgewichtsbereich oder, bei wirklich viel Kraftsport, sogar im leichten Übergewichtsbereich noch einen gesunden Körperfettwert haben.

Insgesamt ist die Lage jedoch recht eindeutig: Ein geringer Körperfettwert ist der gesündeste, und wer nicht gerade Bodybuilder ist, für den ist Normalgewicht deutlich gesünder als leichtes Übergewicht.

Nur weil Übergewicht mit Krankheiten zusammenhängt, muss das nicht bedeuten, dass sie dadurch verursacht werden!

Tatsächlich gab es wohl Hinweise darauf, dass bestimmte, mit Adipositas assoziierte Gene auch das Risiko erhöhen könnten, an Diabetes zu erkranken. Neuere Forschung unter Einbeziehen des tatsächlichen BMIs ergab jedoch, dass diese Verbindung nur bei Übergewicht entstand. Normalgewichtige Genträger hatten kein höheres Diabetesrisiko (Sandholt et. al., 2012). Wie bereits im Kapitel zum Thema Genetik erklärt, machen es die Gene lediglich wahrscheinlicher, dass wir mit unserem *Verhalten* bestimmte Bedingungen schaffen, aber in letzter Konsequenz steuern wir unser Verhalten selbst. Wir werden nicht durch unsere Gene gelenkt wie Puppen von einem Puppenspieler.

Es gibt mittlerweile eine breite Masse an Studien mit Menschen, bei denen sich durch Gewichtsverlust übergewichtsassoziierte Krankheiten stark verbesserten oder nach der Gewichtsreduktion sogar komplett verschwunden waren. Dhabuwala et al. (2000) etwa fanden unter Patienten, die von schwerer morbider Adipositas auf einen leicht übergewichtigen BMI abgenommen hatten, nach zwei Jahren starke Verbesserungen bei den Blutdruckwerten. Von zweiundvierzig wegen Bluthochdruck medikamentös behandelten Patienten konnten achtzehn die Medikamente komplett absetzen. Von den vierunddreißig Asthmatikern konnte die Hälfte ebenfalls vollständig auf die

Medikamente verzichten, und elf von zwölf Patienten mit Schlafapnoe konnten diese komplett heilen. Über weitere Studien zur Verbesserung diverser Erkrankungen durch Gewichtsverlust berichte ich später im Zusammenhang mit einzelnen Erkrankungen.

Insgesamt ist die Forschungslage hier sehr eindeutig. Die Tatsache, dass mit Übergewicht assoziierte Erkrankungen durch das Abbauen des Übergewichts tatsächlich verbessert oder geheilt werden, zeigt, dass eben Übergewicht der entscheidende Faktor für die Erkrankung ist und nicht Zufälle oder genetische Veranlagungen.

Auch das Argument, dass das Abnehmen möglicherweise nicht der Grund für die Verbesserung ist, sondern der Umstand, dass der Patient sich gesünder ernährt oder mehr Sport treibt, konnte widerlegt werden. Wood et al. (1988) ließen Menschen über ein Jahr hinweg auf verschiedene Art abnehmen. Die einen sollten ihre Kalorien reduzieren, möglichst jedoch ohne ihre Ernährung generell umzustellen. Die anderen sollten ihre Ernährung gar nicht ändern und mit Sport beginnen. In beiden Gruppen kam es zu einem vergleichbaren Fettverlust, und beide Gruppen konnten vergleichbare Verbesserungen ihrer Blutwerte erreichen. Diejenigen, die mit Sport abgenommen hatten, erfreuten sich nicht an größeren Verbesserungen als diejenigen, die lediglich ihre Nahrungszufuhr reduziert hatten. Der Lebensstil hatte sich nicht geändert, bis auf die Gewichtsreduktion.

Dünne Leute können genauso krank werden!

Dieses Herunterspielen des Risikofaktors gibt es wohl bei allen als ungesund verschrienen Verhaltensweisen wie Rauchen oder Alkohol- bzw. Drogenkonsum – und wie ich bereits erwähnte, habe auch ich mir das lange genug eingeredet. Einen oder mehrere Risikofaktoren zu haben, bedeutet natürlich nicht, dass man auf jeden Fall betroffen sein muss, allerdings steigt eben das Risiko – besonders dann, wenn es bereits aus anderen Gründen erhöht ist.

Menschen sind unterschiedlich konstituiert und weisen verschie-

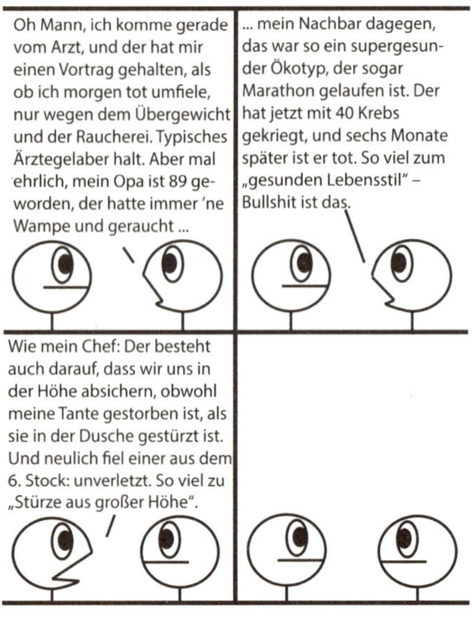
Oh Mann, ich komme gerade vom Arzt, und der hat mir einen Vortrag gehalten, als ob ich morgen tot umfiele, nur wegen dem Übergewicht und der Raucherei. Typisches Ärztegelaber halt. Aber mal ehrlich, mein Opa ist 89 geworden, der hatte immer 'ne Wampe und geraucht ...
... mein Nachbar dagegen, das war so ein supergesunder Ökotyp, der sogar Marathon gelaufen ist. Der hat jetzt mit 40 Krebs gekriegt, und sechs Monate später ist er tot. So viel zum „gesunden Lebensstil" – Bullshit ist das.
Wie mein Chef: Der besteht auch darauf, dass wir uns in der Höhe absichern, obwohl meine Tante gestorben ist, als sie in der Dusche gestürzt ist. Und neulich fiel einer aus dem 6. Stock: unverletzt. So viel zu „Stürze aus großer Höhe".

dene Schwachstellen auf. Ich bekomme beispielsweise sehr schnell Harnwegsinfekte, weil mein Harnweg offenbar etwas ungünstig geknickt ist. Mit dem Hintern auf kaltem Untergrund zu sitzen ist immer ein Risiko für Harnwegsinfektionen, allerdings reichen bei mir eben fünf Minuten, wo andere erst nach fünf Stunden Probleme bekommen. Natürlich könnte jetzt jemand kommen, der häufig auf kaltem Boden sitzt, und sagen: »Ich sitze oft auf kaltem Boden und habe nie Harnwegsinfekte, aber Nadja sitzt nur ganz selten auf kaltem Boden und dann auch höchstens fünf Minuten, und sie kriegt dauernd Harnwegsinfektionen. Offensichtlich hat der kalte Boden gar nichts damit zu tun. Oder es wäre sogar besser, Nadja würde es so wie ich machen und viel öfter auf kaltem Boden sitzen.«

Wer genetisch zu bestimmten Problemen veranlagt ist, etwa weil bereits die Eltern und Großeltern Diabetes oder Herzprobleme hatten, oder wer beispielsweise durch Verletzungen zu Gelenkproblemen neigt, wird umso schneller die Konsequenzen einer permanenten Überlastung des Systems durch Übergewicht spüren.

Eine Studie von Grover et al. aus 2014 vergleicht Gesundheit und Lebenserwartung der Menschen in verschiedenen Gewichtskategorien. Interessant ist dabei, dass nicht nur die verlorenen Lebensjahre gezählt wurden, sondern auch die verlorenen *gesunden* Jahre, also gewissermaßen die Lebensqualität. Die Ergebnisse beziehen sich lediglich auf die größten Risikofaktoren, nämlich Diabetes und Herz-Kreislauf-Erkrankungen. Der Studie zufolge verlieren leicht Übergewichtige bis zu 2,7 Lebensjahre und 6,3 gesunde Jahre, wenn sie bereits als junge Erwachsene übergewichtig sind. Bei Adipositas steigt der Lebenszeitverlust schon auf bis zu 5,9 Jahre, der Verlust gesunder Lebensjahre auf bis zu 14,6 Jahre. Im schwer adipösen Zustand schließlich tritt der Tod bis zu 8,4 Jahre früher ein, und es gehen im Schnitt bis zu 19,1 gesunde Jahre verloren.

Ginge es nur um den Zeitpunkt des Sterbens, könnte man ja sagen: »Dann sterbe ich eben fünf Jahre früher, aber wenigstens habe ich mein Leben genossen!« Wenn die letzten Lebensjahrzehnte jedoch von chronischen Schmerzen und Bettlägerigkeit geprägt sind, was oftmals auch mit permanenter Pflegebedürftigkeit einhergehen kann, ist es mit dem Genuss nicht mehr weit her.

Ich persönlich hasse es, andere um Hilfe zu bitten oder Dinge nicht selbst erledigen zu können, daher muss ich zugeben, dass der Verlust an gesunden Jahren für mich ein wesentlich überzeugenderes Argument war als »nur« die Aussicht, vielleicht einige Jahre früher zu sterben. Ich habe beruflich mit Schmerzpatienten und chronisch Kranken gearbeitet und weiß, wie sehr es die Lebensqualität beeinträchtigen kann, chronisch krank zu sein, insbesondere wenn die Krankheit voranschreitet.

Im Übrigen habe ich mit meinem: »Dann sterbe ich eben fünf Jahre früher« noch weit untertrieben, denn ich war mit meinen 150 Kilo bereits bei einem BMI von 50. Einer neuen Studie zufolge (Kitahara et al., 2014) raubt extremes Übergewicht bereits bis zu 13,7 Lebensjahre und ist damit tödlicher als Rauchen.

Wer sagt denn, dass es wirklich das Übergewicht ist, das krank macht?

Viele Menschen argumentieren, dass es möglicherweise gar nicht das Gewicht selbst ist, das krank macht, sondern dass es oft durch einen ungesunden Lebensstil erworben wurde. Sie glauben durchaus, dass Übergewicht mit Gesundheitsrisiken einhergeht, vermuten aber, dass dies nur für »Klischeedicke« gilt und nicht für Übergewichtige, die aktiv sind und sich gesund ernähren. Das ist etwas, das ich ebenfalls geglaubt habe. Ich dachte, weil ich kein Fastfood und kein fettiges Fleisch esse, viel selbst koche und viel Obst und Gemüse esse, gehöre ich zu den Ausnahmefällen.

Viele Menschen überschätzen, wie viel man essen muss, um (so stark) übergewichtig zu werden. Ich habe im Schnitt etwa 1 kg im Monat zugenommen, was etwa 200 kcal täglich entspricht. Natürlich war bei 150 kg mein Bedarf bereits sehr hoch, rund 2700 kcal pro Tag. Das entspricht gleichzeitig auch etwa dem, was ein größerer Mann benötigt, der körperlich arbeitet oder etwas Sport treibt. Um ein so hohes Gewicht zu bekommen (oder zu halten), muss man keineswegs vierundzwanzig Stunden am Tag ununterbrochen Essen in sich hineinstopfen. Wenn man bedenkt, dass ein Löffel Öl schon über 100 kcal hat oder eine Packung Studentenfutter auf 1000 kcal kommt, reicht es bereits, wenn man mehrere kleinere Exzesse pro Tag einlegt, die man womöglich gar nicht als solche wahrnimmt.

Ich denke übrigens, dass diese Fehlvorstellung über das Essverhalten (sehr) dicker Menschen dazu führt, dass sich viele als Ausnahmefall sehen und sagen: »Bei *mir* muss etwas nicht stimmen, denn ich esse überhaupt nicht wie der typische Dicke!« Tatsächlich isst kaum ein Dicker wie der typische Dicke.

Wenn man mich beobachtet hätte, wie ich morgens ein Kürbiskernbrötchen mit Käse (etwa 400 kcal), mittags einen meiner bereits erwähnten Salate (etwa 1500 kcal) und über den Tag verteilt eine Packung Studentenfutter (etwa 1000 kcal) esse, würden wohl die wenigsten sagen, dass mein Essverhalten besonders extrem war. Viele hätten wohl sogar den Eindruck, die tägliche Nahrung wäre gar nicht so viel gewesen und dazu gesund mit Körnerbrötchen, Salat und Nüssen.

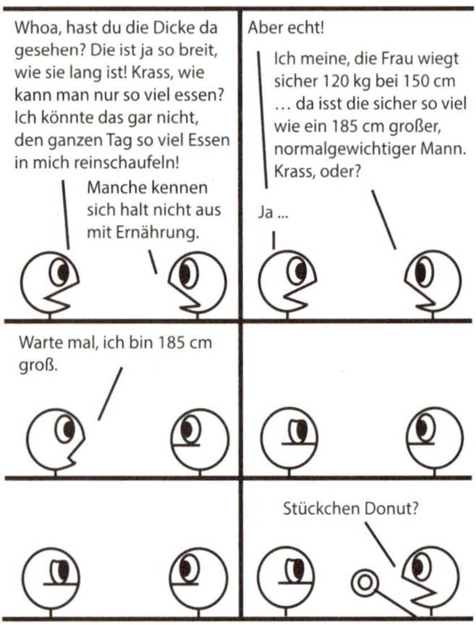

Whoa, hast du die Dicke da gesehen? Die ist ja so breit, wie sie lang ist! Krass, wie kann man nur so viel essen? Ich könnte das gar nicht, den ganzen Tag so viel Essen in mich reinschaufeln!
Manche kennen sich halt nicht aus mit Ernährung.
Aber echt!
Ich meine, die Frau wiegt sicher 120 kg bei 150 cm … da isst die sicher so viel wie ein 185 cm großer, normalgewichtiger Mann. Krass, oder?
Ja …
Warte mal, ich bin 185 cm groß.
Stückchen Donut?

Sobald man sich mit Fettgewebe und seinen Auswirkungen beschäftigt, klärt sich allerdings die Wahrnehmung.

Bevor ich zu dem Thema gezielt recherchiert habe, war ich der Meinung, Fettgewebe wäre lediglich ein Energiespeicher, der sozusagen »angehängt« wird. Mittlerweile weiß ich, dass Fettgewebe ein Organ ist, das unter anderem Sexualhormone produziert. Das ist auch ein Grund dafür, dass sowohl bei Frauen mit Untergewicht als auch bei Frauen mit Übergewicht Zyklusprobleme auftreten können, weil entweder zu viel oder zu wenig Hormone produziert werden. Ein gewisses Maß an Fettgewebe im Körper ist also nicht nur nötig, um Reserven für Notzeiten zu speichern, sondern auch, damit der Körper normal funktioniert. Gleichzeitig besteht die Fettmasse aus Zellen, die immer wieder absterben und erneuert werden. Die sterbenden Zellen werden als Fremdkörper erkannt und führen zu Entzündungen im Körper. Diese Entzündungen haben wiederum Einfluss auf andere Systeme und Krankheiten wie Diabetes oder Gelenkentzündungen.

Das Fettgewebe lagert sich außerdem *an* und *in* Organen wie Herz oder Leber ab und beeinträchtigt diese in ihrer Funktion. Durch die Ablagerungen vergrößern sich die betroffenen Organe und quetschen wiederum andere Organe zur Seite. Ein vergrößertes Herz beispielsweise schiebt die Lungen nach außen, und obwohl die Rippen sich ebenfalls weiten, können sich die Lungenflügel nicht mehr so weit ausdehnen, wie sie es bei einer normalgewichtigen Person tun. Einerseits braucht der übergewichtige Körper mehr Sauerstoff, um all das zusätzliche Gewebe versorgen zu können, andererseits ist die Lunge in ihrer Funktion beeinträchtigt. Das führt zu einer Unterversorgung und insgesamt weniger Energie, rascherer Erschöpfung und Müdigkeit.

Dazu kommt, dass die Körpermasse höher ist und damit alle Organe mehr leisten müssen, um alles mit Blut und Nährstoffen zu versorgen. Das Herz vergrößert sich also nicht nur durch das angelagerte Fett, sondern muss auch wesentlich mehr leisten und mehr pumpen, was zu schnellerem Verschleiß führt.

Rein physikalisch steigt durch das erhöhte Gewicht natürlich auch der Druck auf die Gelenke, und auch hier kommt es zu erhöhtem Verschleiß. In Kombination mit den erhöhten Entzündungswerten kann dieser Verschleiß das Risiko für Gelenkbeschwerden stark erhöhen.

Ab einer gewissen Körpermasse und abhängig von der Fettverteilung kann das Fett auch von außen drücken, etwa beim Liegen. Hierbei übt das Fett am Oberkörper Druck auf Lunge und Atemwege aus, was das Atmen in dieser Position erheblich erschwert.

Das Risiko für Hautprobleme ist nicht nur durch die fehlerhafte Hormonproduktion vergrößert, sondern auch dadurch, dass es mehr Stellen an der Haut gibt, die aneinander reiben, oder »Rollen« entstehen, wo sich Schweiß und Bakterien bilden.

Im Folgenden nochmal die wichtigsten Erkrankungen, die in Zusammenhang mit Übergewicht stehen:

Diabetes

Die vom Fettgewebe (im Bauchraum) verursachten Entzündungen zerstören Zellen und sorgen dafür, dass der Körper weniger gut auf Insulin reagiert und es nicht schafft, alle Kohlenhydrate im Blut zu verarbeiten. Der Blutzucker ist damit permanent erhöht und verursacht Schäden in anderen Körperbereichen, beispielsweise zerstört er die Nerven in den Extremitäten oder die Sehnerven. Mitte des Jahres 2014 schrieb der Facharzt Max Pemberton, er würde lieber an Aids als an Diabetes erkranken, da, entgegen der generellen Meinung, HIV sehr gut behandelbar sei und aus medizinischer Sicht nicht mehr zu reduzierter Lebensqualität oder frühzeitigem Tod führe. Diabetes hingegen, das oft nur als »kleines Ärgernis« wahrgenommen werde, führe nicht nur zu einem massiv erhöhten Risiko für Schlaganfall und Herzinfarkt, Nierenschäden, Blindheit und Beinamputationen, sondern reduziere darüber hinaus die Lebenserwartung um bis zu zehn Jahre.

2015 veröffentlichten Menke et al. eine Untersuchung, der zufolge in den USA bereits die Hälfte der Bevölkerung mindestens unter Prädiabetes leidet und 12 bis 14 Prozent sogar das volle Krankheitsbild der Diabetes aufweisen. In Deutschland sind die Zahlen derzeit noch nicht so hoch, sondern liegen Stock et al. (2005) zufolge bei etwa 6,5 Prozent. Eine Untersuchung von Rathmann et al. (2003) ergab jedoch, dass unter den Fünfundfünfzig- bis Vierundsiebzigjährigen bereits 40 Prozent der Untersuchten erhöhte Blutzuckerwerte oder Diabetes aufweisen und davon die Hälfte unerkannt bleibt. Es ist also von einer hohen Dunkelziffer auszugehen. In der Untersuchung von Menke et al. (2015) wurde darüber hinaus nach BMI aufgeschlüsselt, und hierbei lag die Diabetesquote für Normalgewichtige bei etwa einem von zwanzig, während unter den Adipösen bereits einer von fünf erkrankt war.

In einer Langzeitstudie (Graham et al., 1995) wurden über 100 000 Frauen über vierzehn Jahre lang beobachtet. Es stellte sich heraus, dass der BMI der Hauptfaktor für das Auftreten von Diabetes war. Das Risiko wurde mit steigendem BMI größer, und sogar Frauen am oberen Normalgewicht (BMI um die 24) hatten ein erhöhtes Risiko.

Im Vergleich zu Frauen mit stabilem Gewicht war das Risiko, an Diabetes zu erkranken, um 90 Prozent erhöht, wenn zwischen 5 und 8 Kilo zugenommen wurde. Für Frauen, die zwischen 8 und 11 Kilo zugenommen hatten, war es um 270 Prozent erhöht. Wenn mehr als 5 Kilo abgenommen wurde, verringerte sich das Risiko dagegen um die Hälfte.

Eine Analyse (Guh et al., 2009) von neunundachtzig Studien ergab, dass adipöse Männer im Vergleich zu normalgewichtigen Männern ein ca. sechsfach erhöhtes Diabetesrisiko haben. Bei adipösen Frauen ist es sogar um ein Zwölffaches erhöht.

Aber es geht nicht nur um Erwachsene: Obwohl Diabetes Typ 2 früher auch als »Altersdiabetes« bekannt war, ist nun, dank der steigenden Adipositasraten unter Kindern und Jugendlichen, auch diese Altersgruppe betroffen. Gemäß einer Studie der Pediatric Academic Society hat sich die Diabetesrate unter Kindern um 30 Prozent erhöht. Fast eines unter 2000 Kindern hat bereits Diabetes Typ 2. Erst unlängst ging die Nachricht durch die Medien, dass in Texas ein dreieinhalb Jahre altes, adipöses Kleinkind mit Diabetes Typ 2 diagnostiziert wurde (Medicaldaily, 2015).

Mittlerweile gibt es viele Studien, die zeigen, dass Diabetes Typ 2 durch Gewichtsreduktion verhindert oder stark reduziert werden kann. Eine Forschergruppe verglich beispielsweise 2009 in einem fast dreijährigen Untersuchungszeitraum die Effekte einer intensiven Lebensstiländerung mit Gewichtsreduktion gegenüber einer medikamentösen Behandlung und einer mit Placebo. Gegen das Placebo brachte das Medikament eine 31-prozentige Reduktion des Diabetesrisikos, wohingegen die Lebensstiländerung das Risiko um ganze 58 Prozent reduzierte. Auch nach zehn Jahren zeigte die Lebensstil-Gruppe die besten Ergebnisse, obwohl ein Teil des reduzierten Gewichts wieder da war.

Offenbar bringt bereits ein Gewichtsverlust von 10 Prozent des Körpergewichts äußerst positive Effekte in der Behandlung von Diabetes, anderen Krankheiten und der Erhöhung der Lebenszeit (Goldstein, 1992).

Das *Diabetes Prevention Programm* empfiehlt einen Gewichtsverlust von 5 bis 7 Prozent des Körpergewichts und hundertfünfzig Minuten moderate Bewegung wie etwa Walken pro Woche zur Prävention von Diabetes.

Herz-Kreislauf-Erkrankungen

Wenn das Herz eine größere Körpermasse zu versorgen hat, muss es sich selbst vergrößern, um diese Mehrleistung erbringen zu können.

Die Vergrößerung der Herzkammern geht zu Lasten ihrer Fähigkeit, sich zusammenzuziehen. Mit der Zeit kann dies dazu führen, dass das Blut nicht mehr vollständig aus den Kammern gepumpt wird und also immer etwas zurückbleibt. Das Mehr an Blut, welches durch das größere Herz gepumpt wird, führt dazu, dass der Druck in den Blutgefäßen steigt, der Blutdruck sich also erhöht.

Gleichzeitig können durch das Fettgewebe die Nieren geschädigt werden, die ebenfalls bei der Regulierung des Blutdrucks helfen. Der hohe Blutdruck selbst verursacht meist keine Symptome, kann aber auf Dauer das Herz-Kreislauf-System schädigen.

In einer aktuellen Studie (Pesheva, 2014) wurden die Blutwerte von 9500 gesunden Männern und Frauen getestet. Untersucht wurde dabei auf das Enzym Troponin T, das von verletzten Herzmuskelzellen freigesetzt wird. Unter den Testpersonen waren die Enzymwerte mit steigendem BMI proportional immer höher. In den folgenden zwölf Jahren entwickelten fast 10 Prozent der Untersuchten Herzprobleme. Das Risiko der schwer Adipösen mit BMI über 35 war dabei fast verdoppelt. Je 5 BMI-Punkte stieg das Risiko um etwa 32 Prozent an.

Reis und Kollegen berichten in einem Interview mit dem Gesundheitsservice *HealthDay* (2013) über eine dreißigjährige Langzeitstudie, die in den achtziger Jahren begann. Hierbei wurde ebenfalls das Risiko für Herzerkrankungen untersucht. Von den 3300 Teilnehmern war zu Beginn der Untersuchung keiner adipös. Am Ende der Untersuchung waren etwa 40 Prozent der Versuchspersonen adipös. Die Ergebnisse der Studie zeigen, dass jedes Jahr, das adipös verbracht wurde, sich das Risiko, an Herzproblemen zu erkranken, um 2 bis 4 Prozent erhöhte. Von den Langzeitadipösen in der Studie hatten 27 Prozent im Studienzeitraum Herzprobleme entwickelt.

In der Analyse von Guh et al. (2009) war das Risiko für Herz-Kreislauf-Erkrankungen für übergewichtige Männer um 29 Prozent erhöht, für adipöse Männer um 72 Prozent. Bei Frauen lag dieses Risiko sogar noch höher, nämlich 82 Prozent für Übergewicht und ganze 269 Prozent für Adipositas.

Ähnliche Ergebnisse verzeichnete eine schwedische Langzeitstudie, die über dreiundzwanzig Jahre lief und rund 22 000 Männer verfolgte, die zu Beginn der Studie zwischen siebenundzwanzig und einundsechzig Jahre alt waren. Das Herzinfarktrisiko war hierbei im Vergleich zu den normalgewichtigen Probanden um 24 Prozent höher für die leicht Übergewichtigen und 76 Prozent höher für die Adipösen. Wenn allerdings zur Adipositas kein einziger anderer Risikofaktor (Diabetes, erhöhte Herzrate oder Blutdruck, Rauchen, erhöhte Blutfette etc.) hinzukam, war das Risiko nur geringfügig erhöht. Das traf allerdings lediglich auf ungefähr 16 Prozent der adipösen Männer zu.

Auch in Sachen Herz-Kreislauf-Risiko werden die Vorteile einer 5-prozentigen Reduktion des Körpergewichts von Fachleuten betont, und insgesamt ist vor allem für Frauen ein geringer BMI mit dem größten Schutz vor Herzerkrankungen assoziiert (Eckel & Kraus, 1998). Hier ist erneut sichtbar, dass speziell für Frauen bereits ein oberes Normalgewicht mit zu viel Fettmasse und erhöhtem Krankheitsrisiko einhergehen kann. In einer vierzehnjährigen Studie wurden Frauen ohne vorher bestehende Herzerkrankung beobachtet. Das geringste Risiko, einen Herzinfarkt zu erleiden, hatten dabei Frauen mit BMI unter 21. Bereits mit BMI 21 bis 22,9 stieg das Risiko um 19 Prozent. In der Kategorie der Frauen mit BMI 23 bis 24,9 war das Risiko um 46 Prozent erhöht, und für die leicht übergewichtigen Frauen mit BMI 25 bis 28,9 hatte es sich verdoppelt. Lag der BMI über 29, war das Risiko um 350 Prozent höher.

Auch der Gewichtsverlauf wurde in die Untersuchung einbezogen. Ähnlich wie bei den Studien zu Diabetes zeigte sich, dass ein stabiles Gewicht mit dem geringsten Risiko verknüpft war. Für eine Gewichtszunahme von 5 bis 7.9 Kilo war das Risiko bereits um 25 Prozent erhöht. Bei 8 bis 10.9 Kilo lag es bei 64 Prozent Erhöhung, und bei einem Mehrgewicht von 11 bis 19 Kilo lag es um 92 Prozent höher. Wurde mehr als 20 Kilo zugenommen, bestand ein um 265 Prozent erhöhtes Risiko (Willet et al., 1995).

Vor allem bei Herzerkrankungen sind Fitness und regelmäßige Bewegung ein wichtiger Schutzfaktor. So konnte gezeigt werden, dass höhere Fitness mit einem geringeren Herzinfarktrisiko einhergeht – und zwar unabhängig vom BMI. Allerdings sind adipöse Männer mit höchstem Fitnesslevel in einer höheren Risikogruppe für Herzkrankheiten als normalgewichtige Männer mit geringstem Fitnesslevel (Högström et al., 2014). Das zeigt eindrücklich, dass das Herz durch höhere Körpermasse mehr belastet wird, auch wenn der Betreffende viel Sport treibt und viele Muskeln hat. Es ist die erhöhte Körpermasse an sich, die bereits Schaden anrichtet, unabhängig vom Lebensstil.

Aus persönlicher Erfahrung kann ich sagen, dass mein sehr starker Bluthochdruck sich mit viel grünem Tee und dem Absetzen der Pille zwar leicht senken ließ, aber allein die Gewichtsreduktion ohne Sport schon dazu führte, dass sich mein Blutdruck normalisierte. Bereits nach 40 Kilogramm Gewichtsverlust hatte ich keine erhöhten Werte mehr, und mittlerweile ist der Blutdruck im Idealbereich. Mein Ruhepuls lag früher um die 90 Schläge pro Minute und ist jetzt, durch Sport und Normalgewicht, auf etwa 50 Schläge pro Minute gesunken. Mein Herz muss mittlerweile wesentlich weniger leisten, um meinen Körper zu versorgen. Die Uni Göttingen gibt in ihrer Informationsbroschüre von 2005 zum Thema Bluthochdruck an, dass pro Kilogramm Gewichtsabnahme der Blutdruck im Schnitt um 2 mm Hg (Millimeter in der Quecksilbersäule, so heißt die Druckmaßeinheit) sinkt und 10 Kilogramm Abnahme somit den Wert um etwa 20 mm Hg senken.

CNN (2011) berichtet über eine Studie, in der übergewichtige Probanden, die über zwei Jahre hinweg mehr als 5,5 Kilo Gewicht verloren hatten, die Ablagerungen in ihren Arterien nicht nur am Wachsen hindern konnten, sondern sogar in der Lage waren, die Ablagerungen zu reduzieren. Unabhängig von der Ernährungsweise, mit der das Gewicht verloren wurde, konnten diejenigen mit höherem Gewichtsverlust im Anschluss eine deutlichere Senkung des Blutdrucks und gesündere Arterien verzeichnen.

Ebenfalls deutliche Verbesserungen des Zustandes der Arterien und weiterer Herz-Kreislauf-Risikofaktoren konnten die Teilnehmer einer Studie von Merino et al. (2012) in nur drei Wochen auf einer Diät mit unter 800 kcal pro Tag erzielen.

Krebs

Kurz bevor ich anfing, dieses Buches zu schreiben, ging eine aktuelle Studie der WHO durch die Medien, die verschiedene Krebsarten auf Adipositas zurückführte (Arnold et al., 2014). Weltweit sei Adipositas der Auslöser für fast eine halbe Million der jährlichen Krebsneuerkrankungen. Besonders gelte das für Uterus (62 Prozent erhöhtes Risiko je 5 BMI-Punkte mehr), Gallenblase (31 Prozent), Nieren (25 Prozent), Gebärmutterhals (10 Prozent), Schilddrüse (9 Prozent) und Leukämie (9 Prozent). Die Krebsspezialistin der Harvard Universität Jennifer Ligibel schätzt, dass Übergewicht weltweit bald die führende Ursache für Krebserkrankungen sein wird, noch vor dem Rauchen. Rauchen sei zwar auf einem individuellen Level noch krebserregender, aber Übergewicht sei mittlerweile so stark verbreitet, dass es insgesamt mehr Krebserkrankungen verursache.

Die genauen Prozesse, wie Übergewicht zur Entstehung von Krebs beiträgt, werden noch erforscht. Zum einen sind es wohl hormonelle Einflüsse, zum anderen hat auch das Fettgewebe selbst Eigenschaften, die das Tumorwachstum vereinfachen. Seo et al. (2015) fanden etwa in Tierexperimenten heraus, dass adipöses Brustgewebe dichter und härter ist und diese Eigenschaften das Wachstum von Tumoren in der Brust fördern. Gewichtsreduktion konnte einen Teil dieses Effektes wieder aufheben.

Die Analyse von Guh (2009) kam auf folgende Risikoerhöhungen durch Übergewicht:

	Frauen		**Männer**	
Krebsart	BMI 25-30	BMI 30+	BMI 25-30	BMI 30+
Brust	8 %	13 %		
Gebärmutter	53 %	222 %		
Eierstöcke	18 %	28 %		
Darm	45 %	66 %	51 %	95 %
Speiseröhre	15 %	20 %	13 %	21 %
Nieren	82 %	164 %	40 %	82 %
Pankreas	24 %	60 %	28 %	129 %
Prostata			14 %	5 %

Eine Metaanalyse von Niedermaier et al. (2015) ergab darüber hinaus, dass auch das Risiko für Gehirntumore mit dem Gewicht steigt. Übergewichtige erkranken zu 21 Prozent häufiger, und Adipöse haben sogar ein um 54 Prozent erhöhtes Risiko für einen Hirntumor.

Schlafapnoe

Bei der Schlafapnoe setzt während des Schlafens, also meist unbemerkt, die Atmung für mehrere Sekunden bis Minuten aus, was sehr gefährlich sein kann. Je nach Schweregrad kann es zu Müdigkeit, Tagschlaf, Konzentrationsproblemen oder Herzerkrankungen führen. Ursache sind unter anderem geschwächte Atemwegsmuskeln, die nicht mehr den nötigen Widerstand aufbringen, um die Atemwege offen zu halten und »zusammenfallen«. Übergewicht kann hierbei eine Ursache sein, wenn die Belastung so stark ist, dass die Muskeln nicht dagegenhalten können. Es kann die Krankheit auch verschlimmern, da es für anderweitig geschwächte Muskeln die Arbeit noch schwerer macht.

In einer älteren Studie von 1985 konnten 10 kg Gewichtsverlust die Symptomatik bei fünfzehn Patienten mit Schlafapnoe stark verbessern (Smith et al., 1985). 1991 konnten Schwartz et al. das Ergebnis bestätigen, demzufolge Gewichtsreduktion weit bessere Ergebnisse brachte als andere Methoden.

Neue Studien aus 2014, z. B. von Chirinos et al., zeigen ebenfalls die Vorteile von Gewichtsverlust gegenüber Sauerstoffzuführung: Sie wiesen 181 Versuchspersonen nach dem Zufallsprinzip einer Abnehmgruppe, einer Gruppe mit Sauerstoffmaske und einer Kombination aus beidem zu. Die Abnehmgruppen hatten hierbei die größten Verbesserungen der Folgesymptomatik wie Insulinresistenz und Blutwerte zu verzeichnen, unabhängig davon, ob diese zusätzlich Sauerstoff bekamen. Eine Sauerstoffmaske alleine brachte hingegen kaum Verbesserungen.

Zwei bekannte und gerne zitierte Studien aus Harvard (Fogel et al., 2001, 2003), die keinen Zusammenhang zwischen Adipositas und Schlafapnoe gefunden haben wollen, wurden mittlerweile übrigens zurückgezogen, da einer der Forscher, Robert B. Fogel, zugab, die Daten gefälscht zu haben.

Ich selbst litt zwar nie unter Schlafapnoe, habe jedoch die Erfahrung gemacht, dass das Schnarchen, unter dem ich mit Übergewicht litt, mittlerweile auch beim Rückenschlaf komplett verschwunden ist. Rückenschlaf war für mich ab ca. 120 kg generell nicht mehr möglich, weil ich davon Rückenschmerzen bekam, stark schnarchte und mir später auch das Brustfett die Kehle zudrückte. Inzwischen brauche ich wesentlich weniger Schlaf, um morgens erholt aufzuwachen, was eine ebenso unerwartete wie angenehme *Nebenwirkung* der Abnahme darstellte.

Arthritis/Gelenkprobleme

Der Zusammenhang zwischen Übergewicht und Gelenkproblemen ist nicht schwer zu enträtseln, da die Gelenke mechanischer Abnutzung unterliegen, die natürlich direkt beeinflusst ist durch das Gewicht, das auf ihnen lastet. Je nach Bewegung kann dies das Vielfache des Körpergewichts betragen, so ist der Druck auf das Kniegelenk beim Treppensteigen beispielsweise vervierfacht. Jedes Kilo mehr bedeutet damit 4 Kilo mehr Belastung für das Kniegelenk.

Laut Guh et al. (2009) steigt die Wahrscheinlichkeit eines Gelenkersatzes für übergewichtige Männer um 176 Prozent, für adipöse Männer sogar um 320 Prozent. Bei Frauen ist der Anstieg mit 80 Prozent bei Übergewicht und 96 Prozent bei Adipositas weniger extrem. Die Harvard Medical School verweist auf eine Studie, der zufolge unter den Adipösen über die Hälfte unter starken Knieschmerzen leiden, verglichen mit 15 Prozent der Normalgewichtigen.

2012 wurde von Gudbergsen et al. nachgewiesen, dass Gewichtsreduktion bei adipösen Patienten über sechzig mit Ostheoarthritis im Knie eine starke Verbesserung der Symptomatik erzielen kann. In einem Sechzehn-Wochen-Programm, das mit einer sehr geringen Kalorienzufuhr begann (um 500 bzw. 800 kcal pro Tag) und mit 1200 kcal weitergeführt wurde, konnte eine bedeutende Gewichtsreduktion von über 10 Prozent des Ursprungsgewichts erreicht werden, die zu Schmerzreduktion und Verbesserung der Alltagsfunktion führte.

Wie ich bereits in der Einführung erzählt habe, waren Knieprobleme der Auslöser für meine Gewichtsreduktion. Der Meniskusschaden wurde operiert und ist seither behoben, daher kann ich nicht sagen, inwieweit diese Schmerzen durch das Abnehmen verbessert wurden. Was ich aber deutlich merke, ist, dass das instabile Knie (fehlendes Kreuzband) mittlerweile wesentlich stabiler ist. Während ich früher drei- bis viermal pro Monat Schmerzen hatte, weil ich es falsch bewegt habe, hatte ich zuletzt vor mehreren Monaten Probleme. Ich denke, das liegt zum einen daran, dass ich Muskeln um das Knie aufgebaut habe, zum anderen daran, dass 65 Kilo wesentlich einfacher zu balancieren sind als 150 Kilo, sodass ich mittlerweile eine bessere Körperbeherrschung habe. Was mein erhöhtes Arthroserisiko angeht, kann ich nur hoffen, dass ich dank Gewichtsreduktion, Muskelaufbau, Sport und eiweißreicher Ernährung ausreichend Schutzfaktoren aufgebaut habe, um den Schaden aufzufangen und die Arthrose so weit wie möglich aufzuschieben.

Sexualität/Fortpflanzung

Fettgewebe ist nicht nur Energiespeicher, sondern auch ein Organ, das Sexualhormone produziert. Sowohl zu viel als auch zu wenig Fettgewebe kann daher die Hormonbalance stören und zu ernsthaften Problemen führen. Dies fängt nicht erst im Erwachsenenalter an: In einer Studie mit über 2000 Mädchen (Bralic et al., 2012) war Übergewicht mit einem verfrühten Einsetzen der Regelblutung assoziiert. Crocker et al. (2014) untersuchten Jungen und Mädchen und stellten fest, dass Übergewicht bei beiden Geschlechtern mit höheren Östrogenwerten einherging. Bei übergewichtigen Mädchen war Brustentwicklung und Schambehaarung verstärkt, wohingegen bei übergewichtigen Jungen Hodengröße und Schambehaarung verringert waren.

Rich-Edwards et al. (2002) fanden in Bezug auf die BMI-Werte eine U-förmige Risikokurve für Fruchtbarkeitsprobleme, das geringste

Risiko lag bei einem BMI zwischen 20 und 24. Grodstein et al. (1994) fanden eine starke Erhöhung des Unfruchtbarkeitsrisikos für adipöse Frauen, aber auch bereits eine leichte Erhöhung bei Frauen mit BMI unter 17 und über 25. Unabhängig vom BMI ist offenbar Bauchfett besonders stark mit Fruchtbarkeitsproblemen bei Frauen assoziiert (Norman et al., 2004).

Doch auch wenn eine Schwangerschaft zustande kommt, erhöht Übergewicht und Adipositas die Wahrscheinlichkeit einer Fehlgeburt sowie des Kindstodes. In einer aktuellen Studie (Aune et al., 2014), die fast 50 000 Fehlgeburten, Totgeburten und Kindstode untersuchten, wurde herausgefunden, dass bereits eine mittelgroße Erhöhung des BMIs das Risiko stark ansteigen lässt. Das absolute Risiko in 10 000 Schwangerschaften stieg für Frauen mit BMI 20, 25 und 30 für den Tod des Fötus von 76 auf 82 auf 102. Das Risiko einer Totgeburt stieg von 40 auf 48 auf 59. Für den Tod des Säuglings in den ersten achtundzwanzig Tagen nach der Geburt stieg das Risiko von 20 auf 21 auf 24, und für Kindstod stieg es von 33 auf 37 auf 43.

Wilson et al. (2015) fanden in Blutuntersuchungen der Nabelschnur, dass die Kinder adipöser Mütter im Vergleich zu den Kindern normalgewichtiger Mütter ein geschwächtes Immunsystem aufwiesen. Dies könnte ein Grund dafür sein, dass die Kinder adipöser Mütter häufiger an chronischen entzündungsassoziierten Erkrankungen wie Asthma oder Herzerkrankungen leiden.

In einer Studie von Reynolds ließ sich etwa nachweisen, dass Übergewicht in der Schwangerschaft die Wahrscheinlichkeit von Herz-Kreislauf-Erkrankungen bei den erwachsenen Kindern um 15 Prozent erhöht. Ist die Mutter adipös, erhöht sich das Risiko für das Kind sogar um 29 Prozent.

Einer Studie von Tanda et al. (2012) zufolge schnelden Kinder von Müttern, die vor der Schwangerschaft bereits adipös waren, später deutlich schlechter in Lese- und Rechentests ab als die Kinder normalgewichtiger Mütter. Frühere Studien hätten bestätigt, dass das Übergewicht der Schwangeren sich auf die Ausbildung aller Organe des Fötus negativ auswirke, da die Entwicklung sehr sensibel auf Umwelteinflüsse sei. Eine Untersuchung der Gehirnentwicklung von Kindern normalgewichtiger oder adipöser Schwangerer, die ansonsten gesund waren, zeigte, dass das Übergewicht der Mutter mit einer geringeren Ausbildung weißer Gehirnmasse assoziiert war (Ou et al., 2015).

Insgesamt ist für Frauen mit Kinderwunsch also sowohl die Wahrscheinlichkeit der Schwangerschaft beeinträchtigt als auch die Wahrscheinlichkeit, ein gesundes Kind zu bekommen. Die Forschergruppe um Kort et al. (2014) konnte allerdings nachweisen, dass ein »bedeutender Gewichtsverlust« von mindestens 10 Prozent bei übergewichtigen Frauen die Empfängnisrate von 54 Prozent auf 88 Prozent steigert und auch die Wahrscheinlichkeit einer Lebendgeburt von 34 Prozent auf 71 Prozent erhöht. Auch bei Clark et al. (1998) brachte eine durchschnittliche Gewichtsreduktion von etwa 10 Kilo beeindruckende Erfolge bei unfruchtbaren Frauen: Bei sechzig der siebenundsechzig Abnehmerinnen setzte der Eisprung wieder ein, und zweiundfünfzig wurden schwanger. Die zuvor 75-prozentige Fehlgeburtenrate sank nach der Abnahme auf 18 Prozent. In der nicht abnehmenden Kontrollgruppe trat keiner dieser positiven Effekte auf. Die Forscher empfehlen daher für unfruchtbare Frauen mit Übergewicht als ersten Behandlungsschritt eine Gewichtsreduktion.

Aber bevor sich die Männer nicht mehr angesprochen fühlen: Die Harvard Medical School hat einen Artikel zu Adipositas herausgegeben, in dem sie auf eine Studie aus 2007 verweist, der zufolge jeweils ein BMI-Punkt mehr (etwa 3 kg) mit 2 Prozent geringeren Testosteronwerten einhergeht. Der Bauchumfang ist darüber hinaus ein größerer Risikofaktor für Testosteronmangel als das Alter. Ein Testosteronmangel kann zu sexueller Lustlosigkeit und Erektionsproblemen führen, aber auch zu Stimmungsschwankungen, Erschöpfung, Schwäche, Schlaf- und Konzentrationsproblemen.

Männer mit einem Bauchumfang von über 106 cm haben bereits eine doppelt so hohe Wahrscheinlichkeit, Erektionsprobleme zu bekommen, als Männer mit einem Bauchumfang von 81 cm. Ein leicht übergewichtiger BMI von 28 erhöht die Wahrscheinlichkeit für Erektionsprobleme um 90 Prozent.

Es gibt aber Hoffnung, denn durch Gewichtsreduktion und Sport konnten 30 Prozent der Männer ihre Erektionsprobleme ohne Medikamente heilen, wohingegen es in der Kontrollgruppe nur 6 Prozent waren.

In Bezug auf Fruchtbarkeit sind die Ergebnisse offenbar weniger eindeutig: Während laut Chavarro et al. der BMI wenig Einfluss auf die Spermaqualität hat, außer bei einem BMI von über 35, fanden Hammoud et al. 2008 heraus, dass das Risiko für eine geringe Spermienzahl bei Adipösen von 5,3 Prozent auf 15,6 Prozent ansteigt und das Risiko einer geringen Beweglichkeit der Spermien sich von 4,5 Prozent auf 13,3 Prozent erhöht.

Ein weiteres Problem, unter dem adipöse Männer leiden können und das weniger lustig ist, als das oft komödiantische Herangehen suggeriert, ist die Tatsache, dass der Bauch irgendwann die Genitalien so überdeckt, dass der Penis nicht mehr sichtbar ist. Laut einem Artikel des *Evening Standard* (2012) ist dies für etwa ein Drittel der Männer in Großbritannien bereits der Fall: Sie sind schlicht nicht mehr in der Lage, ihre Genitalien zu sehen. Auf der Informations-Website www.small-penis-facts.com wird darauf hingewiesen, dass Übergewicht den Penis optisch um mehrere Zentimeter verkürzen kann, da dieser im Bauchfett sozusagen einsinkt. Aber das Gute ist: Übergewichtige können durch Gewichtsreduktion allein bis zu 2 cm mehr Penislänge erzielen.

Asthma

Ebenfalls wenig überraschend gibt es einen Zusammenhang zwischen Asthma und Übergewicht, da im Brustkorb durch das vergrößerte Herz weniger Platz für die Lungen ist und zusätzlich von außen das Fettgewebe gegen den Brustkorb drückt und das Atmen erschwert.

Guh et al. (2009) fanden einen 20-prozentigen Anstieg von Asthma bei übergewichtigen Männern und einen 43-prozentigen Anstieg bei adipösen. Bei Frauen war die Wahrscheinlichkeit um 25 Prozent, respektive 78 Prozent erhöht.

Auch hier zeigte der Gewichtsverlust positive Effekte. In einer Studie mit vierzehn stark asthmatischen Personen konnte durch eine achtwöchige, deutliche Kalorienreduktion (unter 500 kcal pro Tag) der durchschnittliche BMI von 37 auf 32 gesenkt werden, wodurch sich die Asthmasymptomatik stark verbesserte (Hakala et al., 2000).

Eine systematische Analyse von Studien zu Gewichtsreduktion bei Asthma von Eneli et al. (2008) ergab, dass in jeder der durchgeführten Untersuchungen ein Gewichtsverlust die Asthma-Beschwerden deutlich verringerte.

Rückenschmerzen

Übergewicht ist für unsere Knochen und Gelenke eine Belastung, da sie nicht darauf ausgelegt sind, dauerhaft wesentlich mehr als ein normales Körpergewicht zu tragen. Sie passen sich zwar der Belastung so gut es geht an, und die Knochen werden dicker, aber die Wirbelsäule mit den empfindlichen Strukturen aus Wirbelkörpern, Bandscheiben und Bändern kann nur begrenzt ihre Struktur anpassen, sodass sie mehr Mühe hat, mit dem zusätzlichen Gewicht umzugehen, als beispielsweise ein Oberschenkelknochen. Durch zusätzliches Gewicht an unterschiedlichen Körperstellen wie Brust oder Bauch ändert sich der Schwerpunkt, und die Wirbelsäule muss mehr Belastung aushalten als bei geringerem Gewicht, das auf vorgesehene Weise proportioniert am Körper liegt.

Laut Guh et al. (2009) ist das Risiko für chronische Rückenschmerzen bereits für leicht Übergewichtige um 59 Prozent erhöht, während es für Adipöse um ganze 181 Prozent erhöht ist.

Bereits bei Kindern berichteten im Vergleich zwischen adipösen und normalgewichtigen Kindern Erstere sowohl über häufigere als auch intensivere Rückenschmerzen (Tsiros et al., 2014).

Eine Studie mit Magenband-Patienten ergab, dass unter den Adipösen 58 Prozent an Rückenschmerzen litten. Nach dem massiven Gewichtsverlust in Folge des Magenbandes berichteten nur noch etwa ein Drittel der zuvor Betroffenen über Rückenschmerzen, welche jedoch in der Regel weniger stark waren und mit geringerer Medikation behandelt werden konnten. Zwei Drittel der zuvor Rückenschmerzgeplagten waren nach ihrer Gewichtsreduktion komplett symptomfrei (Melissas et al., 2003).

Bei mir war es so, dass ich mit steigendem Übergewicht immer häufiger Rückenschmerzen hatte, aber dennoch dachte, ich hätte kein Problem, weil ich *nur* ein- oder zweimal im Jahr wirklich mit starken Schmerzen flachlag. Erst nachdem ich abgenommen hatte, wurde mir bewusst, dass ich permanent leichte Probleme gehabt hatte und dadurch in meiner Bewegungsfähigkeit eingeschränkt war. Ich hatte mir auch unbewusst gewisse Schonhaltungen beim Bücken angewöhnt, was mir erst auffiel, als sie nicht mehr nötig waren. Auch waren bestimmte Schlafpositionen (Rücken ging gar nicht, Bauchlage nur begrenzte Zeit) ein Garant dafür, am nächsten Morgen mit leichtem oder mittlerem Ziehen im Rücken aufzuwachen, sodass ich auch hier unbewusst Anpassungen vorgenommen hatte. Offenbar bin ich eigentlich eine Rückenschläferin, wie sich jetzt nach Jahren herausstellt. Mein Alltag war also sehr wohl von Rückenschmerzen beeinträchtigt, aber das war für mich zu der Zeit so normal, dass ich es nicht als Symptom wahrgenommen habe.

Gallenprobleme

Die Gallenblase ist für die Fettverdauung zuständig. Laut Guh et al. (2009) ist das Risiko für Gallenprobleme bei übergewichtigen Männern um 63 Prozent erhöht, bei adipösen um 151 Prozent. Für übergewichtige Frauen ist das Risiko um 44 Prozent erhöht, für adipöse um 132 Prozent.

Das Risiko, an Gallensteinen zu leiden, betrifft mittlerweile auch zunehmend Kinder und Jugendliche. ScienceDaily (2012) verweist auf eine Studie, der zufolge übergewichtige Kinder ein doppelt so hohes Risiko haben, an Gallensteinen zu erkranken. Für adipöse und schwer adipöse Kinder ist das Risiko sogar um das Sechs- respektive Achtfache erhöht.

Nach Serge (2000) ist das Risiko für Adipöse generell um das Sechsfache erhöht, gleichzeitig steigt die Chance auf neue Gallensteine um 10 bis 12 Prozent, wenn man eine stark kalorienreduzierte Diät durchführt. Bei geringer Kalorienaufnahme ist oft auch die Fettzufuhr sehr gering. Die Gallenblase reagiert jedoch sowohl auf zu viel als auch auf zu wenig Fett empfindlich. Nach einer Magenbypass-OP ist das Gallensteinrisiko auf bis zu 30 Prozent in den ersten zwölf bis achtzehn Monaten erhöht – oft wird daher die Gallenblase direkt bei der Magenbypass-Operation präventiv entfernt.

Ich selbst hatte etwa zehn Jahre lang regelmäßig Gallenkoliken, also heftige Krämpfe, wenn ein Gallenstein durch den engen Gallengang hinausgepresst wurde. Als ich anfing abzunehmen, sind die Koliken zunächst komplett verschwunden. Als ich wieder mehr aß, kamen sie wieder. Über die Weihnachtsfeiertage 2014 hatte ich sehr viel Fettiges gegessen, woraufhin sich die Gallenblase entzündete und sogar operiert werden musste. Inwieweit das hätte verhindert werden können, ist rückblickend schwer zu sagen, aber im Prinzip besteht bei jeder Kolik das Risiko, dass sich die Gallenblase entzündet. Ebenso hätte es vermutlich bei einer der Koliken in den vorherigen zehn Jahren passieren können, doch dann hätte ich ein wesentlich höheres Risiko bei der OP selbst gehabt.

Die kanadische *National Post* (2015) etwa berichtet darüber, dass einer von fünf schwer Adipösen, die eine akute Routineoperation wie Blinddarm- oder Gallenblasenentfernung benötigen, nicht überlebt. Die (schwer) adipösen Patienten haben die höchste Rate an Komplikationen sowie die längste Genesungszeit, und ein Drittel von ihnen muss nachoperiert werden. Die Studie, auf die sich die Zeitung bezieht, ließ sich leider nicht ermitteln, allerdings fand sich eine Studie von Ferrada et al. (2014), welche lediglich eine geringe, nicht signifikant höhere OP-Sterblichkeit bei Übergewichtigen (BMI über 25) im Vergleich zu Normalgewichtigen fand. Das Risiko von Wundinfektionen nach der OP war jedoch bei den übergewichtigen Patienten mehr als verdoppelt, und nach der OP wurde deutlich häufiger ein Aufenthalt auf der Intensivstation erforderlich.

Inkontinenz

Eine der unbekannteren Krankheiten, die mit Übergewicht und Adipositas in Verbindung steht, ist Inkontinenz. Da Übergewicht auf den Bauchraum und damit auch auf die Blase Druck ausübt, kann es Inkontinenz verursachen oder verschlimmern (Cummings & Rodning, 2000).

In einer Studie von Subac et al. (2002) mit zehn adipösen Frauen, denen es gelang, ihren BMI von durchschnittlich 37 auf 32 zu senken, konnten diejenigen mit mehr als 10 Prozent Gewichtsverlust die Inkontinenzvorfälle um die Hälfte verringern. Ähnlich waren die Ergebnisse ihrer Studie von 2005 mit achtundvierzig weiteren Frauen, die ihr Gewicht im Schnitt um 16 kg reduzierten. Sie konnten ihre Symptomatik sogar um 60 Prozent verbessern. Die Autoren empfehlen daher Gewichtsreduktion als ersten Behandlungsschritt bei Inkontinenz.

Während ich glücklicherweise nie mit Inkontinenz Probleme hatte, kann ich mir durchaus vorstellen, dass das Gewicht hier starke Effekte hat. Mir fiel auf, dass ich mittlerweile wesentlich weniger häufig zur Toilette muss, während ich früher eine richtige »Mädchenblase« hatte. Ich nehme an, meine Blase hat mittlerweile einfach mehr Raum. Das Bauchfett hatte vermutlich einen ähnlichen Effekt wie den, von dem oft schwangere Frauen berichten: Die Blase wird gequetscht und kann weniger Flüssigkeit aufnehmen, sodass man häufiger zur Toilette muss.

Depressionen

Der Zusammenhang zwischen Depressionen und Adipositas ist komplex, und nach wie vor wird nach Ursache und Wirkung geforscht. Die Harvard Medical School verweist in ihrem Adipositas-Präventions-Bericht auf eine neue, achtundzwanzig Jahre dauernde Langzeitstudie, bei der über 58 000 Personen beteiligt waren. Der Studie zufolge trugen Teilnehmer, die zu Beginn der Studie adipös waren, ein 55 Prozent höheres Risiko, an Depressionen zu erkranken. Gleichzeitig hatten Personen, die zu Beginn der Studie depressiv waren, ein um 58 Prozent erhöhtes Risiko, adipös zu werden. Mögliche Erklärungen für den Zusammenhang könnten biologischer Art sein, etwa Entzündungsprozesse oder hormonelle Prozesse, aber durchaus auch gesellschaftlich-kulturelle Faktoren.

Onyike et al. (2003) zufolge ist der Zusammenhang zwischen Übergewicht und Depressionen für Frauen sehr deutlich ausgeprägt, wohingegen er für Männer kaum existiert. Bei extremer Adipositas ist das Depressionsrisiko für Frauen um etwa das Vierfache erhöht.

Interessanterweise werden diese Ergebnisse durch eine Studie von Carpenter et al. (2000) ergänzt, der zufolge bei Männern der Zusammenhang zwischen Gewicht und Depressionen umgekehrt ist: Während das Depressionsrisiko für normalgewichtige und übergewichtige Männer gleich hoch war, war es für untergewichtige Männer deutlich erhöht. Hingegen gingen bei den Frauen sowohl Unter- als auch Übergewicht mit erhöhtem Risiko für depressive Erkrankungen einher, wobei das Risiko für übergewichtige Frauen am stärksten war.

Die Auswirkungen von Gewichtsverlust auf Depressionen zu erforschen ist insofern schwierig, als dass Appetit- und Gewichtsveränderungen zu den Symptomen von Depressionen gehören. Durch den reduzierten Antrieb ist die Aktivität meist deutlich eingeschränkt und der Energieverbrauch verringert. Gleichzeitig kann, je nach Veranlagung, auch der Antrieb zum Essen betroffen sein, sodass Menschen stark abnehmen. Patienten dagegen, die zum emotionalen Essen neigen, können im Verlauf einer Depression stark zunehmen. Die Ergebnisse von Studien sind daher oft verfälscht, wenn nicht zwischen gezieltem Abnehmen und unfreiwilligem Gewichtsverlust unterschieden wird, da starke unfreiwillige Gewichtsveränderungen mit schwereren Depressionen einhergehen.

Studien mit Menschen, die gezielt ihr Gewicht reduzierten, ergaben, dass ein solcher Gewichtsverlust die depressiven Symptome positiv beeinflusst. Etwa die Ergebnisse einer Studie mit Patienten, die sich Magenverkleinerungen unterzogen: Zwei Jahre nach der Operation hatten die Teilnehmer gravierend an Gewicht verloren. Im Schnitt hatten die Patienten vor der OP bei einem Depressions-Test einen

Wert von 10,6 erreicht – genau an der Grenze, an der man eine beginnende Depression diagnostiziert. Nach zwei Jahren lag der durchschnittliche Testwert bei 4,4 – im gesunden Bereich (Strain et al., 2014).

Eine Analyse mehrerer Studien zu Gewichtsverlust bei Depressionen seit dem Jahr 1950 ergab ebenfalls, dass gezieltes Abnehmen im Schnitt die depressiven Symptome deutlich reduzierte (Fabricatore et al., 2011).

Zum Zeitpunkt dieser Niederschrift erschien darüber hinaus online ein Artikel (Feelguide, 2015), der auf neue Forschung verweist, der zufolge es sich bei Depressionen (auch) um Entzündungsprozesse handeln könnte. Ein Forscher wird zitiert: »Entzündungen sind die natürliche Reaktion unseres Immunsystems auf Verletzungen, Infektionen oder Fremdkörper. Bei Auslösung pumpt der Körper verschiedene Zellen und Proteine durch das Blut, darunter Zytokine, die die Kommunikation der Zellen anregen. Es ist so, dass Depressive übermäßig viele Zytokine im Blut haben.«

Entzündungshemmende Mittel in Kombination mit Antidepressiva seien wirkungsvoll in der Therapie, und auch die Tatsache, dass gesunde Menschen teilweise nach Impfungen kurzzeitig depressive Symptome zeigten, stütze die Theorie weiter. Wie bereits erwähnt, sorgt das routinemäßige Absterben der Fettzellen bei Übergewichtigen für eine permanente Erhöhung der Entzündungswerte im Körper, was damit zumindest einen Teil der möglichen biologischen Mechanismen erklären könnte.

Embolien/Thrombosen

Auch hier gibt es eine Fülle an Untersuchungen, die den starken Zusammenhang zwischen Venenthrombosen sowie Embolien mit Übergewicht und Adipositas bekräftigen.

Guh et al. (2009) beispielsweise ermittelten ein 91 Prozent höheres Risiko für Übergewichtige und ein 251 Prozent höheres Risiko für Adipöse. Nach Geschlechtern aufgeschlüsselt, fanden Stein et al. (2005) für adipöse Männer eine Risikoerhöhung um 150 Prozent, von einer Venenthrombose betroffen zu sein, und um 121 Prozent für eine Embolie. Für adipöse Frauen lag das Thromboserisiko um 175 Prozent höher, das Risiko für eine Embolie war um 102 Prozent erhöht. Sowohl für Männer als auch für Frauen unter vierzig Jahren war ein hoher BMI der zentrale Risikofaktor.

Schlaganfall

Das Schlaganfallrisiko ist laut Guh et al. (2009) für übergewichtige Männer um 23 Prozent erhöht, für adipöse Männer um 51 Prozent. Bei übergewichtigen Frauen waren es 15 Prozent, bei adipösen Frauen 49 Prozent.

In einer sechzehnjährigen Langzeitstudie mit über 100 000 Teilnehmerinnen wurde darüber hinaus das Schlaganfallrisiko für Frauen in Abhängigkeit von BMI und Gewichtsveränderung untersucht: Im Vergleich zu Frauen mit einem BMI von unter 21 war das Risiko für Frauen mit BMI 27 bis 28 um 75 Prozent erhöht. Für Frauen mit BMI über 32 sogar um 137 Prozent. Eine Gewichtszunahme zwischen 11 und 20 Kilo seit dem achtzehnten Lebensjahr war für Frauen mit einem 69 Prozent erhöhten Risiko verbunden. Bei mehr als 20 Kilo Gewichtszunahme war das Risiko sogar um 152 Prozent erhöht.

Gicht

Ein höheres Gewicht ist stark mit dem Auftreten von Gicht assoziiert (Saag & Choi, 2006). Verglichen mit Personen mit BMI 21 bis 22 steigt die Wahrscheinlichkeit, an Gicht zu erkranken, bereits um 40 Prozent im oberen Normalgewicht (BMI 23 bis 24), um 135 Prozent für leichtes Übergewicht und um 226 Prozent für Adipositas Grad 1. Ab Adipositas Grad 2 (BMI 35 plus) ist das Risiko um ganze 341 Prozent erhöht.

Ein Gewichtsverlust von 4,5 Kilo oder mehr ist laut Choi (2005) mit einer starken Reduktion des Risikos verbunden.

Während meiner eigenen Gewichtsabnahme stiegen meine Harnsäurewerte an, was die Wahrscheinlichkeit eines Gichtanfalls stark erhöht. Mir wurde erklärt, dies hinge mit dem schnellen Abbau der Fettreserven zusammen. Leider fand ich dazu keine Studie, lediglich eine Untersuchung der Effekte von sehr niedrigkalorischen Diäten (unter 500 kcal pro Tag), in der von über 4000 Teilnehmern allerdings lediglich acht unter einer Verschlimmerung ihrer Gicht litten (Saris, 2012).

Dennoch ist dies Grund genug, sich während des Abnehmens regelmäßigen ärztlichen Kontrollen zu unterziehen. Durch die Einnahme eines harnsäuresenkenden Medikaments während des Abnehmens hatte ich glücklicherweise keine Beschwerden mit Gicht. Mittlerweile konnte ich das Medikament wieder absetzen.

Hirnleistung

Für mich und sicher viele Leser ist die überraschendste und schockierendste Neuigkeit, dass Übergewicht nicht nur den Körper, sondern auch das Gehirn beeinflusst.

Hinweise liefern etwa die Ergebnisse einer Studie von Gunstad et al. (2010), in der hundertfünfzig adipöse Menschen, von denen zwei Drittel kurz vor einem Magenbypass standen, auf Intelligenz getestet wurden. Im Vergleich mit den Werten gesunder, normalgewichtiger Probanden schnitten diese am unteren Ende des Durchschnitts oder sogar unterdurchschnittlich ab. Drei Monate später wurde erneut getestet, die Operierten hatten im Schnitt etwa 22,5 Kilogramm verloren. Bei der zweiten Testung lagen die Ergebnisse der operierten Patienten im durchschnittlichen bis überdurchschnittlichen Testbereich. Die Adipösen, die nicht operiert worden waren und kein Gewicht verloren hatten, hatten sich die Resultate in dem Vierteljahr bis zur zweiten Testung sogar verschlechtert.

Das Portal *Live Science* verweist darüber hinaus auf die Ergebnisse einer Studie von 2010, in der die Gedächtnisleistung von 8745 älteren Frauen im Alter zwischen fünfundsechzig und neunundsiebzig Jahren getestet wurde. Ein Anstieg von einem BMI-Punkt hing dabei zusammen mit einem Abfall von einem Punkt auf der 100-Punkte-Skala des Tests. Die Forscher stellten die These auf, dass Entzündungen, die vom Fett verursacht werden, das Gedächtnis schädigen können.

Das Harvard Adipositas-Präventions-Papier erklärt, dass das Demenzrisiko ebenfalls stark mit dem BMI zusammenhängt. Während Untergewichtige ein um 36 Prozent erhöhtes Demenzrisiko haben, haben Adipöse ebenfalls ein erhöhtes Risiko gegenüber Normalgewichtigen, und zwar um 42 Prozent.

In Versuchen mit Mäusen gelang es Forschern nachzuweisen, dass Fettgewebe die Hirnleistung beeinträchtigen kann. So verbesserten sich übergewichtige Mäuse direkt nach einer Fettabsaugung signifikant in Lerntests, wohingegen schlanke Mäuse schlechter wurden, wenn ihnen Fettgewebe injiziert wurde. Es zeigte sich, dass der Hirnbereich, der für Lernen und Gedächtnis verantwortlich ist, entzündet und geschwollen war und Botenstoffe, die auf gesunde Kommunikation der Hirnzellen hinweisen, verringert waren (NewsMic, 2014).

Janovitz et al. (2015) fanden in der Untersuchung von über 2000 Menschen, dass ein erhöhter Taillenumfang mit einer deutlichen Reduzierung von grauer Gehirnmasse einhergeht. Betroffen waren auch die Bereiche, die für das Erkennen von Sättigung zuständig sind. Da es sich jedoch lediglich um eine Korrelationsstudie handelte, konnten die Autoren keine Aussage darüber machen, ob die verringerte Hirnmasse die Folge von Übergewicht war oder das Übergewicht die Folge der gestörten Sättigungssignale.

Der Effekt auf die Hirnleistung ist bereits bei Kindern vorhanden. Chaddock-Heyman erklärt, dass Kinder, die körperlich fitter sind, mehr Gehirnmasse aufweisen und besser in Intelligenztests abschneiden als weniger fitte Gleichaltrige. Ou et al. (2015) wiesen ebenfalls eine deutliche Reduzierung von grauer Hirnmasse bei anderweitig gesunden adipösen Kindern im Alter von acht bis zehn Jahren nach. Das Gesundheitsportal WebMD (2006) berichtet, dass Kinder, die bereits mit vier Jahren schwer adipös sind, später im Alter von etwa elf Jahren fast 30 IQ-Punkte weniger erreichen als normalgewichtige Kinder. Kinder, die aufgrund des Prader-Willi-Syndroms, das mit geringer Intelligenz in Verbindung steht, schwer adipös waren, wurden hierbei bereits ausgeschlossen. Sie hatten im Schnitt einen IQ von 63, die Kinder, bei denen keine medizinische Erklärung für ihr starkes Übergewicht vorlag, hatten einen IQ von 77, die normalgewichtigen Geschwister der Kinder lagen bei 106. Im MRI zeigten sich ebenfalls Unterschiede in der Gehirnstruktur. Die Forscher verweisen darauf, dass das Kleinkindalter eine Zeit ist, in der sich das Hirn sehr stark entwickelt und äußerst verletzlich ist, sodass Adipositas hier die größten Schäden anrichtet.

Doch nicht nur das Gehirn von *Kindern* ist anfälliger: Auch mit steigendem Alter wird Adipositas zum Risikofaktor, nämlich für die Entwicklung von Alzheimer. Cummings gibt an, Adipositas erhöhe bestimmte Proteinwerte, die zur Entstehung der Erkrankung führten. Außerdem sei die Hirnmasse bei Adipösen verkleinert, was ebenfalls das Alzheimerrisiko erhöhe. So sei etwa die Hälfte des Alzheimerrisikos durch Faktoren bestimmt, die wir nicht beeinflussen können, wie Gene und Alter. Die andere Hälfte liege jedoch in unserer Hand,

Normalgewicht und regelmäßige sportliche Aktivität verringerten das Risiko deutlich (ClevelandClinic, 2013).

Altern

Okay, Altern ist erst einmal keine Krankheit. Wenn aber Zellen frühzeitig altern, ist dies sicher kein Zeichen für Gesundheit. In einem Übersichtsartikel über Telomere, das sind die Enden von Chromosomen, zeigt Shammas (2012), wie sich diese Telomere im Laufe des Älterwerdens verkürzen. Dieses Verkürzen bringt Zellalterung und Zelltod mit sich, sodass kürzere Telomere die Wahrscheinlichkeit erhöhen, krank zu werden oder zu sterben. Sie sind quasi eine Art Verschleißzeichen der Zellen. Die Verkürzung der Telomere steht mit vielen (zell)altersassoziierten Erkrankungen in Verbindung, wie etwa Diabetes, Krebs oder Herzversagen, und ältere Menschen mit kürzeren Telomeren haben eine weit geringere Lebenserwartung als ältere Menschen mit längeren Telomeren.

Das Älterwerden macht die Telomere automatisch kürzer, aber auch der Lebensstil hat großen Einfluss auf die Länge der Telomere. Rauchen beispielsweise verkürzt sie und beschleunigt den Alterungsprozess so um mehrere Jahre. Auch Umweltverschmutzung und Stress sorgen für eine Verkürzung.

Einer der größten Faktoren für die Zerstörung von Telomeren sind aber offenbar Substanzen, die im Fettgewebe gebildet werden. Fettgewebe sorgt also direkt für Telomerverkürzung, in der Tat scheint dieser Effekt sogar einer der stärksten Faktoren für die Telomerlänge zu sein. Aber auch Kalorienreduktion an sich wirkt sich offenbar auf die Länge der Telomere aus: In Tierversuchen konnte durch Futterreduktion die Lebensspanne von Tieren drastisch verlängert werden. Auch regelmäßige körperliche Aktivität scheint der frühzeitigen bzw. beschleunigten Telomerverkürzung entgegenzuwirken.

Eine Studie an Ratten (Xu et al., 2015), welche so gezüchtet wurden, dass sie besonders viel schädliches Fett einlagerten und zu früher Alterung und Stoffwechselkrankheiten wie Diabetes neigten, zeigte darüber hinaus, dass auch bei diesen genetisch belasteten Tieren eine Kalorienreduktion diese Negativeffekte aufheben und das vorzeitige Altern verhindern konnte.

Gewicht und Lebensstil haben also tatsächlich direkten Einfluss auf die Alterung unserer Zellen.

Dafür haben Dicke ein geringeres Osteoporose-Risiko!

Stimmt: Mit BMI 20 ist das Risiko für Knochenbrüche fast doppelt so hoch wie mit BMI 25, und mit höherem Gewicht wird das Risiko sogar noch geringer (Laet et al., 2005). Das liegt unter anderem daran, dass die Knochen sich der höheren Belastung anpassen und so dicker und stabiler werden. Trotzdem geht es hier nicht um Regen oder Traufe: Niemand steht notgedrungen vor der Entscheidung zwischen den Vorteilen eines geringeren Risikos für Herzprobleme, Diabetes, Rücken- und Gelenkschmerzen, Gallenprobleme, Gicht, Schlaganfall, Thrombosen, Asthma oder Inkontinenz gegenüber dem Vorteil eines geringeren Knochenbruchrisikos. Es bleibt ja immer die Möglichkeit, die Knochen durch Krafttraining zu stärken (Nelson et al., 2004). Man muss nicht permanent 50 Kilo extra am Körper herumschleppen, es reicht, wenn man zwei- bis dreimal die Woche mit Gewichten trainiert. Die kann man hinterher auch wieder weglegen, und der Körper ist nicht gezwungen, die Masse permanent zu versorgen.

Laut Adipositas-Paradox haben Übergewichtige bei bestimmten Krankheiten eine höhere Überlebenswahrscheinlichkeit!

Bei diesem Thema möchte ich mir permanent an den Kopf greifen. Buchstäblich hunderte Studien wie die zuvor aufgeführten zeigen, dass Übergewicht Schäden verursacht. Nun haben aber von den bereits erkrankten Menschen diejenigen mit Übergewicht oft bessere Prognosen als diejenigen mit normalem oder niedrigem BMI.

Dieses Phänomen wurde im Bereich Herz-Kreislauf-Erkrankungen, Diabetes und Nierenversagen gefunden. Laut Oreoupolus et al. (2008) ist unter Patienten mit chronischer Herzinsuffizienz das Sterberisiko für Übergewichtige um 12 Prozent geringer und für Adipöse um 8 Prozent gegenüber Normalgewichtigen. Auch Romero-Corral et al. (2006) kamen zu ähnlichen Ergebnissen bei Patienten mit koronaren Herzerkrankungen. Nach ihrer Studie hatten leicht übergewichtige Patienten mit 12 Prozent geringerem Sterberisiko die beste Prognose.

Zum »Adipostas-Paradox« gibt es noch viele weitere Studien, aber ehrlich gesagt verstehe ich nicht, was daran so paradox ist. Ist es wirklich so überraschend, dass jemand, der durch Vererbung oder sonstige Faktoren einen geschädigten Körper hat, schlechter dran ist als jemand, der einen gesunden Körper jahrzehntelang schlecht behandelt hat? Das wäre so, als würde man sich wundern, warum eine massive Stahlkonstruktion nach jahrzehntelanger Überbelastung noch immer stabiler steht als ein von Kindern gebauter Damm aus Ästen und Steinen. Daraus zu folgern, dass Überbelastung offenbar eine gute Sache sein muss, ist doch sehr weit hergeholt.

Um die Absurdität zu verdeutlichen: Neben dem Adipositas-Paradox gibt es auch das Raucherparadox, und zwar in genau dem gleichen Bereich. Es ist erwiesen, dass Raucher nach Herzinfarkten bessere Überlebenschancen aufweisen als Nichtraucher. Auch dass Raucher im Schnitt zehn Jahre jünger sind bei ihrem Herzinfarkt erklärt die Tatsache, dass sie bessere Überlebenschancen haben, nicht vollständig. Das Raucherparadox existiert nach wie vor, und es gibt keine umfassende Erklärung (livescience, 2011). Beim Raucherparadox sieht man, dass Erklärungen wie »Vielleicht sind es ja die extra Energiespeicher« nicht wirklich ziehen.

Auch beim Rauchen wird ein relativ gesunder Körper langsam zerstört, und natürlich ist es kein Wunder, dass dieser Körper dann noch besser dran ist als der Körper, der bereits kaputt zur Welt kam. Interessant ist nur, dass die Absurdität beim Rauchen viel deutlicher zutage tritt als die beim Übergewicht.

Der Set-Point bestimmt unser Gewicht!

Der sogenannte »Set Point« war damals, als ich diesbezüglich auf dem ernährungswissenschaftlichen Gymnasium unterrichtet wurde, noch ein wissenschaftlich korrektes Konzept. Dieses besagte, dass sich die zugeführte Energie und das System irgendwann einpendeln.

Bereits am Anfang des Buches habe ich darauf verwiesen, dass sich mit steigender Körpermasse auch der Energiebedarf erhöht. Hier nehme ich mich einmal als Beispiel: Als ich meinen Mann vor acht Jahren kennenlernte, wog ich etwa 80 kg bei 175 cm. Damals benötigte ich bei wenig Aktivität pro Tag etwa 1900 kcal. Dummerweise aß ich aber um die 2100 kcal am Tag, was ein Überschuss von 200 kcal war und im Monat zu der Zunahme von etwa einem Kilo führte. Je schwerer ich wurde, desto höher wurde jedoch auch mein Energiebedarf. Mit 90 kg brauchte der Körper bereits um die 2000 kcal pro Tag, und schließlich, knapp vor der schnuckeligen Hundertermarke, lag mein Bedarf bei ungefähr 2100 kcal/Tag.

Set-Point bedeutet, dass an dieser Stelle meine stetige Gewichtszunahme aufhören sollte, da nun mein Verbrauch ungefähr bei dem lag, was ich aß. Für manche Menschen funktioniert das auch. Sie pendeln sich dann irgendwo bei »etwas moppelig« ein und haben nicht das Gefühl, sich besonders einzuschränken. Wenn sie jedoch Idealgewicht erreichen wollen, müssten sie zunächst weniger Kalorien zu sich nehmen und dann, um dieses zu halten, auch langfristig etwas weniger essen als zuvor.

Bei mir hat das leider nicht funktioniert, und wenn ich mir rückblickend meinen Gewichtsverlauf ansehe, dann komme ich auf eine kontinuierliche Zunahme von 1 kg pro Monat über etwa sieben Jahre.

In unserer Umgebung, wo überall und ständig leckeres, kalorienreiches Essen verfügbar ist, verwundert es nicht, dass die Portionen immer größer werden. Einer aktuellen Studie zufolge (Schoeller, 2014) nehmen Menschen im Schnitt während der Feiertage etwa ein Pfund zu und zu einem großen Teil nicht wieder ab. Über die Jahre führt das zu einer kontinuierlichen Gewichtszunahme.

Die Set-Point-Theorie ist zwar interessant, wird aber mittlerweile komplett falsch verwendet, und auch wenn sie korrekt verwendet wird, ist sie für die Praxis nicht wirklich relevant, da die Bedingungen immer im Wandel sind. Wenn ich beispielsweise vom ersten in den dritten Stock ziehe oder den Arbeitsplatz wechsle und nun statt mit dem Rad mit der Bahn zur Arbeit fahre, hat dies bereits Einfluss auf meine Kalorienbilanz. Selbst minimale Änderungen in der Routine können über längere Zeit einen großen Einfluss haben. Wenn auf dem Arbeitsweg ein neues Café eröffnet und ich dort täglich einen Milchkaffee mitnehme, kann dies über Monate zu ein paar Kilo mehr führen. Der Set-Point ist somit immer im Wandel und lediglich eine Art Schätzung, wo wir gewichtsmäßig landen würden, wenn wir aktuelle Routinen komplett unverändert über die nächsten Monate oder Jahre weiterführen würden.

Von vielen wird der Begriff Set-Point allerdings komplett sinnentstellt verwendet: als eine Art genetisches oder anderweitig festgelegtes Gewicht, zu dem unser Körper »hinstrebt«, weil es sein »natürliches Gewicht« sein soll. Manche Menschen sind tatsächlich der Meinung, ihr Körper »will« in einen morbid adipösen Zustand kommen und 150 Kilo wiegen.

Fazit: Der Set-Point ist nicht unser natürliches Gewicht, sondern das theoretische Gewicht, bei dem wir landen, wenn wir unser aktuelles Ess- und Bewegungsverhalten unverändert exakt so weiterführen.

60 Prozent Übergewichtige können kaum alle »faul« oder »undiszipliniert« sein!

Ich denke auch nicht, dass Übergewicht in Faulheit oder Disziplinlosigkeit begründet liegt. Ich bin dick geworden, während ich gleichzeitig mit fünfundzwanzig meinen Doktor in Psychologie gemacht habe und später die anstrengende Psychotherapieausbildung neben dem Beruf. Ich bin zwar ein schrecklicher Aufschieber und neige zum Herumgammeln, aber ohne ein gewisses Maß an Anstrengung hätte ich niemals erreicht, was ich erreicht habe. Das obige Statement ist also aus meiner Sicht nicht direkt Fettlogik, ihm folgt aber meist eine Erklärung, die darauf hinausläuft, dass nicht (zu viel) Essen der Grund für die hohe Anzahl von Übergewichtigen sei, sondern alle möglichen Dinge, von Umweltgiften über Lebensmittelzusätze, Hormone oder Impfungen. Dahinter steckt die Annahme, dass Menschen sich ähnlich ernähren wie zu früheren Zeiten, als die Übergewichtsrate noch bei 10 Prozent oder weniger lag und nur einer von hundert in den Bereich der Adipositas vordrang. Doch trotz ähnlicher Ernährung und Bewegung gebe es einen mysteriösen Grund, der die Mehrheit der Menschen dick mache.

Der Dokumentarfilm »Forks over Knives« von Lee Fulkerson liefert eine gute Zusammenfassung: Wir entstammen einer langen Reihe aus Vorfahren, die Hungersnöte überleben mussten und darauf angewiesen waren, wann immer sich die Gelegenheit ergab, Energiespeicher anzulegen. Daher werden süß und fettig als Geschmacksreize äußerst positiv wahrgenommen – der Körper versucht auch heute noch, drohende Hungersnöte durch möglichst volle Energiespeicher vorzubereiten.

In früheren Zeiten ergab sich vermutlich selten Gelegenheit, so große Energiespeicher anzulegen wie heutzutage möglich. Und obwohl es nicht gesund ist, 10 kg Extrafett mit sich herumzutragen, sind diese Nachteile, welche chronisch wirken und erst nach Jahren spürbar werden, weniger gravierend als die Vorteile, die 10 kg Fettreserven bei einer akuten Nahrungsnot bieten. 10 Kilo Fett können das Überleben für Monate ohne Nahrung ermöglichen. Vor allem im Winter war dies für unsere Vorfahren sicherlich kein unwahrscheinliches Szenario. Rein überlebenstechnisch war es daher in der Vergangenheit sinnvoll, jedes bisschen Nahrung direkt in sich hineinzustopfen, sobald es verfügbar war. Heute sind wir dank Tiefkühltruhe und Supermarkt nicht mehr darauf angewiesen, unsere Vorräte an unserem Körper herumzuschleppen. Da Evolution aber ein sehr langsamer Prozess ist, ist dies eben noch nicht in unseren Instinkten angekommen.

Unsere Instinkte sagen uns, wir sollen so viel Fettiges und Süßes in uns hineinstopfen wie möglich. Ich persönlich kenne nur wenige Menschen, die tatsächlich von Natur aus appetitlos sind. Die meisten schlanken Freunde und Bekannten essen auch gerne mal zu viel, allerdings mit dem Unterschied, dass sie sich dann, wenn sie merken, dass der Zeiger der Waage sich nach oben bewegt oder der Hosenbund anfängt zu spannen, sagen: »Ich sollte mal wieder ein bisschen kürzertreten« – und das dann auch tatsächlich tun.

Rein theoretisch oder biologisch gesehen, liegt unser aller Set-Point vermutlich irgendwo über 200 Kilo, wenn wir tatsächlich immer alles äßen, was wir essen könnten.

Wir sind aber auch eine der ersten Generationen, die mit diesem ständigen Nahrungsangebot umgehen müssen. Die Generationen zuvor waren körperlich weit aktiver, und das Nahrungsangebot war deutlich begrenzter.

Church et al. (2011) stellten beispielsweise in Untersuchungen fest, dass der durchschnittliche Energiebedarf bei der Arbeit in den letzten fünfzig Jahren im Schnitt um über 100 kcal sank. Mehr Bürojobs, Maschinen und weniger körperliche Arbeit sorgen dafür, dass wir immer weniger Energie bei der Arbeit verbrauchen. Darüber hinaus verweist der *Spectator* (2013) darauf, dass in den 60er Jahren noch drei Viertel der Bevölkerung täglich mindestens dreißig Minuten zu Fuß ging, während dies heute nur noch auf 40 Prozent zutrifft. Das könnte auch daran liegen, dass mehr als doppelt so viele Haushalte mittlerweile mindestens ein Auto besitzen als vor fünfzig Jahren .

Während wir also zum einen im Alltag immer inaktiver werden, ist zum anderen eine immer größere Fülle an Nahrung verfügbar, und uns steht eine viel größere Vielfalt offen. Allein die Geschmacksrichtungen im heutigen Schokoladenregal übersteigt vermutlich die Gesamtzahl der Süßigkeiten, die sich 1950 überhaupt im Laden fanden. Dazu passend zeigen zahlreiche Forschungen, dass Menschen dazu neigen, wesentlich mehr zu essen, wenn ihnen eine reichhaltigere Essensauswahl zur Verfügung steht. Beispielsweise aßen Versuchspersonen ein Drittel mehr, wenn ihnen Brötchen mit unterschiedlichen Belägen angeboten wurden statt nur mit einem Belag. (Rolls et al., 1981)

Ebenso führen größere Portionen dazu, dass mehr gegessen wird. Wurden Versuchspersonen Snacks angeboten, dann wurde deutlich mehr gegessen, wenn sechzig große Brezeln da waren, als wenn einhundertzwanzig halb so große Brezeln angeboten wurden. Ähnliche Ergebnisse gab es auch mit anderen Nahrungsmitteln (Geier et al., 2006). Dazu passend ist die Untersuchung von Nielsen et al. (2003), die

die Portionsgrößen von 1977 und 1998 verglichen haben und dabei feststellten, dass in den einundzwanzig Jahren sowohl in den heimischen Esszimmern als auch in Restaurants die Portionen bedeutend größer wurden. Eine Portion salzige Snacks etwa hatte im Schnitt 93 kcal mehr, ein Hamburger 97 kcal, Pommes 68 kcal, und eine Getränkeportion enthielt 49 kcal mehr. Während sich so schrittweise um uns herum die Portionen vergrößern, essen wir immer mehr, ohne es zu merken.

Eine große Metaanalyse (Hollands et al., 2015) der bisherigen Studien zum Thema Portionsgrößen zeigte den deutlichen Effekt, den die größeren Portionen auf unsere Kalorienaufnahme haben. Die Autoren berechneten, dass Menschen zwischen 144 und 228 kcal pro Tag weniger äßen, wenn sie nicht übergroßen Essensportionen ausgesetzt wären.

Ich denke, alleine die geringere Erfordernis, sich im Alltag zu bewegen, und das reichhaltige, ständig verfügbare Nahrungsangebot bieten bereits eine umfassende Erklärung für eine schrittweise dicker werdende Gesellschaft. Laut Guynet (2014) ist die durchschnittliche Kalorienaufnahme in den letzten fünfzig Jahren pro Tag um 363 kcal gestiegen.

Leider gibt es dahingehend noch kein allgemeines Erziehungsbewusstsein. Viele Kinder werden auch heute noch zum (Über-)Essen getrieben, indem die Eltern sie auffordern, den Teller leer zu essen (»... sonst gibt es schlechtes Wetter«), oder ihnen konstant Nahrungsmittelangebote machen – hier ein Stückchen Schokolade, da ein Saft, obwohl sie gar keinen Hunger haben. Erziehung in einer Gesellschaft mit einem Überangebot an Nahrung sollte darauf fokussiert sein, natürliche Hunger- und Sättigungssignale zu spüren und von reinem Appetit zu unterscheiden. Statt das Kind für das Aufessen einer Portion zu loben, sollte es eher ermutigt werden, auf sein Sättigungsempfinden zu hören. Auch wenn dies bedeutet, dass es seinen Teller eben nicht leer isst.

Ich denke und hoffe, dass sich die Essenserziehung in den nächsten Jahrzehnten der veränderten Situation anpasst und sich auf gesellschaftlicher Ebene ein anderer Umgang etabliert. Es wäre wohl auch viel erwartet, dass sich etwas so Gravierendes in nur wenigen Jahren perfekt einspielt.

Vor diesem Hintergrund finde ich es nicht im Geringsten merkwürdig, dass bereits die Mehrheit der Menschen übergewichtig ist und ein großer Prozentsatz sogar adipös. Dass es nachvollziehbar ist, ändert allerdings nichts an den Konsequenzen und daran, dass viele von uns »nachlernen« müssen, vor allem in Bezug auf das Erreichen einer ausgewogenen Energiebilanz.

Eigentlich werden wir von der Diätindustrie verarscht!

Auch das ist nicht unbedingt Fettlogik, da ein großer Teil der Diätindustrie tatsächlich unseriöse oder wirkungslose Mittelchen verkauft. Allerdings, und hier wird es fettlogisch, wird uns auf der anderen Seite vorgemacht, die Diätindustrie wäre eine zentrale, gesellschaftliche Macht, die ein völlig absurdes Ideal propagiert. Dieses Ideal sei nur erreichbar durch besondere Mittel wie Diätprodukte, mit denen dann Milliarden verdient würden.

Doch erstens ist dazu zu sagen: Ungefähr die Hälfte aller Werbung betrifft Nahrungs- und Genussmittel. Es ist ziemlich offensichtlich, dass keiner der betreffenden Wirtschaftszweige etwas davon hat, wenn Menschen Gewicht reduzieren. Gewichtsreduktion bedeutet so gut wie immer auch eine Verringerung des Konsums. Die Wirtschaft will aber, dass wir konsumieren, und dabei gehen Nahrungsmittel- und Diätindustrie Hand in Hand.

Unternehmen, die uns nutzlose Pülverchen oder die neuste Sommer-Kohlsuppen-Ananas-LowCarb-Diät andrehen wollen, sind natürlich auf Gewinn aus und nicht ernsthaft an unserer Gesundheit interessiert. Doch von vernünftigem Abnehmen, also Kalorienreduktion, profitiert auch die Diätindustrie nicht.

Nahrungsmittel- und Diätindustrie haben prinzipiell dasselbe Ziel: uns einzureden, dass wir möglichst viel Essen konsumieren sollen, dass uns das Essen glücklich und gesund macht und dass es keinesfalls am (übertriebenen) Essen liegt, wenn wir dick werden. Stattdes-

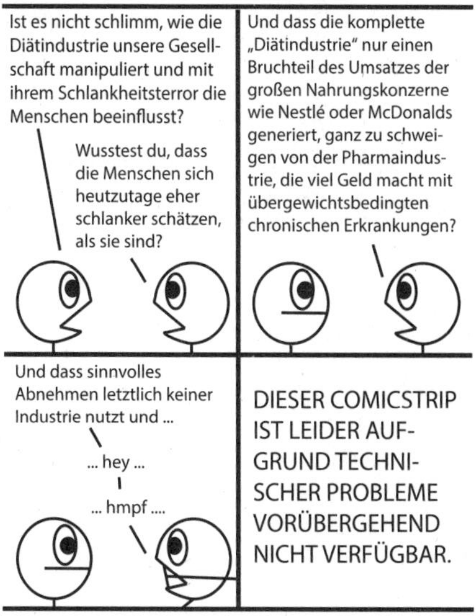
Ist es nicht schlimm, wie die Diätindustrie unsere Gesellschaft manipuliert und mit ihrem Schlankheitsterror die Menschen beeinflusst?
Wusstest du, dass die Menschen sich heutzutage eher schlanker schätzen, als sie sind?
Und dass die komplette „Diätindustrie" nur einen Bruchteil des Umsatzes der großen Nahrungskonzerne wie Nestlé oder McDonalds generiert, ganz zu schweigen von der Pharmaindustrie, die viel Geld macht mit übergewichtsbedingten chronischen Erkrankungen?
Und dass sinnvolles Abnehmen letztlich keiner Industrie nutzt und ...
... hey ...
... hmpf ....
DIESER COMICSTRIP IST LEIDER AUFGRUND TECHNISCHER PROBLEME VORÜBERGEHEND NICHT VERFÜGBAR.

sen sollen wir darauf vertrauen, dass es Mittelchen und Geheimtricks gibt, die uns erlauben, weiterzuschlemmen und trotzdem abzunehmen. Bloß nicht *weniger* konsumieren, sondern am besten viel konsumieren, und *dazu* noch die Mittel, um abzunehmen.

Dass die Menschen tatsächlich abnehmen und anschließend durch weniger Nahrung pro Tag das Gewicht halten, ist das Letzte, was Nahrungsmittel- und Diätindustrie wollen, denn dann verkaufen sie ja weniger. Die Botschaft, dass man alles gleichzeitig bekommen kann, »essen, so viel man will« und »den perfekten Körper«, kommt gut an. Niemand schränkt sich gerne ein. Daher fallen Versprechungen von »besseren« und »einfacheren« Lösungen auf fruchtbaren Boden, selbst wenn diese mit Kosten verbunden sind. Und wenn das eine Diätmittelchen nicht wirkt, bietet die *Frau von Heute* oder die *Apothekenumschau* bereits das nächste Mittel an, das garantiert im Schlaf Fett verbrennt oder dafür sorgt, dass nur 2 Prozent der Kalorien im Essen aufgenommen werden und im Nu ohne Mühe zur Traumfigur verhilft.

Hier gegen die Fettlogik angehen heißt: die Produkte der Diätindustrie als Scharlatanerie erkennen und stattdessen eine individuelle, vernünftige und ärztlich kontrollierte Gewichtsabnahme in die Wege leiten.

Ich kenne jemanden, der mit einer bestimmten Diät richtig viel abgenommen hat! Die ändert den Stoffwechsel, und man kann so viel essen, wie man will!

Immer wieder werben Ernährungsgurus damit, dass eine bestimmte Form der Ernährung wie Atkins, Rohkost, LowCarb oder Veganismus den Stoffwechsel so beeinflusst, dass man anschließend essen könne, so viel man wolle (im Rahmen der Ernährungsregeln), und auch von 5000 kcal am Tag noch abnähme.

Das ist Unsinn.

Unsinn mit einem Hauch Wahrheit, um genau zu sein. Denn tatsächlich bringen einen bestimmte Ernährungsformen oft dazu, weniger essen zu *wollen*. Womit dann die Behauptung, man könne »essen, so viel man wolle«, und dennoch abnehmen, wieder passt. Nur ist das eben keine Magie, und es funktioniert auch nicht für jeden, denn manch einer lässt sich nicht *austricksen* und nimmt eben dennoch ein Kalorienplus zu sich, welches dann nur nicht aus Kuchen, sondern aus Hühnchenfleisch oder Brokkoli besteht.

Untersuchungen zeigen, dass eiweißreiche Ernährung den Appetit verringert und Menschen im Schnitt bei einer proteinreichen Mahlzeit 440 kcal weniger konsumieren (Weigle et al., 2005). Ein Grund dafür ist, dass Eiweiß länger sättigt und den Blutzuckerspiegel weniger beeinflusst. Während einfache Kohlenhydrate wie Zucker oder

Weißmehl schnell vom Blut aufgenommen werden, sehr schnell viel Energie geben und dann zu einem »Absturz« führen, sorgen Ballaststoffe (z. B. in Obst, Gemüse oder Vollkornprodukten) dafür, dass die Kohlenhydrate langsamer und konstanter ins Blut gelangen, damit länger sättigen und nicht zu plötzlichen Hungerattacken nach einem »Zuckerhoch« führen. Auch Eiweiß und Fett werden langsamer verarbeitet und geben länger Energie.

Während also ein Stück Kuchen mit 500 kcal und ein Stück Putenfleisch mit Brokkoli mit 500 kcal dieselbe Menge Energie liefern, wird der Kuchen schnell verarbeitet und gibt unmittelbar viel Energie. Dies kann ein Glücksgefühl verursachen, ähnlich wie Kaffee oder Nikotin oder sogar Kokain, die allesamt aufputschend wirken. Nach dem Rausch kommt aber der Absturz, wir nehmen wahr, wie der Blutzucker wieder sinkt. Das fühlt sich unangenehm an, sodass das Bedürfnis entsteht, gegenzusteuern. Natürlich am liebsten mit etwas, das den Blutzucker wieder schnell hochtreibt. Das Paradoxe daran ist, dass eine Ernährung mit viel Zucker und Weißmehl oft weniger zufrieden macht, obwohl man sich leckere Sachen *gönnt*. Und doch hat man nie das Gefühl, wirklich *genug* zu essen, und ist ständig damit beschäftigt, den Blutzucker wieder hochzuregeln.

Das Gesundheitsportal MedicineNet erklärt darüber hinaus, dass Menschen, die über längere Zeit erhöhte Blutzuckerwerte haben, irgendwann so an dieses Level gewöhnt sein können, dass sie Symptome von Unterzuckerung spüren, wenn ihr Blutzuckerspiegel auf ein normales Niveau sinkt. Ihr Herzschlag kann steigen, sie beginnen zu schwitzen und zu zittern und erleben Unruhe, Ängstlichkeit und Schwindelgefühle. Dies gleiche einer Art Entzugssymptomatik.

Ballaststoffreiche Lebensmittel wie Obst haben zwar ebenfalls viel Zucker, wie auch Vollkornbrot oft dieselbe Menge Kohlenhydrate hat wie Weißmehl, aber durch die langsamere Aufnahme der Energie kommt es eben nicht zu Hochs und Tiefs, sondern zu einer konstanten Energieabgabe.

Darüber hinaus haben ballaststoffreiche Lebensmittel ein deutlich größeres Volumen. Ein Pfund Möhren hat weniger als 200 kcal – es ist deutlich einfacher, nebenbei einen 50-Gramm-Riegel Snickers (242 kcal) zu essen als ein Pfund Möhren. Davon ausgehend, dass Gemüse im Schnitt um die 30 kcal pro 100 g hat und Obst um die 60 kcal pro 100 g, ist es rein physisch schwierig, sich mittels Rohkost zu überessen. Ein großer, kräftiger Mann mit einem Bedarf von 2500 kcal pro Tag müsste über 5 kg Obst und Gemüse pro Tag essen, um davon zuzunehmen. Selbst für Menschen mit großem Appetit dürfte das eine Herausforderung darstellen.

Das Geheimnis der Superdiäten ist daher, dass sie bei vielen Menschen ohne das Gefühl von Einschränkung zu einer Reduktion der Kalorienaufnahme führen, weil diese dank eiweißreicher oder ballaststoffreicher Ernährung weniger Appetit verspüren. Das setzt allerdings nicht die Kalorienbilanz außer Kraft. Es lässt sich selbstverständlich mit 1000 kcal Kuchen ebenso Gewicht reduzieren wie mit 1000 kcal Gemüse oder Eiweiß.

Ein Beweis hierfür sind zwei Männer, ein Lehrer und ein Universitätsmitarbeiter, die beide mit »ungesundem Essen« stark abnahmen, indem sie nur bis zu einem bestimmten Kalorienlimit aßen. Der Lehrer John Cisna aß täglich 2000 kcal bei McDonalds und nahm damit innerhalb von sechs Monaten von 127 kg auf 101 kg ab, wodurch es ihm gelang, seinen zuvor schwer adipösen BMI auf 30 zu senken (Pawlowski, 2014).

Mark Haub, Mitarbeiter der State University in Kansas, aß täglich 1800 kcal Süßigkeiten wie Donuts und Twinkies und verlor damit in zwei Monaten 12 kg, was ihn vom leichten Übergewicht in den normalgewichtigen Bereich brachte. Überraschenderweise verbesserten sich trotz der ungesunden Ernährung seine Blutwerte dabei: Das schlechte LDL-Cholesterin fiel um 20 Prozent, das gute HDL-Cholesterin stieg um 20 Prozent, und die Blutfettwerte sanken um 39 Prozent (Park, 2010).

Auch größer angelegte Studien, in denen verschiedene Ernährungsformen verglichen wurden, zeigten ähnliche Ergebnisse. Golay et al. (2000) ließen adipöse Krankenhauspatienten beispielsweise 1100 kcal pro Tag zu sich nehmen, und zwar entweder in Form einer fettarmen oder einer kohlenhydratreduzierten, aber dafür fettreicheren Diät. Beide Gruppen nahmen gleich viel ab, und ihre Blutwerte sowie ihr Blutdruck verbesserten sich gleichermaßen deutlich, unabhängig von der Ernährungsform. Eine ähnliche Studie hatte die Forschergruppe bereits vier Jahre zuvor durchgeführt (Golay et al., 1996), und auch hier nahmen die Patienten mit 1200 kcal pro Tag mit kohlenhydratreicher oder kohlenhydratarmer Ernährung gleichermaßen ab, und ihre Blutwerte wurden insgesamt deutlich besser. Die Gruppe, welche kohlenhydratarm aß, verzeichnete jedoch eine deutlichere Reduktion des Blutzuckerspiegels im Vergleich zur Gruppe, die kohlenhydratreich aß.

Auch der Zuckergehalt der Diät spielt keine Rolle, solange die Kalorienaufnahme gleich ist. Surwit et al. (1997) ließen zweiundvierzig adipöse Frauen entweder mit einer zuckerreichen oder einer zuckerarmen Diät abnehmen. Beide Gruppen nahmen gleich viel ab, Blutwerte und Blutdruck verbesserten sich, und im Laufe der Zeit sank der Appetit und besserte sich die Stimmung in beiden Gruppen.

Gesundes Essen ist einfach zu teuer! Es ist nicht wichtig, wie viel man isst, sondern *was* man isst!

Betrachtet man die Ergebnisse aus dem vorherigen Kapitel, wird klar, dass das Argument, gesundes Essen sei zu teuer, nicht stimmt. Um abzunehmen, ist nicht das Entscheidende, *was* man isst, sondern *wie viel* davon. Theoretisch muss man die Ernährung nicht umstellen, es genügt, wenn man aufhört zu essen, sobald eine bestimmte Kalorienmenge erreicht ist.

Natürlich hat das, was wir essen, Einfluss auf unser Sättigungsempfinden. Nicols-Rickardson et al. (2005) verglichen beispielsweise eine proteinreiche Low-Carb-Ernährung (kohlenhydratarme Ernährung) mit einer fettarmen Ernährung bei übergewichtigen, älteren Frauen. Wahrend sowohl die fettarme als auch die kohlenhydratarme Ernährung zu Gewichtsverlust führte, berichtete die Low-Carb-Gruppe von einem geringeren Hungergefühl als die Gruppe, die fettarm aß.

Eine Studie von Johnston et al. (2014), die verschiedene populäre Diäten miteinander verglich, kam zu einem ähnlichen Ergebnis: Während die proteinbasierten, kohlenhydratarmen Diäten zu minimal besseren Resultaten in Sachen Gewichtsverlust führten, funktionierten prinzipiell alle Diäten, solange sie von den Probanden eingehalten wurden.

Grundsätzlich ist es also egal, welches Programm man wählt, ob Atkins, WeightWatchers oder Kalorienzählen. Solange man sich daran hält, weniger Energie aufzunehmen, als verbraucht wird, nimmt man ab. Ob die 1200 oder 1500 oder 1800 kcal in Form von Schokolade, Chips und Burgern konsumiert werden oder in Form von gegrilltem Hühnchen und Brokkoli, ist für das reine Abnehmergebnis sekundär.

Darüber hinaus sind viele kalorienarme und proteinreiche Lebensmittel wie Magerquark, Naturjoghurt, Eier, Naturreis, Tiefkühl- oder saisonales Obst und Gemüse sehr preiswert und lassen sich schnell und einfach zubereiten.

95 Prozent aller Diäten scheitern!

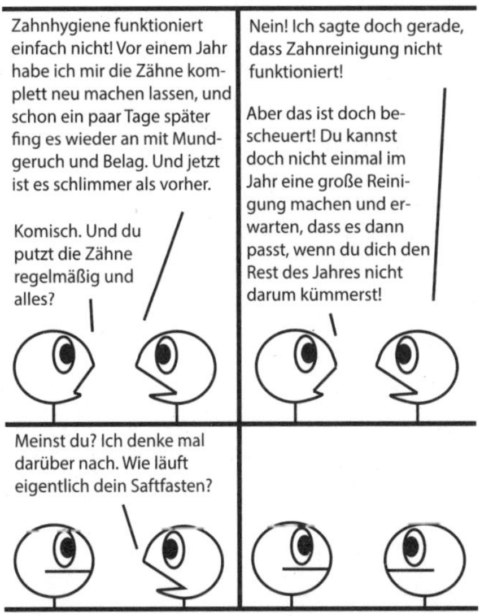
Zahnhygiene funktioniert einfach nicht! Vor einem Jahr habe ich mir die Zähne komplett neu machen lassen, und schon ein paar Tage später fing es wieder an mit Mundgeruch und Belag. Und jetzt ist es schlimmer als vorher.
Komisch. Und du putzt die Zähne regelmäßig und alles?
Nein! Ich sagte doch gerade, dass Zahnreinigung nicht funktioniert!
Aber das ist doch bescheuert! Du kannst doch nicht einmal im Jahr eine große Reinigung machen und erwarten, dass es dann passt, wenn du dich den Rest des Jahres nicht darum kümmerst!
Meinst du? Ich denke mal darüber nach. Wie läuft eigentlich dein Saftfasten?

Die Aussage, dass »95 Prozent der Diäten scheitern«, wird gerne von der Fat-Acceptance-Bewegung genutzt, um dazu aufzufordern, Fett(sein) zu akzeptieren. Sie suggerieren damit, dass 95 Prozent der Menschen unmöglich abnehmen können, und die, die es schaffen, statistische Ausreißer sind. An denen dürfe man aber keinesfalls festmachen, dass Körpergewicht kontrollierbar oder gar veränderbar sei.

Die Behauptung, grundsätzlich wäre es Menschen aus körperlichen Gründen schlicht nicht möglich, ihr Gewicht zu reduzieren, wird mit Statistiken »belegt«, denen zufolge fünf Jahre nach einer Diät 95 Prozent der Probanden ihr Ursprungsgewicht wieder erreicht oder sogar zugenommen hätten. Es ist schwierig, die Ursprünge dieses Mythos zu verfolgen, denn meist wird als »Quelle« von Blog zu Blog zu Blog verwiesen. Die meisten dieser Studien sind sehr alt, etwa von 1959, und kamen mit kleiner Probandenzahl aus einem klinischen Umfeld zustande (NY Times, 1999). Die Studien wurden mit Menschen durchgeführt, die schon zu den »harten Fällen« gehören und bereits alles Mögliche versucht hatten, bis sie schließlich an einem klinischen Programm teilnahmen. Diese als Beweis heranzuziehen ist ungefähr so, als würde man die Wirksamkeit eines Mathelernprogramms nicht am Durchschnittsschüler untersuchen, sondern an Teilnehmern von Kursen für Lernbeeinträchtigte oder Kindern mit Dyskalkulie. Heraus käme dann vielleicht, dass auch intensives Lernen die Mathematikleistung meist nicht zu einem »sehr gut« steigern kann, und daraus ließe sich dann folgern, dass Mathe-Lernen generell unnötig ist und niemandem hilft, eine gute Leistung zu erzielen.

Darüber hinaus bestanden diese früheren »Programme« zum Gewichtsverlust darin, den Menschen einen Ernährungsplan in die Hand zu drücken und sie dann damit wegzuschicken. Es ist kaum verwunderlich, dass unter solchen Bedingungen lediglich 5 Prozent der Untersuchungsteilnehmer einen dauerhaften Gewichtsverlust erreichten. Das wäre aber sicher ähnlich, böte man ein Programm für schwere Kettenraucher an und sagte ihnen dann: »Steck dir keine Zigarette mehr in den Mund. Viel Erfolg damit. Wir sehen uns dann in einem Jahr zur Nachkontrolle.«

Tatsächlich zeigen aktuellere Studien weitaus bessere Erfolgsquoten. Eine Analyse mehrerer Studien von Anderson et al. (2001) ergab, dass Teilnehmer von Abnehmprogrammen fünf Jahre nach der Teilnahme im Schnitt einen Gewichtsverlust von mehr als 3 kg halten konnten. Das mag zwar nur etwa ein BMI-Punkt sein, widerspricht aber der Aussage, dass man nach Diäten grundsätzlich mehr wiegt als zuvor. Selbst wenn ein Teil der Teilnehmer wieder etwas Gewicht zunimmt, ist der generelle Trend ermutigend.

Wing und Phelan (2005) geben an, dass etwa 20 Prozent der Teilnehmer von Abnehmprogrammen einen Gewichtsverlust von mindestens 10 Prozent ihres ursprünglichen Körpergewichts halten.

Wadden et al. (2011) untersuchten über vier Jahre den Gewichtsverlust von Typ-2-Diabetikern, und hier schafften es 45 Prozent, einen Gewichtsverlust von mindestens 5 Prozent ihres ursprünglichen Körpergewichts zu erreichen und zu halten.

Eine Langzeitstudie von Thomas et al. (2014) beobachtete über zehn Jahre Menschen, die mehr als 14 kg abgenommen hatten. 87 Prozent davon hatten nach zehn Jahren noch über 10 Prozent ihres ursprünglichen Körpergewichts verloren. Dies ist auch endlich eine Studie, die »normale« Abnehmer untersucht, die größtenteils ohne medizinische Hilfe Gewicht verloren hatten.

Ebenfalls eine interessante Untersuchung stammt von McGuire und dessen Team (1999), die mittels Zufallsauswahl Telefoninterviews durchführten. Unter den Befragten hatten über die Hälfte (54 Prozent) schon einmal mehr als 10 Prozent ihres Körpergewichts verloren, davon etwa zwei Drittel freiwillig. Unter jenen, die gezielt abgenommen hatten, hielt etwa die Hälfte diesen Gewichtsverlust zum Befragungszeitraum für über ein Jahr und etwa ein Viertel der Befragten sogar mehr als fünf Jahre. Das Gute an dieser Studie ist, dass die Auswahl vollkommen zufällig erfolgte und damit ein gutes Abbild der Allgemeinheit darstellt: Weder handelt es sich um schwere Fälle, die an medizinischen Programmen teilnehmen, noch um Menschen, die sich selbst registrierten. Aus meiner Sicht spiegelt diese Untersuchung daher am ehesten die tatsächliche Erfolgsquote wider.

Es ist schwer, wirklich zuverlässige Angaben darüber zu finden, wie viele Menschen beim Abnehmen erfolgreich sind. Ich kenne Menschen, die alle paar Monate ein paar Wochen irgendeine Diät machen, fasten oder entgiften, um damit ihre stetige Gewichtszunahme über die restlichen Monate hinweg auszugleichen. Die also täglich ein paar hundert Kalorien zu viel zu sich nehmen und dann, nachdem sie 3 bis 4 Kilo zugenommen haben, eine zweiwöchige Fastenkur machen. Ist die Diät dieser Menschen dann erfolgreich, oder ist sie gescheitert? Das ist schwer zu definieren, denn einerseits nehmen sie mit der Diät ab, andererseits nehmen sie danach wieder zu. Im Sinne ihres Zieles, nämlich das Gewicht in einem für sie akzeptablen Bereich zu halten, sind sie erfolgreich, auch wenn sie auf diese Art eine Versagensquote von 100 Prozent für jede einzelne ihrer Diäten produzieren.

Natürlich ist es eine Frage der Einstellung, denn wenn man abnehmen will, muss man für einen begrenzten Zeitraum weniger Kalorien zu sich nehmen als »normal«. Die meisten Menschen vergessen allerdings, dass sie nicht auf ihr Übergewicht gekommen sind, indem sie normal gegessen haben, sondern dadurch, dass sie mehr als normal aßen. Wer nach der Diät tatsächlich normal im Sinne von »dem Bedarf angemessen« isst, der nimmt auch nicht zu. Wer allerdings normal im Sinne von »wieder so wie vor der Diät« isst, der landet logischerweise wieder am Ausgangspunkt, woran dann aber nicht die Diät die Schuld trägt.

Zu sagen, dass 95 Prozent aller Abnehmer wieder zunehmen und dieser Umstand beweist, dass Diäten nicht funktionieren, ist genauso, als würde man sagen, dass aufgrund der geringen Erfolgsquote von Entwöhnung bei Rauchern (sechs von sieben Nichtrauchern fangen wieder an zu rauchen) Nichtrauchen nicht funktioniert. Selbstverständlich funktioniert Nichtrauchen. Wenn man sich keine Zigarette in den Mund steckt und anzündet, dann ist man erfolgreicher Nichtraucher. Der Körper produziert keine Jojo-Zigarette, die sich von selbst auf den Lippen materialisiert, genauso wenig wie der Körper nach einer Diät nicht »einfach so« wieder zum Ursprungsgewicht zurückkehrt. Menschen kehren zu ihren alten Gewohnheiten zurück.

Fazit: Abnehmen funktioniert. Diäten funktionieren. 100 Prozent der Menschen sind in der Lage, abzunehmen.

Jojo-Diäten sind viel schädlicher als Dicksein!

Diese Behauptung habe ich schon häufiger gelesen. Sie trifft trotzdem nicht zu. Jeffery et al. untersuchten 1992 genau diese Frage mit 202 adipösen Versuchspersonen, um festzustellen, ob starke Gewichtsschwankungen von über 4,5 kg eine Erhöhung des Risikos für Herz-Kreislauf-Erkrankungen bedeuten. Die Ergebnisse unterstützten die Hypothese nicht, da die Werte sich nicht signifikant zwischen den konstant Adipösen und den Adipösen mit starken Gewichtsschwankungen unterschieden. Bei sieben Teilnehmern war der Unterschied sogar entgegen der Erwartung: Sie waren gesünder als die konstant Adipösen.

Auch ein neuer Übersichtsartikel aus 2014 von Mehta et al. weist darauf hin, dass Beweise für einen angeblich negativen Effekt der Jojo-Diäten spärlich bis kaum vorhanden sind. NBC-News (2011) verweist auf eine Studie mit Mäusen, der zufolge es sogar besser ist, eine Jojo-Diät zu machen als konstant adipös zu sein. Die übergewichtigen Mäuse hatten schlechtere Blutwerte und erreichten nur drei Viertel der Lebenszeit der restlichen Mäuse. Die Jojo-Mäuse hatten zwar in ihrer übergewichtigen Phase genauso schlechte Blutwerte wie die konstant übergewichtigen Mäuse, aber bessere Werte während der Zeit, in der sie abnahmen. Sie lebten fast genauso lang wie die konstant schlanken Mäuse.

Eine sehr große Langzeitstudie von Stevens et al. (2012) untersuchte ebenfalls die Frage, ob Jojo-Diäten die Lebenszeit verkürzen. Sie gelangten zu dem Resultat, dass Studien, die ein erhöhtes Sterberisiko fanden, nicht zwischen gezieltem Abnehmen und unfreiwilligem Gewichtsverlust unterschieden. In Folge vieler lebensgefährlicher Erkrankungen wie Krebs, Schlaganfall oder Diabetes nehmen Menschen oft massiv an Gewicht ab, sodass Studien, die diesen Faktor nicht kontrollieren, zu dem Ergebnis kommen, dass Gewichtsschwankungen mit Sterberisiko zusammenhängen. Tatsächlich verursacht jedoch die Erkrankung sowohl die Gewichtsschwankung als auch den Tod. Das ist keinesfalls vergleichbar mit gesunden Personen, die sich bewusst entscheiden, ihr Gewicht zu reduzieren. In ihrer Studie kontrollierten die Forscher diese Faktoren und fanden heraus, dass bis zu vier Gewichtsabnahmen in der Vergangenheit mit einem verringerten Sterberisiko einhergingen, über vier Gewichtsabnahmen jedoch keinen weiteren Einfluss auf das Sterberisiko hatten. Schädlich war das Abnehmen also in keinem Fall.

Aber wie ist es mit der psychologischen Seite? Wenn Jojo-Diäten körperlich kein Risiko bergen und auch nicht »den Stoffwechsel kaputtmachen«, könnten sie vielleicht dazu führen, dass Jojo-Abnehmer schlechtere Chancen haben, dauerhaft abzunehmen? Nein. Die Tatsache, dass bereits früher (Jojo-)Diäten stattgefunden haben, ist kein Negativfaktor für den Erfolg in der Zukunft. Weder auf körperlicher noch auf psychischer Ebene bedeutet die Tatsache, schon mal ab- und wieder zugenommen zu haben, dass die Wahrscheinlichkeit für den Erfolg einer dauerhaften Gewichtsreduktion sinkt (Mason et al., 2013).

Der Forscher Rüther erklärt darüber hinaus, dass auch der durchschnittliche Raucher im Schnitt sechs erfolglose Versuche hinter sich hat und erst der siebte erfolgreich ist. Jeder erfolglose Versuch bringe einen dem Ziel näher.

Ich denke, mit dem Abnehmen verhält es sich ähnlich. Die früheren Versuche lassen sich nutzen, um zu analysieren, mit was man Probleme hat, was funktioniert und welche Strategie erfolgversprechend sein kann. Ein eingehender Blick zurück verbunden mit der Frage, wo bestimmte Knackpunkte lagen, kann helfen, in Zukunft bessere Möglichkeiten zu finden, das Gewicht zu senken und dann auch zu halten.

Eine Leserin meiner Online-Publikation schrieb mir, dass ihr bei bisherigen Abnehmversuchen der Mythos des »Hungerstoffwechsels« stark im Weg gestanden habe. Ihr sei immer gesagt worden, sie müsse täglich mindestens 1200 kcal essen, um nicht in den Hungermodus zu geraten. Als kleine, eher inaktive Frau ließ ihr das nur ein geringes Defizit, sodass ihr bereits einmaliges Schlemmen am Wochenende oder an einem Geburtstag gleich das Ergebnis für die ganze Woche »kaputtmachte«. Es sei dann zu der paradoxen Situation gekommen, dass sie sich an normalen Arbeitstagen, an denen sie eher wenig Appetit hatte, zum Essen gezwungen habe, um nur ja nicht in den Hungermodus zu kommen, und dann bei Gelegenheiten wie Essenseinladungen das Gefühl hatte, sich stark einschränken zu müssen. Den Mythos Hungerstoffwechsel abzulegen, hatte ihr geholfen, zu einem entspannten Essverhalten zu finden, da sie an appetitlosen Tagen so ohne Zwang wenig aß und dadurch gleichzeitig Luft hatte, auch beim gelegentlichen Ausgehen ordentlich zu schlemmen und dennoch über die Wochen hinweg stetig abzunehmen. Das ist natürlich der Idealfall: Bestimmte Probleme identifizieren zu können, um dann verhältnismäßig mühelos mit einer anderen Strategie Erfolg zu haben.

Man muss seinem Körper geben, was er will. Ständige Einschränkung ist schlecht für die Gesundheit.

Ich bin die Letzte, die gegen Genuss ist, allerdings enthält dieses Statement doch eine gehörige Portion Fettlogik.

Von Vertretern des »intuitiven Essens« wird gerne behauptet, dass der Körper intuitiv »weiß«, was er braucht. Beispiel: Wenn man ein Bedürfnis nach Schokolade hat, beinhaltet diese einen Nährstoff, den der Körper gerade benötigt. Nun mag es durchaus Menschen geben, die intuitiv gesund essen, aber dennoch hat der Körper evolutionär eine Vorliebe für süße und fettige Nahrung, also maximal kalorienreich.

Das war früher, als es noch generell weniger und keine industriell verarbeiteten Lebensmittel gab, eine sinnvolle Strategie. Die kalorienreichsten Nahrungsmittel damals waren Nüsse, fetter Fisch oder fettes Fleisch, aber das musste mühsam gesucht, gefangen oder erlegt werden. Evolutionär gesehen ergab es Sinn, einen starken (Geschmacks-) Anreiz für solche Lebensmittel zu setzen, damit diese wichtigen Nährstoffe auch konsumiert wurden, statt dass der Mensch sich den ganzen Tag mit Gemüsepflanzen und Beeren vollstopfte.

Wenn es also nach unserem Körper ginge, würde er fast immer lieber einen fetten Burger oder Schokolade essen als eine Karotte oder einen Apfel. Im Falle von jemandem, der bereits ein unausgewogenes Essverhalten hat, also Über- oder Untergewicht (oder Normalgewicht mit ungesunder Ernährung), ist *intuitiv essen* ähnlich sinnvoll, wie wenn ein Alkoholiker *intuitiv trinkt.* Die körperlichen Signale sind längst durcheinander, und auch ein Alkoholiker hat körperlich das Gefühl, Alkohol zu *brauchen*, er wird unruhig, spürt ein starkes Verlangen und kriegt sogar Entzugssymptome wie Zittern, wenn er nicht konsumiert. Der Körper ist so stark an das Suchtmittel gewöhnt, dass das System sich darauf eingestellt hat. Ebenso wie sich unser System an ungesundes Essen längerfristig anpasst, etwa durch Änderung der Darmbakterien.

In diesem Fall muss der Körper erst wieder bewusst trainiert werden, um vielleicht nach einigen Monaten oder Jahren eine gesunde Intuition entwickelt zu haben.

Dass intuitives Essen gesünder ist, ergibt sich meiner Einschätzung nach aus einem umgekehrten Ursache-Wirkungs-Zusammenhang: Menschen, die nie mit Gewicht oder Gesundheit Probleme hatten, essen im Schnitt wesentlich häufiger intuitiv als diejenigen, die Schwierigkeiten haben oder hatten. Die meisten Menschen, die durch intuitives Essen in ungesunde Dimensionen gelangen (sei es Körpergewicht oder andere Probleme), werden an irgendeinem Punkt versuchen, mit bewussten Strategien (Diäten, Ernährungspläne, Kalorienzählen) gegenzusteuern, womit sie aus der Gruppe der intuitiven Esser herausfallen.

Zu sagen, dass kontrolliertes Essen schlecht ist, wäre so, als würde man sagen, dass häufiges Zum-Arzt-Gehen ungesund ist, weil Menschen, die oft zum Arzt gehen, öfter krank sind. Allerdings ist man nicht krank, weil man beim Arzt im Wartezimmer sitzt, sondern man ist da, weil man krank ist. Es wäre idiotisch, zu einem schwer Kranken zu sagen, er solle lieber nicht zum Arzt gehen, weil Arztbesuche und Krankheiten zusammenhängen.

Und was das »Einschränken ist auf jeden Fall schlecht« angeht: Bereits seit über siebzig Jahren ist bekannt, dass dauerhafte Kalorienbegrenzung die Langlebigkeit bei verschiedenen Tierarten erhöht, etwa Ratten, Mäusen, Hamstern, Hunden und Fischen. Die Kalorienbegrenzung verzögert den Alterungsprozess und verhindert die Entstehung chronischer Krankheiten im Alter. Offenbar liegt dies nicht nur an der Reduktion von Körperfett, sondern auch an der Kalorienbegrenzung selbst (Masoro, 2005).

Carillo und Flouris (2011) gehen davon aus, dass Kalorienbegrenzung die Körpertemperatur absenkt, was wiederum direkte positive Effekte auf die Langlebigkeit hat, da es unter anderem die Hormonregulierung beeinflusst und Entzündungen verhindert. Es ist jedoch noch nicht vollkommen geklärt, wie genau Kalorienbegrenzung das Altern verzögert. Klar scheint jedoch, dass sowohl ein geringerer Körperfettanteil als auch eine verringerte Kalorienaufnahme direkte positive Effekte auf körperliche Gesundheit und Langlebigkeit haben.

Mir ist Genuss wichtiger!

Meine Entscheidung zum Dicksein beruhte auf zwei Hauptannahmen: Dick sein ist nicht allzu ungesund, und schlank sein wäre (für mich) mit enormen Einschränkungen, Selbstkasteiung und Verzicht verbunden.

Hier ist ein beispielhafter Tag mit ca. 1200 kcal: Der Tag beinhaltet ein großes Waffelfrühstück mit vier Waffeln, zwei großen Hauptmahlzeiten und zwei Zwischenmahlzeiten. Ich kann nicht sagen, dass ich unter diesem Ernährungsplan Hunger gelitten hätte oder gar auf Genuss hätte verzichten müssen. Im Internet finden sich haufenweise Rezepte für Mahlzeiten mit wenig Kalorien, und auch die bisherigen Mahlzeiten lassen sich oft so abwandeln, dass sie wesentlich kalorienärmer sind und dabei nicht schlechter schmecken. Mein Salat beispielsweise, der auf stolze 1500 kcal kam, ist mittlerweile, je nachdem, worauf ich Lust habe, zwischen 200 und 500 kcal *schwer*. Die Abwandlung war nicht so gravierend: Der fette Lachs wurde durch Huhn oder Pute ersetzt, die Kugel Mozzarella ist durch eine halbe Kugel fettarmen Mozzarella deutlich weniger mächtig, der Salat mit Tomate und Paprika blieb gleich, und das Fertig-Kräuterdressing mache ich statt mit drei Esslöffel Öl mit Wasser und etwas Süßstoff. Geschmack-

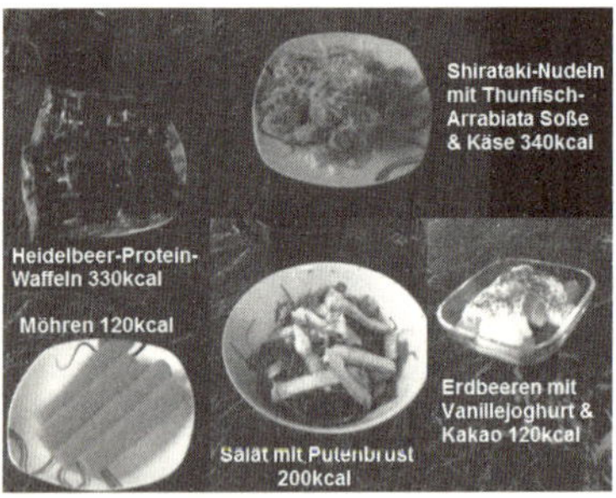
Shirataki-Nudeln mit Thunfisch-Arrabiata Soße & Käse 340kcal
Heidelbeer-Protein-Waffeln 330kcal
Möhren 120kcal
Erdbeeren mit Vanillejoghurt & Kakao 120kcal
Salat mit Putenbrust 200kcal

lich hat sich dadurch nicht viel geändert, der Genuss ist gleich geblieben, obwohl ich so locker 1000 kcal einspare.

Es lohnt sich aus meiner Sicht definitiv, nach solchen Gerichten zu suchen und auch neue Dinge zu probieren. Mir jedenfalls hat das Ausprobieren neuer Rezepte viel Spaß gemacht. Es bereitet mir oft sogar mehr Freude als das gedankenlose Essen zuvor. Seit ich bewusst Kalorien dafür »ausgebe«, weiß ich das Essen eher mehr zu schätzen und erlebe so den Genuss bewusster.

Mittlerweile habe ich mein Zielgewicht erreicht und treibe viel Sport. Und da mein Stoffwechsel durch das Abnehmen nicht *kaputt* ist, nehme ich pro Tag etwa 2500 bis 3000 kcal zu mir. Das entspricht etwa dem, was ich früher gegessen habe, als ich 150 kg wog. Ein positiver Nebeneffekt meiner Abnahme ist der Sport, den ich früher als Qual empfand und der mir heute Freude bereitet.

In der Bilanz bedeutet das für mich auf diese Art nicht weniger, sondern mehr Genuss: Ich freue mich auf eine Stunde Crosstrainer mit meiner Lieblingsserie, eine Runde Joggen, eine Radtour mit meinem Mann oder darauf, mich mit einer Freundin zum Krafttraining zu treffen. Zum ersten Mal in meinem Leben fällt mir abends manchmal auf, dass ich den Tag über zu wenig gegessen habe und nun eigentlich eine Tafel Schokolade oder eine Tüte Chips essen könnte. Es hat zwar über ein Jahr gedauert, an diesen Punkt zu kommen, und in diesem Jahr war definitiv Verzicht die Regel. Aber es war und ist eben nicht so, wie ich befürchtet hatte: dass ich mich entscheiden müsste zwischen Lebensfreude durch Genuss und Schlanksein durch Verzicht.

Dass Schlanksein von so vielen als genussfeindlich gesehen wird, ist meiner Ansicht nach ein großes Problem. Weil dies genau wie die Klischees und Vorurteile über disziplinlose oder faule Übergewichtige suggeriert, Normalgewicht könnte nur mit permanenter Disziplin gehalten werden und stünde für ein freudloses Leben.

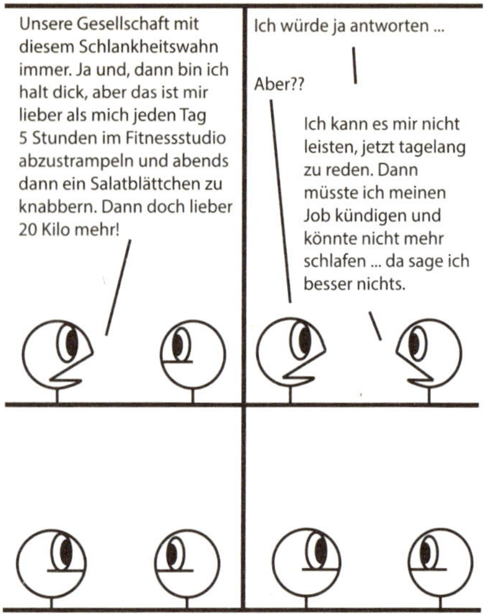

Ich sehe es mittlerweile gegenteilig. Auch als ich mir eingeredet hatte, mein Übergewicht zu akzeptieren, war Essen immer mit einem schlechten Gewissen verbunden. Wann immer ich Schokolade aß oder Pizza bestellte, war ich mir stets bewusst, dass ich das eigentlich nicht tun sollte. Der Genuss war immer ein wenig dadurch getrübt, dass ich im Hinterkopf ein schlechtes Gewissen hatte. Heute ist paradoxerweise genau das Gegenteil der Fall. Kalorienzählen macht mir nicht *mehr* Schuldgefühle, sondern weniger. Ich kann mich bewusst für eine ganze Packung Pralinen entscheiden, wenn mir danach ist, und diese dann ohne Reue genießen, weil ich weiß, dass das in meinen Tag passt.

Das Lustige ist, dass ich nun oft die *andere Seite* dessen erlebe, was ich jahrelang dachte. Wenn ich mich etwa zum Essen verabrede, dann plane ich so, dass ich schlemmen kann. Wenn ich dann den zweiten Teller am Buffet volllade, wird das manchmal tatsächlich mit »Hast du ein Glück, dass du so viel essen kannst« kommentiert. Menschen, die mich vorher nicht kannten, gehen davon aus, ich wäre mit einem schnellen Stoffwechsel gesegnet, und Menschen, die mich kannten, sind meist fassungslos, dass ich »noch normal esse«. Es ist eine interessante Erfahrung, nach all den übergewichtigen Jahren als naturschlank oder mit schnellem Stoffwechsel gesegnet wahrgenommen zu werden. Früher habe ich mich genau danach gesehnt – heute ist es mir ein Bedürfnis, zu sagen: »Nein! Das stimmt nicht. Mein Stoffwechsel ist nicht besonders, und mit Glück hat das gar nichts zu tun!«

Man muss bestimmte Regeln befolgen, um abzunehmen!

Von »Man muss sechs kleine Mahlzeiten essen, um abzunehmen« über »Man muss frühstücken, um den Stoffwechsel in Gang zu bringen« bis hin zu »Man muss mindestens 1200 kcal essen« oder »Man muss abends auf Kohlenhydrate verzichten« existieren tausende (sinnlose) Vorschriften über Abnehmen oder gesunde Ernährung«.

Letztlich ist das Einzige, was zählt, die tägliche Kalorienmenge. Es ist egal, ob man sie in sechs Mahlzeiten, in zwanzig oder in einer isst. Die »Sechs Mahlzeiten pro Tag«-Regel beispielsweise wurde mittlerweile schon x-mal widerlegt und hält sich dennoch als hartnäckiger Mythos. Bellisle et al. (1997) konnten zeigen, dass es den Energiebedarf nicht beeinflusst, wie die Nahrung über den Tag verteilt wird (mehrere kleine oder wenige große Mahlzeiten). Und Cameron et al. (2010) bewiesen, dass es keinen signifikanten Unterschied im Gewichtsverlust gibt zwischen den Abnehmern, die ihre Kost in sechs Mahlzeiten über den Tag hinweg erhielten, und denjenigen, die lediglich drei Mahlzeiten aßen.

Abgesehen vom Abnehmen, bei dem die Anzahl und/oder Verteilung der Kalorien über den Tag keinen Unterschied macht, gibt es jedoch Hinweise darauf, dass (zu) häufiges Essen kleinerer Mahlzeiten über den Tag die Blutzuckerregulierung negativ beeinflussen kann. Der Körper gewöhnt sich dann sozusagen an ständige Energiezufuhr und verlernt, den Blutzucker selbst zu regeln. Dagegen kann das sogenannte »intermittierende Fasten« äußerst positive Effekte auf die

Blutzuckerregulierung haben. Beim intermittierenden Fasten werden entweder ganze Fastentage eingelegt, oder man begrenzt die Nahrungsaufnahme auf eine bestimmte Zeit pro Tag (zum Beispiel vier Stunden vormittags) und fastet dann zwanzig Stunden.

Paradoxerweise ist die Reaktion der *Außenwelt* darauf meist: »Das muss doch ungesund sein!« Das zeigt nur ein weiteres Mal, wie viele dieser Ernährungsregeln unhinterfragt herumgeistern und teilweise auch von sogenannten Experten weitergegeben werden, ohne dass sie durch tatsächliche Forschungsergebnisse belegt sind.

Für den Erfolg beim Abnehmen spielt es keine Rolle, ob man morgens frühstückt oder erst um 20 Uhr die erste Mahlzeit vertilgt. Es ist egal, ob man abends Kohlenhydrate oder Eiweiß zu sich nimmt, und zur Mindestmenge an Kalorien habe ich mich ja bereits mehrfach geäußert. Manche dieser Interventionen haben natürlich einen kurzfristigen Effekt auf der Waage. Esse ich abends eine große Portion Nudeln, dann wiege ich am nächsten Tag morgens logischerweise mehr, weil alles noch im System ist. Esse ich nach einer kohlenhydratarmen Phase plötzlich mehr Kohlenhydrate, wird mehr Wasser gebunden – dasselbe mit salzreicher Kost. Aber auch zum Thema kurzfristige Gewichtsänderungen habe ich mich bereits hinreichend geäußert. Für den langfristigen Fettverlust ist es vollkommen irrelevant, wann und wie und was man isst.

Manche Regeln basieren auf tatsächlichen Studienergebnissen. Dazu sei gesagt, dass das, was in der Wissenschaft als Unterschied zählt, letztlich eine Differenz von wenigen Kalorien ausmachen kann. Ob man morgens mit Frühstück den Stoffwechsel »ankurbelt«, mag einen Unterschied von zehn Kalorien ausmachen, wenn man dasselbe Frühstück statt direkt nach dem Aufstehen vier Stunden später isst und ansonsten alles gleich macht. Aufgrund solcher »Man muss frühstücken«-Regeln fühlen sich jedoch manche Menschen, die morgens eigentlich keinen Appetit haben, genötigt, sich irgendetwas hineinzuzwingen. Im schlechtesten Fall essen die Leute dann insgesamt mehr, weil das Frühstück irgendwie gar nicht zählt, da es mehr Pflicht als Vergnügen ist.

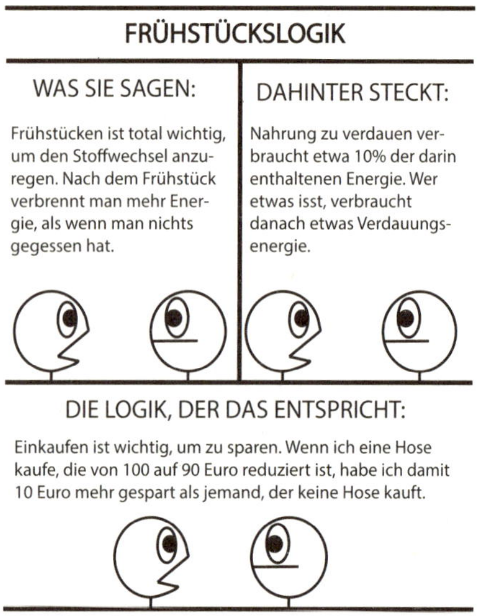
FRÜHSTÜCKSLOGIK
WAS SIE SAGEN:
Frühstücken ist total wichtig, um den Stoffwechsel anzuregen. Nach dem Frühstück verbrennt man mehr Energie, als wenn man nichts gegessen hat.
DAHINTER STECKT:
Nahrung zu verdauen verbraucht etwa 10% der darin enthaltenen Energie. Wer etwas isst, verbraucht danach etwas Verdauungsenergie.
DIE LOGIK, DER DAS ENTSPRICHT:
Einkaufen ist wichtig, um zu sparen. Wenn ich eine Hose kaufe, die von 100 auf 90 Euro reduziert ist, habe ich damit 10 Euro mehr gespart als jemand, der keine Hose kauft.

Die *Washington Post* (2015) hat der Wissenschaft, die hinter den Frühstückstipps steht, darüber hinaus einen äußerst interessanten Artikel gewidmet und erklärt, wie es zu der offiziellen Empfehlung kam. 2010 war diese Empfehlung offenbar aufgrund von reinen Beobachtungsstudien in die offiziellen Ernährungsrichtlinien aufgenommen worden, weil Menschen, die frühstückten, im Schnitt ein geringeres Risiko hatten, adipös zu werden. Solche Beobachtungsstudien sind allerdings keine direkten Ursache-Wirkungs-Beweise, denn es kann schlichtweg sein, dass andere Faktoren die Ursache sind für beide Effekte: das Frühstücken und das Gewicht. Aus der Tatsache, dass Menschen, die frühstücken, häufiger schlank sind, die Empfehlung abzuleiten: »Frühstücke, dann wirst du schlank!«, ist in etwa so sinnvoll, als würde man sagen: »Menschen, die den Notruf wählen, sind häufiger schwer verletzt. Um dein Verletzungsrisiko zu senken, solltest du also nicht den Notruf wählen.« In dem Artikel der *Washington Post* werden darüber hinaus mehrere Studien zitiert, die experimentell und nicht nur durch Beobachtung zeigten, dass ein Frühstück keineswegs zur Abnahme führt oder Nichtfrühstücken dick macht. Der Artikel stellt sehr gut dar, wie wenig begründet manche »offizielle Empfehlungen« sind. Und wenn man nicht weiß, wie die Empfehlungen zustande kamen, nimmt man als Laie meist an, dass schon etwas Sinnvolles dahinterstecken wird. Immerhin sind es ja offizielle Richtlinien, da wird schon etwas dran sein. Möglicherweise irgendwelche *Stoffwechseldinge*, irgendwelche *Hormonsachen* oder andere mysteriöse Einflüsse.

Die beste Strategie ist, diese ganzen Ratschläge zu ignorieren und es simpel zu halten: weniger Energie aufnehmen als verbrauchen. Es ist am Ende wichtiger, eine Ernährungsform zu finden, mit der man sich maximal wohlfühlt und die es leicht(er) macht, die persönliche Kalorienbalance zu wahren. Die Ernährung sollte weniger Generalregeln folgen, sondern den individuellen Bedürfnissen angepasst sein. Bestimmte Erkrankungen oder Veranlagungen würden durch das Befolgen mancher Regeln sogar verschlimmert. Was für die Mehrheit der Menschen funktioniert, mag für Menschen, die andere Voraussetzungen haben (beispielsweise durch Krankheiten), genau das Falsche sein. Für manche mag es etwa hilfreich sein, ganz viele kleine Mahlzeiten über den Tag hinweg zu essen. Der Effekt aufs Abnehmen ist dann allerdings kein physischer, sondern ein psychischer. In dem Fall ergibt es aus meiner Sicht auch mehr Sinn, diese vielen kleinen Mahlzeiten zu essen, statt sich zum intermittierenden Fasten zu zwingen.

Ich denke, für viele ist es erst einmal irritierend, all diese »goldenen Regeln« beiseitezulassen. Für manche mag das auch fast ein Angriff sein, denn es gibt immer Menschen, die mit einer bestimmten Regel für sich eine Art Durchbruch erlebt haben. Sei es, (abends) auf Kohlenhydrate zu verzichten, einer bestimmten Ernährungsform zu folgen, die Mahlzeitenfrequenz zu ändern oder auch mit irgendwelchen Shakes oder Nahrungsergänzungen abzunehmen. Dabei ist es wichtig, zu verstehen, dass es viele Wege nach Rom gibt und Menschen oft ganz unterschiedlich funktionieren. Was für den einen ein müheloser Weg ist, wäre für einen anderen eine Qual und umgekehrt.

Persönlich mag ich beispielsweise die Strukturiertheit und Klarheit des Kalorienzählens. Ich neige sehr dazu, mich selbst zu belügen. (»So viel habe ich heute noch gar nicht gegessen, das Stück Schokolade geht noch … ach, jetzt habe ich heute eh viel zu viel Schokolade gegessen, da kann ich den Tag auch gleich abschreiben und Chips essen!« …) Die Zahlen schwarz auf weiß zu sehen und dann zu wissen, ein Riegel Schokolade ist noch drin, hilft mir, mich nicht selbst zu beschwindeln. Gleichzeitig ist mir klar, dass es Menschen gibt, für die es ein Grauen wäre, alles abzuwiegen und in eine App einzutragen, und die besser damit fahren, wenn sie sagen: »Ich esse sechs Tage die Woche mageres Fleisch, Obst und Gemüse, und einen Tag darf ich alles essen, was ich will«, oder die ein oder zwei Fastentage die Woche einlegen oder aufs Abendessen verzichten oder weitestgehend auf Kohlenhydrate verzichten, um damit ohne lästiges Kalorienzählen *automatisch* weniger zu essen.

Diejenigen, die einen Durchbruch mit einer bestimmten Diät erreicht haben, neigen oft dazu, das zu mystifizieren, etwa über irgendwelche magischen, den Stoffwechsel ankurbelnden Effekte oder Ähnliches. Das liegt meist daran, dass es sich wirklich wie ein Wunder anfühlt, wenn man jahrelang an einem Problem geknabbert und plötzlich einen ganz subjektiv mühelosen Weg gefunden hat, es zu lösen. Tatsächlich steckt aber nichts Magisches hinter den Wunderdiäten. Sie stellen lediglich einen Weg von vielen dar, die Kalorien zu begrenzen. Auch wenn es sich so anfühlen mag, als könne man mit einem Trick plötzlich essen, was man will, besteht der Trick lediglich darin, dass man weniger essen will und sich auf die Art nicht eingeschränkt fühlt.

Ich denke, es schadet nicht, sich einige dieser Ernährungsformen wie Low-Carb, 5:2-Regel, Paleo oder Eiweißshakes als Ersatzmahlzeit anzusehen und auszutesten, ob einem etwas davon sympathisch ist. Idealerweise ist etwas dabei, mit dem man verhältnismäßig mühelos abnimmt und dauerhaft eine gute Ernährungsform für sich gefunden hat. Eine eiweißbasierte Kost finde ich für mich beispielsweise sehr gut, da ich zum einen viel Krafttraining mache und dadurch einen hohen Proteinbedarf habe und zum anderen Eiweiß mehr sättigt und damit den Appetit reduziert. Dennoch liebe ich Süßigkeiten zu sehr, um strikt eiweißbasierten Ernährungsformen zu folgen.

Während es also für manche enttäuschend sein mag, goldene Regeln abzuschreiben, gibt es aus meiner Sicht große Freiheit. Ich kenne viele Menschen, die ständig Schuldgefühle haben wegen ihrer Ernährung, sei es, weil sie es einfach nicht schaffen, morgens etwas zu frühstücken, oft nur eine große Mahlzeit pro Tag essen, zu spät abends essen oder die falschen Kohlenhydrate zur falschen Zeit mögen. Da kann es sehr befreiend sein, diese ganzen Schuldgefühle abzuhaken und sich abends um 20 Uhr mit einem Teller Pasta hinzusetzen in dem Wissen, dass das absolut in den täglichen Energiebedarf passt und nicht automatisch auf den Hüften landet, nur weil man es fünf Stunden »zu spät« gegessen hat.

Wenn Abnehmen wirklich so einfach wäre, dann wären doch alle schlank!

»Wenn Nichtrauchen wirklich so einfach wäre, von wegen, *ich stecke mir keine Zigarette (mehr) in den Mund*, dann gäbe es doch keine Raucher.«

»Wenn Abstinenz wirklich so einfach wäre, von wegen, *ich trinke keinen Alkohol (mehr)*, dann gäbe es doch keine Alkoholiker.«

Nur weil etwas simpel ist, ist es deshalb nicht einfach. Der eigentlich recht simple physische Aspekt des Abnehmens wird unglaublich verkompliziert, und viele Menschen scheinen ihr Leben lang auf der epischen Suche nach dem Heiligen Gral der Wunderdiät zu sein, die es ihnen endlich ermöglicht, dauerhaft Gewicht zu verlieren.

Bestimmte Fettlogik-Weisheiten sind vergleichbar damit, einem Alkoholiker einzureden, er könne nicht einfach durch Nicht-Trinken abstinent sein, da Nicht-Trinken bei ihm zu einem erhöhten Blutalkohol führen würde. Er müsse also jeden Morgen mindestens ein Bier trinken, aber keinesfalls nach 13 Uhr, und das Bier muss auch unbedingt dunkel sein, außer seine Blutgruppe ist 0 oder AB, dann muss es hell sein. Und außerdem muss er zweimal im Monat einen Alkoholpegel von mindestens 2 Promille erreichen, weil sonst sein Alkoholstoffwechsel kaputtgeht und er dauerbetrunken wird.

Dieser ganze pseudowissenschaftliche Nonsens ist aber natürlich verführerisch, denn je komplexer und komplizierter etwas ist, desto weniger liegt es in unserer Hand, unser Wunschziel zu erreichen. Die harte Wahrheit, dass man zugenommen hat, weil man zu viel gegessen hat, tut erst mal weh. Und oft ist es für einen selbst, aber auch für die Menschen, die einen lieben, angenehmer, dieses schlechte Gefühl durch tröstende Gründe abzumildern wie etwa: »Du hast wahrscheinlich zu wenig gegessen und bist jetzt im Hungermodus!« (Was im Grunde bedeutet: »Du hast nicht versagt, im Gegenteil, du warst *zu gut*!«) Diese netten Trostworte sind zwar im ersten Moment angenehm zu hören, langfristig führen sie allerdings nur zu Frust und Verzweiflung, weil sie effektiven Änderungen im Weg stehen.

Seit ich darauf achte, fällt mir auf, wie selten Abnehmgefrusteten mit der Wahrheit begegnet wird. Gestern stolperte ich beispielsweise über einen Foreneintrag, in dem eine junge Frau angab, sie esse wenig und nehme dennoch seit Monaten nicht ab. Dies waren die ersten vier Antworten die hereinkamen:

»Wenn du über längere Zeit deutlich unter 1000 kcalTag bleibst (und so wie ich das sehe, ist es bei deiner Ernährung so), kommst du in den Hungerstoffwechsel. Ganz einfach.« (58 Upvotes)

»Hört sich an, als wäre dein Stoffwechsel auf 0 runtergefahren, was mich bei der Essensmenge nicht überrascht.« (61 Upvotes)

»Du isst viel zu wenig. Klar, dass dein Stoffwechsel im Eimer ist.« (44 Upvotes)

»Vielleicht isst du einfach zu wenig? […] Dein Körper braucht mindestens 1250 kcal, um ordentlich funktionieren zu können.«

Als Nächstes kam noch der obligatorische Hinweis auf die Möglichkeit einer Schilddrüsenunterfunktion. Fast genau dieser Verlauf begegnet mir beinahe jedes Mal, wenn jemand ein solches Problem schildert.

Antworten, die in Richtung »Du isst zu viel« gehen, werden oft heftig kritisiert und als »gemein« oder »klischeehaft« gewertet. Realistisch gesehen hat die junge Frau, die über Monate hinweg mit ihrer

»reduzierten Ernährung« nicht abnahm, sich selbst getäuscht und schlicht mehr gegessen, als sie dachte. Dass ihr nun Leute einreden, dass sie unbedingt (noch) mehr essen muss, ist der direkte Weg zum erfolgreichen Zunehmen.

Mit XY kann man den Stoffwechsel ankurbeln.

Unglücklicherweise scheint der Stoffwechsel mittlerweile so eine Art mythologischer Altar des Abnehmens zu sein. Menschen glauben, wenn sie nur die richtige Beschwörungsformel und das richtige Opfer bringen, dann gibt es vielleicht doch ein Wunder. »Ja, ja, Kalorien und so, schon verstanden … Aber ich habe gehört, wenn man Apfelessig vor dem Essen trinkt, dann nimmt der Stoffwechsel das Fett nicht auf.« Oder: »Aber was ist mit japanischem Heilpfefferextrakt aus der Wurzel des Algenbaumes? In der *Frau von heute* stand, das kurbelt den Stoffwechsel an!« …

Den Stoffwechsel ankurbeln ist schon fast ein geflügeltes Wort. Ich frage mich immer, wie sich Menschen, die das sagen, den Stoffwechsel vorstellen. Ist das so eine Art Maschine in unserem Magen, die Essen in Fett umwandelt, und wenn man nur schnell genug kurbelt, dasnn rutscht ein Teil des Essens einfach durch? Oder ist das ein Zwerg, der Essen in einen Verbrennungsofen schaufelt, und wenn man nur genug Pfefferextrakt isst, dann schaufelt der Zwerg so schnell, dass in einer riesigen Verbrennungsflamme alles Essen ungenutzt verbrannt wird?

Wenn den Verwendern dieses Ausdrucks wirklich bewusst wäre, dass der Stoffwechsel unser Herzschlag, die Temperaturregulierung und Organfunktion ist, würden sie ihn dann wirklich *ankurbeln* wollen? Wenn das Herz so angekurbelt wird, dass es rast und man nachts mit Herzklopfen aufwacht, dann ist das nicht besonders toll, auch wenn dadurch vielleicht ein paar Kalorien verbrannt werden.

Wenn es gelänge, mittels irgendeines Frauenillustrierten-Supertricks den Stoffwechsel anzukurbeln, dann säße man vermutlich innerhalb weniger Tage beim Arzt und würde ihn anbetteln, etwas gegen Schlaflosigkeit, das Zittern, die Hitzewallungen, die innere Anspannung, Gereiztheit und das Herzrasen zu tun. Sicherlich würde niemand Freudensprünge machen und das eine Pfund feiern, das man diesen Monat *ganz mühelos* abgenommen hat.

Auch hier ist der Wohnungsvergleich ganz passend: Zu wenig Heizenergie ist unangenehm, aber auch eine überheizte Wohnung hält auf Dauer keiner aus. Es gibt einen kleinen Bereich von ganz angenehmer Temperatur, und natürlich mag es kleine Tricks geben, die den Energieverbrauch minimal antreiben (also die Wohnung etwas wärmer machen, vielleicht von 18 auf 20 Grad). Dabei sollte jedoch klar sein, dass statistisch signifikante Ergebnisse minimal klein sein können. Schon ein Unterschied von wenigen Kalorien kann signifikant werden, wenn die Stichprobe ausreichend groß ist. Die meisten Super-Stoffwechsel-Tricks bewegen sich in einem sehr kleinen Rahmen, und es gibt schlichtweg eine Grenze. Man kann den Stoffwechsel nicht so stark beschleunigen, dass es wirklich einen großen Effekt hätte (also groß im Sinne von einem Pfund im Monat, was die meisten nicht als besonders viel empfänden). Wenn das der Fall wäre, wären die Nebeneffekte schon so unangenehm und gefährlich, dass das keiner wollen würde.

Es gibt durchaus illegale Diätmittel, die auf dem Prinzip basieren und auch schon zu Todesfällen geführt haben. Erst im April 2015 starb eine Einundzwanzigjährige, nachdem sie Diätpillen mit dem Wirkstoff Dinitrophenol eingenommen hatte. Das Mittel erhöht den Stoffwechsel tatsächlich und steigert die Zellaktivität, sodass sehr viel Wärme gebildet wird. Gleichzeitig sind die Nebenwirkungen unter anderem Herzrasen, Herzrhythmusstörungen, Unruhe, Überhitzung, Erbrechen und schließlich Organversagen. Die *Daily Mail* (2015) formulierte es bildlich: Die junge Frau sei »innerlich verbrannt«. Und das vor dem Hintergrund, dass der Wirkstoff bereits in den dreißiger Jahren nicht mehr zur Behandlung von Übergewicht eingesetzt wurde, da der erzielte Gewichtsverlust nicht der Rede wert war.

Wirkungsvollere Mittel unterdrücken meist vorrangig den Appetit – Ritalin und andere Stimulanzien, die beispielsweise zur Behandlung von ADHS eingesetzt werden, wirken auf diese Art. Sie stimulieren, machen leistungsfähiger und hemmen gleichzeitig den Appetit für die Dauer der Wirkung. Doch auch hier basiert der Effekt nicht auf einem magisch veränderten Stoffwechsel, sondern zum Großteil auf der verminderten Kalorienaufnahme (durch Appetithemmung).

Dies zeigt, dass der reine Stoffwechsel-Effekt äußerst gering ist im Vergleich zur aktiven Energieregulierung (Essen oder Bewegung) und es keine Möglichkeit gibt, quasi *von selbst* abzunehmen, indem der Ruheverbrauch gesteigert wird. Wenn ein Hersteller in seiner Werbung einen solchen Effekt suggeriert, ist dies nicht nur Unsinn, sondern Betrug.

Was an den stoffwechselbeschleunigenden Superwaffen darüber hinaus so ärgerlich ist: Diese haben meist selbst Kalorien und oftmals sogar mehr, als sie dann zu *verbrennen* vorgeben. Auch Apfelessig hat Kalorien, und wenn der statistisch bedeutsame Effekt bei fünf kcal liegt, die 20 ml Essig aber vier kcal haben, hat man sich nichts Gutes damit getan, das Zeug herunterzuwürgen.

Viele dieser angeblichen Wunderwaffen werden ohnehin recht undifferenziert als Abnehmwunder verkauft, ohne genauer zu spezifizieren, worin ihr angeblicher Effekt besteht. Bremst er den Appetit, wodurch die Probanden 100 Gramm mehr in einem Monat abnahmen, weil sie etwas weniger aßen? War es der angekurbelte Stoffwechsel? In den meisten Fällen sorgt das Mittel nicht *einfach so* für mehr Energieverbrauch, sondern indirekt dadurch, dass es leicht aufputschend wirkt und die Menschen sich dann im Alltag etwas mehr bewegen, wodurch sie etwas mehr Energie verbrauchen. Also ähnlich wie bei Koffein oder Nikotin, die uns aktivieren und dazu bringen können, uns etwas mehr zu bewegen und Müdigkeitstiefs zu überwinden.

Eines der wirksameren Mittel ist hierbei noch Grüntee-Extrakt, bei welchem der signifikante Effekt der Verbrauchssteigerung sich auf etwa 4 Prozent innerhalb von vierundzwanzig Stunden beläuft (Dullo et al., 1999). Bei jemandem mit einem durchschnittlichen Verbrauch von 2000 kcal pro Tag wären dies etwa 80 kcal mehr. Nicht übel, aber weniger als ein Pfund pro Monat.

Das alles mag für manche zu negativ klingen, und der ein oder andere sagt zu Recht: »Aber 80 kcal zusätzlich abzunehmen ist doch nicht schlecht! Warum also nicht?« Das ist natürlich ein valides Argument. Ich kann kaum auf der einen Seite kleine Änderungen hochloben und auf der anderen Seite sagen: »Pah, 80 kcal Gewichtsverlust ist doch lächerlich!« Das sage ich aber gar nicht. Ich sehe das Problem vor allem in der Vermarktung und dem, was suggeriert wird. Zu sagen: »Wir haben ein Mittel, das dir Energie gibt, sodass es dir leichter fällt, im Alltag aktiv zu sein und so etwas mehr Energie zu verbrennen«, fände ich völlig legitim. Und wenn der Abnehmwillige daraufhin sagt: »Das ist mir 20, 30 oder 50 Euro wert!« und sich der Tatsache bewusst ist, dass es sich nur um eine Unterstützung handelt, dann ist das eine gute Sache. Ich trinke aus ähnlichen Gründen relativ viel Kaffee und grünen Tee.

Wenn nun aber mit großem Bohei so getan wird, als hätte man das magische Extrakt gefunden, das auf mysteriösen, den Stoffwechsel ankurbelnden Wegen schlank macht, sorgt dieser Betrug dafür, dass Menschen vor sinnvollen Änderungen zurückschrecken, weil die anstrengender sind, oder sich wahlweise doof vorkommen, weil sie sich anstrengen, wo es doch auch einen ganz einfachen Weg gibt. Und das Ergebnis sieht dann oft genug so aus:

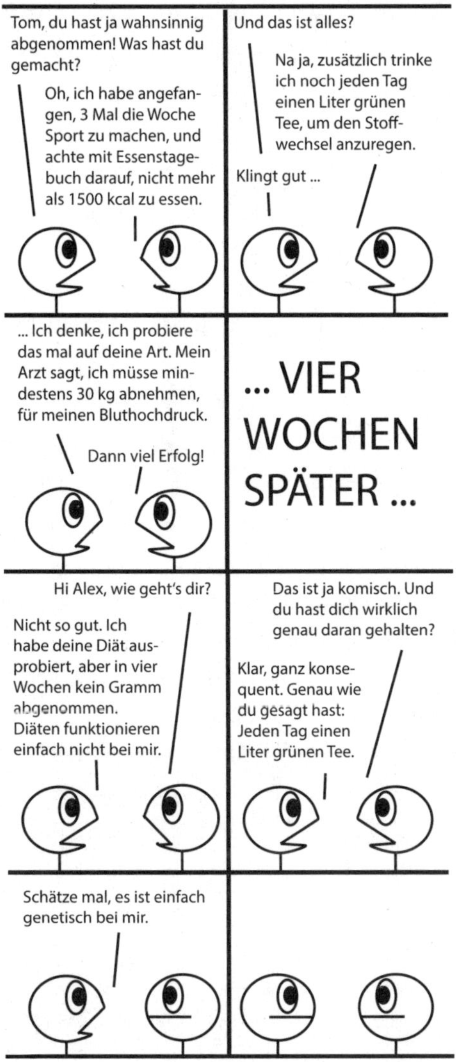

Tom, du hast ja wahnsinnig abgenommen! Was hast du gemacht?
Oh, ich habe angefangen, 3 Mal die Woche Sport zu machen, und achte mit Essenstagebuch darauf, nicht mehr als 1500 kcal zu essen.
Und das ist alles?
Na ja, zusätzlich trinke ich noch jeden Tag einen Liter grünen Tee, um den Stoffwechsel anzuregen.
Klingt gut ...
... Ich denke, ich probiere das mal auf deine Art. Mein Arzt sagt, ich müsse mindestens 30 kg abnehmen, für meinen Bluthochdruck.
Dann viel Erfolg!
... VIER WOCHEN SPÄTER ...
Hi Alex, wie geht's dir?
Nicht so gut. Ich habe deine Diät ausprobiert, aber in vier Wochen kein Gramm abgenommen. Diäten funktionieren einfach nicht bei mir.
Das ist ja komisch. Und du hast dich wirklich genau daran gehalten?
Klar, ganz konsequent. Genau wie du gesagt hast: Jeden Tag einen Liter grünen Tee.
Schätze mal, es ist einfach genetisch bei mir.

Wenn man seinen Ruheenergieverbrauch tatsächlich erhöhen will, gibt es im Prinzip nur eine sinnvolle Schraube, an der sich drehen lässt:

die Muskelmasse. Unsere Muskeln müssen jederzeit in Bereitschaft sein, sodass eine gewisse Grundenergie vom Körper aufgebracht wird, um die elektrische Spannung in ihnen zu erhalten – im Gegensatz zu Fettmasse, die bloß herumhängt. Die Angaben darüber, wie viele Kalorien genau pro Tag pro Kilogramm Muskelmasse verbraucht werden, schwanken. Im Mittel liegen diverse Körperfettrechner meist bei etwa 30 kcal pro Tag pro Kilo Muskelmasse. Wer also das ehrgeizige Projekt angeht, sich 10 kg Muskelmasse anzutrainieren, hat täglich eine halbe Tafel Schokolade zusätzlich gut. Sich Muskelmasse anzutrainieren ist allerdings äußerst langwierig, und die typischen Anfangserfolge im Fitnessstudio sind weniger dem Wachstum der Muskeln geschuldet als dem besseren Funktionieren der vorhandenen Masse, da Bewegungsabläufe und Koordination optimiert werden. Ein typischer Fehler besteht auch darin, zu denken, wenn man mit Sport beginnt und davon zunimmt, sei dies »Muskelwachstum« – und nicht etwa der Schokoriegel, mit dem man sich für jede Stunde Sport belohnt hat.

Eine aus meiner Erfahrung sinnvollere und leichter umsetzbare Methode besteht darin, sich kleine Alltagsroutinen zu schaffen, die durch zusätzliche Bewegung Kalorien verbrauchen. Das ist alles wesentlich ausgereifter als sämtliche vermeintlichen Wundermittel, die auch noch die Gesundheit oder gar das Leben in Gefahr bringen.

Wer mit dem Rauchen aufhört, nimmt unweigerlich zu.

Da verwende ich die letzten Seiten darauf, zu erklären, dass es keine Stoffwechsel-Superwaffen gibt, und komme im nächsten Kapitel mit dem Rauchen. Es ist allgemein bekannt, dass Rauchabstinenz oft mit Gewichtszunahme einhergeht, und viele Raucher scheuen sich, das Rauchen aufzugeben, aus Angst, im Anschluss zuzunehmen.

Die zentrale Frage, die viele in diesem Zusammenhang haben, lautet: Liegt es am Stoffwechsel oder daran, dass anstelle der Zigarette dann Essen in den Mund geschoben wird? Die Antwort: offenbar beides.

Tatsächlich hat Nikotin ebenso wie Koffein oder Kokain eine anregende Wirkung, und nach dem Rauchen erhöht sich akut der Energieausstoß um etwa 3 Prozent. In mehreren Studien lag der Effekt auf den Stoffwechsel im Schnitt bei ungefähr 0 bis 220 kcal pro Tag, abhängig natürlich auch von der Rauchintensität und dem Körpergewicht – der energiesteigernde Effekt ist bei Adipösen offenbar geringer (Hofstetter et al., 1986; Moffat & Owens, 1991). Interessanterweise scheint es bei dem anregenden Effekt auch eine Placebo-Komponente zu geben, denn bei Placebo-Nasenspray erhöht sich ebenfalls der Energieausstoß um etwa halb so viel wie bei Nikotin-Nasenspray (Perkinset al., 1989). Zudem vermuten Forscher, dass auch Verhaltensfaktoren eine Rolle spielen.

Wer also mit dem Rauchen aufhört, muss damit rechnen, dass der Verbrauch auf einen normalen Wert sinkt und die bis zu 220 kcal, welche bisher zusätzlich durch das Nikotin hinzukamen, wegfallen. Da Nikotin gleichzeitig eine akut appetitunterdrückende Wirkung hat, kann sogar zusätzlich noch das Hungergefühl ansteigen. Stamford et al. (1986) fanden bei Frauen, die mit dem Rauchen aufgehört hatten, eine Erhöhung der Kalorienaufnahme um 227 kcal pro Tag und daraus folgend eine Gewichtszunahme von etwa 8 Kilo innerhalb eines Jahres.

Das ist aber natürlich nicht wirklich ein Argument fürs Rauchen. Erstens kann es nun mal genauso tödlich sein wie die im vorigen Kapitel besprochene Beschleunigung des Stoffwechsels. Und zweitens käme wohl kein Nichtraucher auf die Idee, zu denken: Oh ja, bis zu 220 kcal am Tag sind mir einiges an Geld und um die dreizehn Jahre weniger Lebenszeit wert.

Doch selbst wenn das jemand tatsächlich verlockend finden sollte – es gibt auch gewichtsbezogene Nachteile des Rauchens. So erhöht Rauchen offenbar den Cortisonwert und andere Hormone und führt dazu, dass Fett bevorzugt um die Bauchregion eingelagert wird. Raucher haben damit ein erhöhtes Risiko für besonders schädliches Fett, und selbst wenn ihr BMI unter Umständen niedriger ist, ist doch ihr übergewichtsassoziiertes Gesundheitsrisiko, etwa für Diabetes, höher (Chiolero, 2008). Am Ende des Buches gehe ich noch spezifischer auf Normalgewichtige mit erhöhten Körperfettwerten ein, aber gerade das Rauchen scheint hier ein großer Faktor zu sein. Interessanterweise sind Raucher auch trotz der energiesteigernden und anregenden Wirkung des Nikotins im Schnitt inaktiver als Nichtraucher und treiben weniger Sport. Inwiefern das durch allgemein weniger Interesse an Gesundheit oder vielleicht Effekten wie der verringerten Leistungsfähigkeit aufgrund der beeinträchtigten Lunge begründet liegt, ist nicht ganz klar.

Es gibt viele Ratgeber und Richtlinien, die sagen, dass es zu schwierig und auch nicht sinnvoll ist, gleichzeitig abnehmen zu wollen und mit dem Rauchen aufzuhören. Tatsächlich ist dies jedoch nicht wirklich durch wissenschaftliche Ergebnisse gestützt, denn Spring et al. (2009) analysierten die Studienlage und kamen zu dem Resultat, dass eine Diät bei gleichzeitiger Zigarettenabstinenz keine schlechteren Ergebnisse bringt und es im Gegenteil sogar Hinweise auf höhere Erfolgschancen gibt. Offenbar ist es für manche Menschen einfacher, drastische Änderungen in einem Zug umzusetzen und so insgesamt neue Rituale zu etablieren. Eine andere mögliche Hypothese wäre, dass die Haut sich besser zurückbildet, wenn sie nicht durch das Rauchen belastet wird. Auch nach Operationen ist die Wundheilung besser, wenn nicht geraucht wird, und dass Rauchen die Hautalterung beschleunigt, ist umfassend belegt. Ich kann mir daher vorstellen, dass sich hier für die Rückbildung der Haut durchaus ein positiver Effekt ergeben könnte.

In Bezug auf die Fettlogik-Überschrift bleibt natürlich nur wieder zu sagen, dass ein Rauchstopp nicht automatisch dick macht, ebenso wenig wie Schwangerschaft, Krankheit oder das Älterwerden, sofern man die Energiebilanz entsprechend anpasst. Und es mag kleinkariert klingen, aber der Stoffwechsel wird nicht *langsamer*, er wird normal. Dem Ex-Raucher fällt es damit zwar subjektiv schwerer, abzunehmen, als würde er noch rauchen, aber im Endeffekt bedeutet das nur, dass die Bedingungen sich auf die aller anderen Menschen angleichen.

Nahrungsmittel mit Negativkalorien: Mehr essen, um abzunehmen!

Erst am 20. Februar 2015 erschien in der *Daily Mail*, einer Zeitung mit Millionen Lesern, ein Artikel über Lebensmittel, die angeblich mehr Kalorien verbrennen, als sie haben. Genannt werden: Gurken, Spargel, Blumenkohl, Sellerie, mageres Fleisch, Tomaten, Papaya, Chili und Äpfel.

Im Internet geistern ebenfalls Tausende solcher Listen von Nahrungsmitteln umher, die angeblich »negative Kalorien« haben. Gelistet werden meist Früchte wie Äpfel, Beeren, Orangen und Melonen oder auch Gemüse wie Spargel, Broccoli, Zucchini oder Blumenkohl. Abgesehen davon, dass keines dieser oder sonst irgendwelcher Lebensmittel weniger Kalorien liefert, als es verbraucht, ist es doppelt ironisch, dass vor allem die genannten Früchte sogar meist recht kalorienreich sind.

Der »kalorienfreie« kleine Apfel schlägt mit etwa 80 kcal zu Buche, die Orange kommt schon auf über 100 kcal. Und die »kalorienfreie« Melone? Eine kleine Honigmelone hat schon über 300 kcal. Jemand, der mit 1200 kcal abnehmen will, kann also problemlos gut und gerne die Hälfte seines Bedarfes mit ein paar kleinen Obststücken zwischendurch wegfuttern – oder auf diese Art sein komplettes Kaloriendefizit ruinieren. Gemüse hat zwar meist etwas weniger Kalorien, aber auch hier lohnt sich der Blick auf eine Nährwerttabelle. Eine Karotte kommt auf 30 bis 40 kcal, und wer wie ich gerne mal einige Karotten zwischendurch isst, der hat dadurch schnell mal 200 kcal aufgenommen.

Tatsächlich braucht der Körper eine gewisse Energie, um ein Nahrungsmittel zu verarbeiten, aber die beträgt nur etwa 1 bis 30 Prozent der Energiemenge, die das Lebensmittel bietet. Im Falle von Sellerie ist dies zum Beispiel etwa eine halbe Kalorie, die für die Verdauung der 6 kcal verwendet wird (Upton, 2008). Also bloß ein Bruchteil dessen, was er liefert. Proteine benötigen normalerweise mehr Energie, um verarbeitet zu werden, als Kohlenhydrate oder Fett, da der Prozess der Aufspaltung und Umwandlung zu Energie für den Körper schwieriger ist. Eine proteinreiche Ernährung ist also unter diesem Gesichtspunkt nicht schlecht, allerdings nach wie vor kein Wundermittel, um unbegrenzt zu essen oder gar vom Essen abzunehmen.

Es ist im Übrigen gesetzlich erlaubt, Lebensmittel, die weniger als fünf kcal pro 100 g enthalten, als »kalorienfrei« zu bewerten. Aber auch Coke Zero und Coke Light haben noch minimal Kalorien (etwa 1 kcal pro 100 ml).

Das einzig wirklich kalorienfreie, oder besser gesagt, sogar kaloriennegative Nahrungsmittel ist Wasser. Wasser hat keinerlei Kalorien. Der Körper braucht allerdings etwas Energie, um es auf Körpertemperatur zu bringen und zu verarbeiten. Ein paar Gläser Wasser verbrennen also minimal Kalorien, und es ist durchaus förderlich, viel Wasser zu trinken, wenn man abnehmen möchte. Auch hier gilt jedoch wie bei allem, dass die Dosis das Gift macht. Wer abrupt mehrere Liter Wasser in sich hineinstürzt, kann den Mineralhaushalt stören, da zu viele wichtige Salze ausgeschwemmt werden. Das wiederum kann ernsthafte gesundheitliche Folgen haben.

Wer abnehmen will, sollte mehr Obst essen!

Auch Menschen, die Obst nicht für »kaloriennegativ« halten, assoziieren Obst oft mit Abnehmen. Aufgrund der Häufigkeit dieses Statements erhält Obst hier eine besondere Erwähnung.

Wie bereits gesagt, sind Lebensmittel nicht von sich aus gut oder schlecht, sondern höchstens besser oder schlechter dazu geeignet, ein bestimmtes Ziel zu erreichen. Wenn jemand krankheitsbedingt viel Gewicht verliert oder einen sehr hohen Kalorienbedarf durch Aktivität hat, können hochkalorische Lebensmittel wie Müsliriegel ein Segen sein.

In jedem Falle ist Obst kein Abnehm-Essen. Wenn man sich die Nährstoffzusammensetzung von Obst ansieht, dann wird klar, dass die meisten Obstsorten überwiegend aus Zucker bestehen. Hier z. B. der Vergleich eines großen Apfels (ca. 200 g) mit einem Glas Cola (ca. 200 ml):

	Apfel	**Cola**
kcal	108	84
Protein	0,6 g	0,2 g
Kohlenhydrate	27,4 g	21,2 g
davon Zucker	*26,6 g*	*21,2 g*
Fett	0,4 g	0 g
Ballaststoffe	4,8 g	0 g
Wassergehalt	80 %	90 %

Ein großer Apfel enthält mehr Zucker als ein Glas Cola, und auch ansonsten ist die Nährstoffzusammensetzung (Kohlenhydrate, Fett, Protein, Wassergehalt) nicht extrem unterschiedlich. Der einzig große Unterschied liegt im Ballaststoffgehalt, der beim Apfel wesentlich größer ausfällt. Ballaststoffe verzögern die Aufnahme von Zucker, sodass der Apfel langsam und stetig Energie gibt, wohingegen die Cola zu einer Zuckerspitze führt. Der Apfel sättigt somit länger. Darüber hinaus enthält der Apfel wesentlich mehr Vitamine. Wer nun aber ein Glas Cola und eine Vitamintablette statt des Apfels nimmt, hat damit nicht gravierend andere Nährstoffe aufgenommen. Aufgrund des hohen Zuckergehalts ist Obst eher ein Dessert oder eine süße Zwischenmahlzeit, aber nichts, was man zusätzlich essen sollte, weil es ein *Abnehm-Essen* ist. Obst ist damit eher eine gesündere Alternative zu anderen Süßigkeiten. Wer Schokoriegel oder Kuchen durch ein Stück Obst ersetzt, der hat meist ein wenig Energie eingespart (Beispiel: ein großer Apfel: 110 kcal, ein kleiner Schokoriegel: 130 kcal). Zudem ist man hinterher länger satt.

Unglücklicherweise wird Obst aber entgegen der Fakten von vielen als Abnehm-Essen gesehen, sodass sich das Essen des Apfels weniger wie ein süßes Dessert anfühlt, sondern vielmehr wie eine gesunde Verpflichtung. Manche Abnehmer stopfen massenweise Obst in sich hinein, weil sie glauben, das wäre besonders hilfreich, und am Ende fühlen sie sich mit drei Äpfeln als Zwischenmahlzeiten zwar »brav«, haben aber mehr konsumiert, als hätten sie »schwer gesündigt« und sich einen Schokoriegel gegönnt.

Wer also Obst als leckere Alternative zu Süßigkeiten genießen kann: super! Wer Obst hingegen nicht besonders mag, sollte nicht aus falsch verstandener Verpflichtung bergeweise Früchte hinunterwürgen. In dem Fall kann es klüger sein, zur Schokolade zu greifen und sich wirklich etwas zu gönnen, was die Kalorien auch wert ist. Denn auch wenn Obst rein physisch länger sättigt, ist der psychische Sättigungseffekt von *sündhaften* Lebensmitteln keineswegs zu vernachlässigen.

Von Diätprodukten nimmt man zu!

Jetzt denkt so mancher sicher, das da in der Kapitelüberschrift hat doch nichts mit Fettlogik zu tun, weiß doch schließlich jeder, dass Süßstoffe und Light-Produkte uns in Wahrheit total fett machen, weil Süßstoff sogar zur Schweinemast verwendet wird und *light* nur so heißt und großer Schmu ist.

Andererseits hat der aufmerksame Leser sicher bereits gemerkt, dass ich den Kalorienbilanz-Ansatz verfolge. Hier braucht es eigentlich gar keine Masse an Studien, ein Blick in das Supermarktregal reicht bereits. Tatsächlich reduzieren Light- oder Diätprodukte oft entweder Zucker oder Fett. Zucker wird meist bei Diabetiker-Produkten reduziert, Fett, wenn es um Kalorienreduktion geht. Da beides Geschmacksträger sind, wird allerdings oft das eine mit dem anderen ersetzt. Produkte, die mit Fettreduktion werben, enthalten mehr Zucker, und zuckerreduzierte Produkte haben mehr Fett. Zuckerfreie Schokolade ist oft gleich kalorienreich oder sogar kalorienreicher als die *normale*. Das trifft aber nicht immer zu. Manche Diätprodukte sind tatsächlich wesentlich kalorienärmer, es gibt hier keine generelle Regel. Wie bei allen anderen Produkten hilft hier nur ein Blick auf die konkreten Nährwerte. Ich persönlich habe kein grundsätzliches Problem mit Diätprodukten und verwende einige, die tatsächlich eine gute Alternative darstellen, relativ oft.

Lange Zeit gehörte ich selbst zu denen, die den Mythos verbreiten, Süßstoffe würden die Insulinausschüttung anregen und dadurch zu Blutzuckerabfall und damit Heißhunger führen. Tatsächlich wurde dieser Effekt allerdings nicht bestätigt, und Studien zu Süßstoffen und Gewichtsabnahme sind keineswegs eindeutig. Ich habe sowohl welche mit positiven Effekten als auch welche mit negativen Effekten gefunden, aber es lässt sich wohl nicht mit Gewissheit sagen, ob der Appetit durch Süßstoffe eher angeregt oder eher gebremst wird. Laut Übersichtsanalyse von Bellisle und Drewnowski (2007) kam bei 68 Prozent der Studien zu dieser Frage kein Effekt heraus, bei 16 Prozent ein negativer und bei 16 Prozent ein positiver.

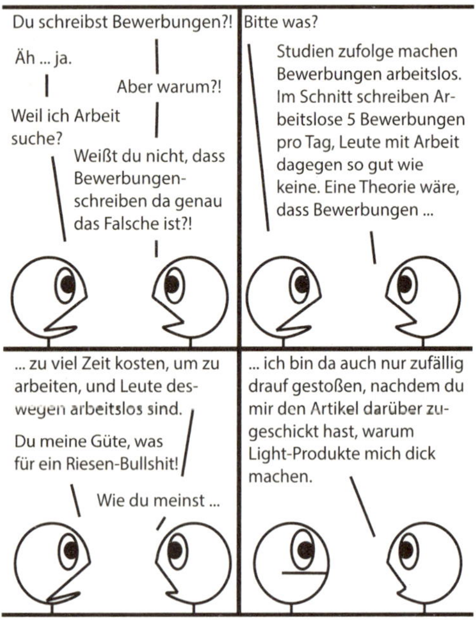
Du schreibst Bewerbungen?!
Äh ... ja.
Aber warum?!
Weil ich Arbeit suche?
Weißt du nicht, dass Bewerbungen-schreiben da genau das Falsche ist?!
Bitte was?
Studien zufolge machen Bewerbungen arbeitslos. Im Schnitt schreiben Arbeitslose 5 Bewerbungen pro Tag, Leute mit Arbeit dagegen so gut wie keine. Eine Theorie wäre, dass Bewerbungen ...
... zu viel Zeit kosten, um zu arbeiten, und Leute deswegen arbeitslos sind.
Du meine Güte, was für ein Riesen-Bullshit!
Wie du meinst ...
... ich bin da auch nur zufällig drauf gestoßen, nachdem du mir den Artikel darüber zugeschickt hast, warum Light-Produkte mich dick machen.

Der Mythos jedoch, dass Süßstoffe zur Schweinemast eingesetzt werden, wurde schon mehrfach widerlegt, etwa 2008 in der *ZEIT*, wo klargestellt wurde, dass Süßstoff lediglich eingesetzt wird, um Ferkel von der süßen Muttermilch zu entwöhnen und an das ungewohnte Futter zu gewöhnen.

Der Einfluss von Süßstoffen ist meiner Vermutung nach eher ein psychologischer. Für manch einen mag es einfacher sein, starke Süßungsmittel komplett zu streichen und wieder einen feineren Geschmackssinn, etwa für die Süße in Obst, zu entwickeln. Für andere ist eine Cola Zero ein leckerer Ersatz, sodass sie weniger das Gefühl haben, auf allzu viel zu verzichten.

Ich persönlich mag den Geschmack einiger Süßstoffe ganz gerne und trinke gerne Cola Zero und andere Light-Getränke. Stevia vertrage ich leider nicht gut, aber mit anderen Süßstoffen süße ich sehr gerne meinen Kaffee, Joghurt oder Süßspeisen. Dafür ernte ich manchmal abfällige Blicke oder Kommentare, weil ich »trickse« oder »billigen Ersatz« nehme.

Ich finde das albern, denn ich sehe nicht ein, dass ich nur aus Prinzip Extrakalorien zu mir nehmen soll, die für mich geschmacklich keinen Unterschied machen. Ich glaube durchaus, dass es Menschen gibt, die den Geschmack gewisser Ersatzstoffe nicht mögen. Dann ist es natürlich Quatsch, diese zu verwenden und sogar etwas herunterzuwürgen, was einem nicht schmeckt, nur um doppelt so viel davon essen zu können. Aber die manchmal geradezu fanatische Haltung »Bloß keine Diätprodukte« ist sachlich nicht begründet. Denn wenn es einem schmeckt, gibt es keinen Grund, darauf zu verzichten. Zumal der angeblich gesundheitsschädliche und krebserregende Effekt von Süßstoff in jahrzehntelangen Studien schlichtweg nicht nachgewiesen wurde. Das Bundesamt für Risikobewertung hat bei den meisten Zuckeraustauschstoffen wie Sorbit, Erythrit oder Xylit nicht einmal eine Höchstgrenze angegeben.

An dieser Stelle wollte ich eigentlich kurz auf die Auswirkungen von Zucker eingehen und diese dem Süßstoff gegenüberstellen. Es stellte sich allerdings heraus, dass die Ergebnisse der zahlreichen Studien zum Thema Zucker und dessen gesundheitlichen Auswirkungen sehr uneinheitlich sind. Teilweise liegt dies daran, dass viele der Studien auf Selbstangaben beruhen und nicht auf objektiven Messungen, sodass es zu dem bereits zu Beginn besprochenen Problem kommt, dass Wahrnehmungsfehler zu starken Verzerrungen der Ergebnisse führen. In vielen Beobachtungsstudien ist auch nicht klar, ob die negativen Effekte, welche bei hohem Zuckerkonsum festgestellt werden, tatsächlich am Zucker selbst oder dem Zusammenhang mit erhöhter Kalorienaufnahme und Gewichtszunahme liegen. Auch experimentelle Studien kamen zu recht uneindeutigen Ergebnissen. So fanden etwa Black et al. (2006) keine negativen Auswirkungen einer sehr zuckerhaltigen Ernährung auf Insulinsensitivität, Blutzuckerprofil und Gefäße bei gesunden Probanden, allerdings erhöhten sich die Cholesterinwerte leicht. In einer früheren, kleinen Studie, auf die sich Black et al. beziehen, waren jedoch durchaus negative Effekte aufgetreten.

Eine fundierte Aussage zum Thema Zucker zu treffen scheint angesichts der vielen widersprüchlichen Ergebnisse und der Uneinigkeit innerhalb der Fachwelt schwierig. Ernährungsepidemiloge Dr. Gunter Kuhnle, der auch auf dem Gebiet *Zucker* forscht, äußerte auf meine Nachfrage Skepsis gegenüber der Verteufelung von Zucker, die in den Medien derzeit zu beobachten sei. Er sieht den Zusammenhang hauptsächlich im Bezug auf die oft mit hohem Zuckerkonsum auch erhöhte Kalorienaufnahme und damit einhergehendem Übergewicht. Solange man es nicht übertreibe, könne Zucker seiner Ansicht nach durchaus im Rahmen einer gesunden und ausgeglichenen Ernährung konsumiert werden. Die WHO-Empfehlung, nicht mehr als 5 % der Gesamtkalorienmenge in Form von Zucker aufzunehmen, hält er für sinnvoll.

In dem ganzen Gewirr aus »Ist dieses Süßungsmittel böse, sehr böse oder nur ein bisschen böse, aber weniger böse als das andere Süßungsmittel?« ist es nicht leicht, eine eindeutige Position zu finden.

Eindeutig, um wieder zum Thema zu kommen, ist, dass mehr Kalorien zur Gewichtszunahme führen und weniger Kalorien zur -abnahme. Wenn also Diätprodukte in einen kalorienreduzierten Plan integriert werden, nimmt man damit genauso ab wie mit der Vollfettversion – Hauptsache, man bleibt unter dem Kalorienlimit. Auch hier besteht die Gefahr wieder nur in der damit verbundenen Selbsttäuschung: Wer begeistert zur zuckerfreien Schokolade greift, die dank einer Extraportion Fett auch noch 50 kcal mehr hat, und dann sagt: »Ist ja Diätschokolade, da kann ich ordentlich reinhauen«, der nimmt natürlich zu. Allerdings nicht, weil Diätprodukte dick machen würden, sondern weil zu viel Essen dick macht.

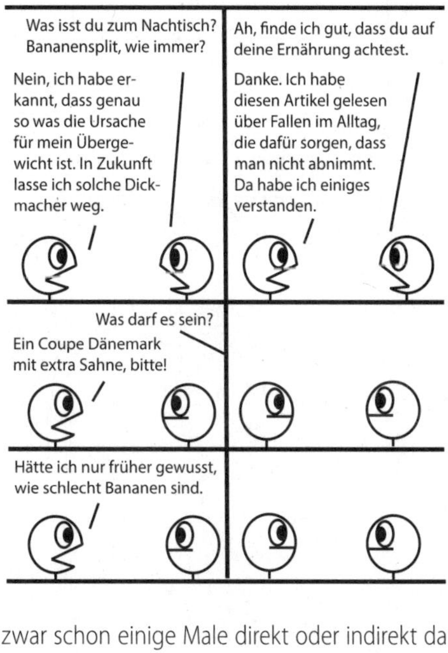
Was isst du zum Nachtisch? Bananensplit, wie immer?
Nein, ich habe erkannt, dass genau so was die Ursache für mein Übergewicht ist. In Zukunft lasse ich solche Dickmacher weg.
Ah, finde ich gut, dass du auf deine Ernährung achtest.
Danke. Ich habe diesen Artikel gelesen über Fallen im Alltag, die dafür sorgen, dass man nicht abnimmt. Da habe ich einiges verstanden.
Was darf es sein?
Ein Coupe Dänemark mit extra Sahne, bitte!
Hätte ich nur früher gewusst, wie schlecht Bananen sind.

Ich bin zwar schon einige Male direkt oder indirekt darauf eingegangen, aber man kann es nicht oft genug sagen: Es gibt keine Lebensmittel, die dick machen, und keine, die schlank machen. Nur machen einem manche das Zunehmen vielleicht leichter als andere, aber die Unterteilung in gute und schlechte Lebensmittel ist Unsinn. Wenn ich beispielsweise exzessiv Sport mache und ganz schnell ganz viel Energie brauche, um noch ein paar Kilometer durchzuhalten, dann ist ein zuckerhaltiges Getränk wunderbar. Es ist umfassend belegt, dass einfache Kohlenhydrate vor oder während längerer Ausdauereinheiten die Leistung steigern (Jeukendrup, 2011; Wright et al., 1991). Im Alltag ist eine Apfelsaftschorle oder eine Fanta eher unnötig, weil es wenig bringt, im Büro bei der Arbeit mal schnell den Blutzuckerspiegel hochzutreiben. Bei körperlicher Leistung wird diese Energiespitze allerdings direkt verwendet und ist sehr sinnvoll.

Ebenso unangebracht ist es, kalorienreiche Lebensmittel als ungesund abzulehnen. Kalorienreiche Lebensmittel wie Nüsse, Olivenöl oder Lachs haben gesunde Fette und sind nicht »böse«, nur weil sie eine hohe Energiedichte haben. Für Menschen, die zunehmen wollen, sind sie perfekt, und für Menschen, die abnehmen wollen, lassen sie sich genauso in einen Abnehmplan integrieren, wenn man diese Sachen gerne essen möchte.

Kalorienzählen ist essgestört und genussfeindlich!

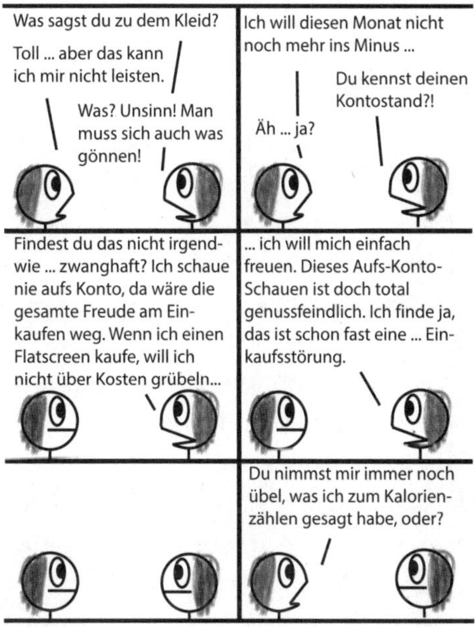
Was sagst du zu dem Kleid?
Toll ... aber das kann ich mir nicht leisten.
Was? Unsinn! Man muss sich auch was gönnen!
Ich will diesen Monat nicht noch mehr ins Minus ...
Du kennst deinen Kontostand?!
Äh ... ja?
Findest du das nicht irgendwie ... zwanghaft? Ich schaue nie aufs Konto, da wäre die gesamte Freude am Einkaufen weg. Wenn ich einen Flatscreen kaufe, will ich nicht über Kosten grübeln...
... ich will mich einfach freuen. Dieses Aufs-Konto-Schauen ist doch total genussfeindlich. Ich finde ja, das ist schon fast eine ... Einkaufsstörung.
Du nimmst mir immer noch übel, was ich zum Kalorienzählen gesagt habe, oder?

In diesem Buch rede ich viel über Kalorien, und manch ein Leser mag den Eindruck gewinnen, ich sei der Meinung, dass man nur über Kalorienzählen abnimmt. Dem ist aber nicht so. Für mich funktioniert Kalorienzählen, aber es ist ein Werkzeug von vielen.

Dass Kalorienzählen essgestört sei, wurde mir persönlich nie gesagt, aber ich habe es mehrfach in Artikeln, Blogs oder Foren gelesen. Die *Daily Mail* etwa gibt sich im Februar 2015 besorgt, dass Menschen, die »besessen sind vom Kalorienzählen«, auch die Kalorien in Alkohol zählen und dann tagsüber Raum lassen, um abends Wein zu trinken. Dies wurde als »Drunkorexia« bezeichnet.

Mit dieser Logik müsste man auch sagen, Messer oder Hämmer sind böse, weil sie als Mordwerkzeuge eingesetzt werden können. Sicher, möglich ist es, dass jemand mit Kalorienzählen eine Essstörung auslebt, aber das macht Kalorienzählen nicht automatisch essgestört. Und die Logik, dass man ja möglicherweise Kalorien zählen kann, aber doch bitte nicht bestimmte Kalorien wie etwa die in Alkohol, weil *das* sei ja gestört, erschließt sich mir auch nicht. Wenn man nur das zählt, worauf man Lust hat, kann man sich die Mühe auch gleich sparen. Die Artikelschreiber scheinen offenbar der Auffassung zu sein, dass unser Körper bei Alkoholkalorien mal ein Auge oder eine Darmzottel zudrückt. Ähnlich wie die Logik: »Wenn ich die zwanzig Euro fürs Kino nicht ins Haushaltsbuch eintrage, sind sie auch nicht aus dem Geldbeutel verschwunden.«

Ich denke, bei über der Hälfte Übergewichtiger in unserer Gesellschaft müssen wir uns allmählich eingestehen, dass intuitives Essen nicht besonders gut funktioniert. Der Trend geht nach oben, gewichtsmäßig. Würden nicht viele Menschen durch Diäten, Sport und sonstige Gewichtskontrolle aktiv gegenregulieren, wäre die Quote der Übergewichtigen und Adipösen vermutlich noch weit höher. Es gibt sie zwar, die Menschen, die ihr Leben lang ganz intuitiv die richtige Menge essen und sich bewegen, aber sie stellen offensichtlich nicht die Mehrheit.

Menschen, bei denen es intuitiv läuft, die keine Nährstoffmängel haben, gute Blutwerte und einen gesunden BMI, können natürlich wunderbar ohne jegliche Beeinflussung so weitermachen. Der große Rest, seien es Menschen mit Untergewicht, Übergewicht, Adipositas oder schlechten Blutwerten, werden irgendwann an den Punkt kommen, an dem es sinnvoll wäre, sich bewusst mit ihrer Ernährung zu beschäftigen.

Kalorien zu zählen ist hierbei aus meiner Sicht ein guter Ansatz, da mit modernen Mitteln (Kalorienzähl-Apps) auch direkt noch die Nährstoffe angezeigt werden. Es kostet nicht viel Mühe, sich bestimmte Lebensmittel anzusehen und sich eine Ernährung zusammenzustellen, die ein bestimmtes Ziel hat.

Eine Freundin, die mit Kalorienzählen anfing, sagte mir, sie sei überrascht gewesen über die hohen Kalorien in einigen Lebensmitteln, die sie als gesund gesehen hatte (leider wird gesund oft genug als Synonym für kalorienarm verwendet): Nüsse beispielsweise oder Obst. Andere Lebensmittel seien gar nicht so kalorienreich und passten gut in ihren Plan, wie etwa fettreduzierter Mozzarella, den sie gerne mag und der bei ihrem Ziel, mehr Eiweiße zu essen, half.

Ich kann verstehen, wenn einigen Menschen der mathematische Ansatz nicht sympathisch ist und sie auf anderem Wege abnehmen wollen. Meine Mutter hat kurz nach mir angefangen abzunehmen und den Ansatz »mehr bewegen, weniger essen« (und »abends keine Kohlenhydrate«, obwohl das grundsätzlich wirklich egal ist) verfolgt und kam von einem adipösen BMI zu einem leicht übergewichtigen, indem sie etwa 30 Kilo verlor.

Abnehmen ist auch ohne Kalorienzählen möglich, aber ich empfinde es als Unverschämtheit, den Ansatz als essgestört zu bezeichnen.

Ich habe lange Zeit voll gearbeitet und zur Miete gelebt – während dieser Zeit hatte ich immer genug Geld auf dem Konto und musste nie darauf achten. Ich glaube, ich habe maximal einmal pro Monat einen Blick aufs Konto geworfen und beim Einkaufen nie über Preise gegrübelt (ich bin von Natur ein Wenig-Geld-Ausgeber). Mittlerweile haben wir ein renovierungsbedürftiges Haus gekauft, und ich bin selbständig, sodass der Blick aufs Konto absolut nötig ist, wenn ich

Ausgaben plane. Ist das nun *finanzgestört*? Habe ich mir mein *intuitives Geldausgeben* durch obsessives Kontoschauen zerstört?

Ähnliches gilt für andere Situationen. Wenn beispielsweise eine Änderung des Lebensstils dafür sorgt, dass »intuitiv« plötzlich nicht mehr funktioniert. Wenn jemand von einem körperlich aktiven Job ins Büro versetzt wird und plötzlich merkt, dass der Hosenbund spannt und das bisherige Essverhalten auf einmal negative Folgen hat. Oder wenn man eine neue Beziehung anfängt und der Partner abends gerne ein gemeinsames Essen kocht. Wenn jemand verletzungsbedingt seinen Sport aufgeben muss. Plötzlich ändert sich etwas in der Bilanz, und manch einer kann mehr oder minder bewusst gegensteuern. Manchmal muss man aber auch aktiv auf die Bilanz schauen, um keine *Schulden* anzusammeln.

Kalorien zu zählen ist übrigens nicht nur für Übergewichtige hilfreich. Während meiner Recherchen habe ich mich auch in Anorexie-Foren umgeschaut und eine Freundin, die in einer WG für Essgestörte arbeitet, befragt. Viele Essgestörte haben eine extreme Phobie vor bestimmten Lebensmitteln, weil diese angeblich quasi »instant« dick machen. Überhaupt werden auch unter Magersüchtigen Kalorien häufig thematisiert, aber offenbar eben nicht konkret nachgeprüft. Einige Essgestörte würden sicher davon profitieren, ernsthaft Kalorien zu zählen, um irrationale Ängste abzubauen. Aus meiner Sicht ist die Haltung, die das bestehende Untergewicht zementiert, oft sehr ähnlich zu der, die Übergewicht daran hindert, erfolgreich abzunehmen: Gewichtskontrolle wird negativ mystifiziert, verkompliziert und zu etwas wahnsinnig Komplexem aufgebauscht, das mehr mit Glauben als mit der Realität zu tun hat.

Was mir geholfen hat, war die Tatsache, dass ich dank der Übersicht über meine Kalorienaufnahme unabhängig von Wasserschwankungen eine Ahnung von der Entwicklung meines Fettverlustes hatte.

So war ich auch entspannt, wenn ich ein Defizit von 1000 kcal gegessen hatte und die Waage am nächsten Tag dennoch ein Pfund mehr anzeigte. Ich wusste ja, dass dies nur Wasser war und ich tatsächlich etwa 140 Gramm Fett abgebaut hatte. Und wenn ich an Feiertagen mal ein Plus von 1000 kcal gegessen hatte, dann mochte die Waage am nächsten Tag 2 Kilo mehr anzeigen, aber mir war klar, dass ich keine 16 000 kcal gegessen hatte und ein Großteil davon kein Fett sein konnte.

Wenn hingegen jemand unter einer Essstörung leidet, dann wäre solch eine plötzliche Zunahme von 2 Kilo nach einem Feiertagsessen ein Auslöser für massive Panik, da es sofort zu Katastrophenszenarien führen würde wie: »Wenn das so weitergeht, dann wiege ich in zwei Wochen 30 Kilo mehr!«, obwohl dies vollkommen unrealistisch ist.

Ein realistisches Konzept von Kalorien wäre in so einem Fall hilfreich, um zu verstehen, dass man nicht urplötzlich 20 Kilo zunimmt, wenn man eine Woche etwas mehr isst als sonst, und auch nicht 1 Kilo abgenommen hat, nur weil man an dem Tag, an dem man die Schokoladen-Monodiät veranstaltet hat, zufällig eingelagertes Wasser losgeworden ist.

Der Tag ist ohnehin schon ruiniert.

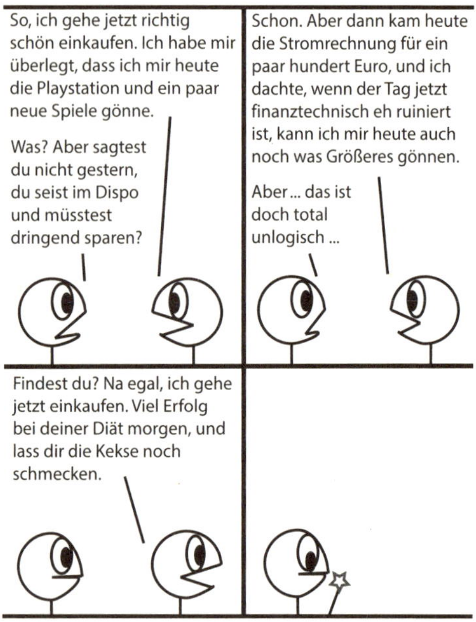
So, ich gehe jetzt richtig schön einkaufen. Ich habe mir überlegt, dass ich mir heute die Playstation und ein paar neue Spiele gönne.
Was? Aber sagtest du nicht gestern, du seist im Dispo und müsstest dringend sparen?
Schon. Aber dann kam heute die Stromrechnung für ein paar hundert Euro, und ich dachte, wenn der Tag jetzt finanztechnisch eh ruiniert ist, kann ich mir heute auch noch was Größeres gönnen.
Aber ... das ist doch total unlogisch ...
Findest du? Na egal, ich gehe jetzt einkaufen. Viel Erfolg bei deiner Diät morgen, und lass dir die Kekse noch schmecken.

Die mit Abstand blödeste Fettlogik überhaupt, die ich aber selbst auch leidenschaftlich genutzt habe. Und sie ist für mich leider auch am schwersten aus dem Denken zu vertreiben. Kalorienzählen und das Wissen über Wasserschwankungen hat zwar geholfen, die komplette Irrationalität dieses Denkens zu verstehen, aber leider ist dieses Denken äußerst hartnäckig, zumindest bei mir.

Ich ertappe mich immer noch dabei, dass ich glaube, der zweite

Nachschlag wäre jetzt auch egal, oder dass ich heute ohnehin über die Stränge geschlagen habe und die Schokolade dann auch keine Rolle mehr spielt.

Der kleine Bruder dieser Fettlogik ist:

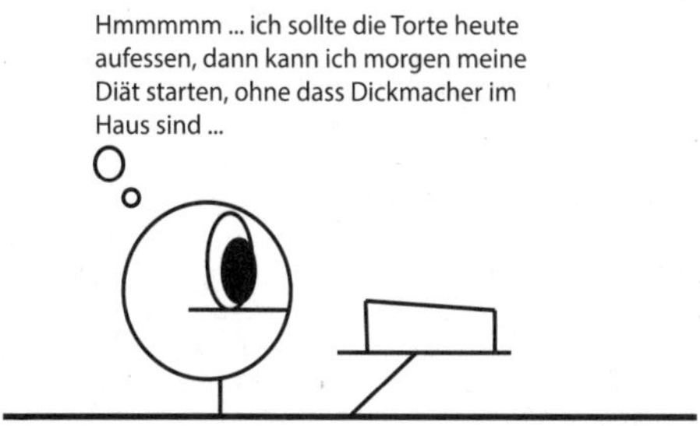

Manche Fettlogik-Reste wird man wohl nicht so einfach los, und man muss weiter daran arbeiten. Das ist so ähnlich wie mit der Packung Kekse, die man unbedingt restlos vernichten sollte, bevor … oh.

Natürlich kann dieses extreme Denken auch dazu führen, dass man in eine Situation kommt, in der man das Gefühl hat, nun wieder komplett in den alten Mustern zu stecken, »ausgerutscht zu sein«, die Motivation verloren zu haben. Die letzten zehn Jahre hatte ich immer wieder mal eine Diät begonnen und nach einigen Tagen oder sogar Wochen wieder hingeworfen – meist weil die Ergebnisse irgendwann ausblieben. Das gesammelte Wissen über körperliche Mechanismen und Abläufe half mir dieses Mal, nicht in diese klassische Diätfalle zu tappen. Ich hielt fast ein halbes Jahr ohne nennenswerte Probleme durch. Dann kam meine Knieoperation, und die Ärzte rieten mir, zugunsten der Heilung unbedingt mit der Diät auszusetzen und mehr zu essen. Sie meinten damit vermutlich nicht, dass ich mir am Abend nach der OP Pizza bestellen sollte, das war eher meine freie Interpretation.

Die massiven Wassereinlagerungen und das schlechte Gewissen, wesentlich übers Ziel hinausgeschossen zu sein, waren unschöne Konsequenzen dieses Exzesses. Die Tatsache jedoch, dass ich danach sehr schnell die Kurve kriegte, stellte sich als wichtig für den weiteren Prozess heraus. Dieser »Ausrutscher« und das anschließende »Wieder in die Spur kommen« waren ein wichtiger Schritt, weil ich jetzt wusste, dass sich mein Denken verändert hatte.

Dieses Erlebnis half mir auch bei meiner zweiten größeren Bewährungsprobe, die ich zunächst noch grandioser versemmelte. Als ich im September 2014 einen zweiwöchigen Urlaub antrat, hatte ich gerade Normalgewicht erreicht. Geplant war eine Woche Urlaub bei meinen Eltern und anschließend eine Woche Urlaub bei meiner Schwiegermutter. Bereits bei der Planung war mir klar, dass ich in dieser Zeit voraussichtlich nichts abnehmen würde. Ich hatte mir aber vorgenommen, mein Gewicht zumindest zu halten oder nicht allzu viel zuzunehmen. Am Ende meines vierzehntägigen Urlaubs zeigte die Waage über 7 Kilo mehr an. Eine gute Portion Wassereinlagerungen, aber auch einiges an Fett.

Insbesondere die Zeit bei meinen Eltern war eine Kombination aus allem, was es mir besonders schwermachte: Das ganze Haus war voll von Dingen, die ich besonders mochte, speziellen Süßigkeiten oder Gebäck von meiner Großmutter. Es gab sehr viele Familienfeiern mit Restaurantbesuchen, meine Mutter verwöhnte uns mit üppigen Frühstücken, und es gab ständig irgendwo Kaffee und Kuchen. Viele Tage schrieb ich komplett ab, und nach einer halben Woche war mir klar, dass ich mehrere Kilo schwerer aus diesem Urlaub zurückkommen würde. Worauf ich im Nachhinein sehr stolz bin, ist, dass ich dennoch nicht in ein völliges Extrem gefallen bin, wie dies früher der Fall gewesen wäre. Ich verzichtete bei mehreren Gelegenheiten auf Kalorienexzesse, trieb zwischendurch Sport und schaffte an einigen wenigen

Tagen sogar ein kleines Kaloriendefizit. Obwohl die Tendenz furchtbar war, bin ich nicht komplett abgerutscht, und das war eine sehr wichtige Erfahrung für mich.

Und was noch wichtiger war, ich erinnerte mich an den ersten Ausrutscher zurück und daran, wie ich es danach geschafft hatte, die Diät wie geplant fortzusetzen. Dadurch gelang es mir, auch nach dem Urlaub wieder die Resignation und die Unlust zu überwinden. Auch wenn es fast einen Monat dauerte, wieder unter das Vor-Urlaubs-Gewicht zu kommen, blieb ich dran.

Inzwischen bin ich überzeugt, dass diese beiden Erfahrungen mit die wichtigsten im Prozess waren. Je mehr ich meine Kalorienaufnahme in den nächsten Monaten erhöhte, desto mehr Ausrutscher gab es. Die Erinnerung daran, dass ich bereits zwei heftige Ausrutscher bewältigt hatte und trotzdem wieder »zurück in die Spur« gekommen bin, half dabei sehr.

Auch etwas, das ich in einem Forum gelesen hatte, war sehr hilfreich: Es geht nicht um die einzelnen Tage, sondern um das Gesamtbild. Man ist dick geworden, trotz vereinzelter Diäten oder Tagen, an denen man mal wenig gegessen hat. Die meisten Übergewichtigen machen hin und wieder kurzzeitige Diäten. Dennoch kam ich auf 150 Kilo. Dass ich zwischendurch mehrere Wochen verschiedene Diäten durchgeführt hatte, hatte diese Entwicklung nicht geändert. Genauso ist es aber umgekehrt: Einzelne Ausrutscher oder sogar schlechte Wochen ändern nichts an der Gesamttendenz. Sofern man immer wieder zurück zur Grundrichtung kommt, sind diese Ausrutscher nicht entscheidend. Es geht nicht darum, immer 100 Prozent perfekt zu essen, sondern darum, insgesamt in der Bilanz ein Kaloriendefizit zu erreichen.

Für mich ist das extreme Denken eine der hartnäckigsten und schwierigsten Aspekte der Fettlogik. Paradoxerweise erwiesen sich meine Ausrutscher als hilfreich, diese Fettlogik zu bekämpfen. Ich bin mir sicher, hätte ich ein Jahr lang ohne Schwierigkeiten die perfekte Gewichtsabnahme durchgeführt, hätte ich im Anschluss jetzt ein wesentlich größeres Problem in der Phase des Gewichthaltens, denn hier gibt es wesentlich mehr Grauzonen, und es gibt Tage, da isst man etwas mehr, und Tage, da isst man weniger als den Tagesbedarf. Spätestens hier muss man sich von dem Denken in Extremen verabschieden, damit man nach einigen Heißhungertagen wieder sanft die Kurve in Richtung mal wieder etwas weniger einschlägt, statt sich mit einem »Ach, jetzt ist es ja auch egal« beim Bäcker die Berliner (die in Berlin Pfannkuchen heißen) einpacken zu lassen.

Man sollte maximal ein Pfund pro Woche verlieren!

Diesem speziellen Mythos begegne ich mit am häufigsten. Wahrscheinlich hält er sich so hartnäckig, weil ihn alle möglichen Menschen reproduzieren, darunter auch Ärzte, Ernährungsberater oder Trainer, nicht zu vergessen all die übrigen Abnehm*experten* im Alltag. Die genannten Gründe für dieses Gebot sind unterschiedlich, aber keiner davon basiert auf Fakten.

»Man kriegt Mangelerscheinungen und macht sich die Gesundheit kaputt!«

Natürlich steigt die Wahrscheinlichkeit, ausreichend Vitamine, Proteine und Mineralstoffe aufzunehmen, je mehr Kalorien man sich einverleibt. Wenn jemand allerdings 3000 kcal aus Pommes, Schokolade und Gebäck isst, hat derjenige mit Sicherheit weniger wichtige Nährstoffe aufgenommen als jemand, der Vitaminzusätze und eine kleine, proteinbasierte Mahlzeit mit 600 kcal zu sich nimmt. Laut der *National Post* (2015) haben gerade Menschen, die zu viel essen, sogar ein erhöhtes Risiko, sich unausgewogen zu ernähren und Mängel zu entwickeln. Es ist paradox: Kaum jemand würde sich bei einer übergewichtigen Person Sorgen machen, diese könnte mangelernährt sein. Und doch ist dies oft der Fall. Bei mir war es tatsächlich so: Zu Beginn meiner Gewichtsabnahme ergab ein Bluttest, dass ich unter Eisen- sowie Vitamin-D3- und Vitamin-E-Mangel litt. Mein Blutdruck war massiv zu hoch, ich hatte Schlafprobleme, litt unter Müdigkeit und hatte Schmerzen.

Während des ersten halben Jahres auf 500 kcal konnte ich alle Defizite ausgleichen, mein Blutdruck pendelte sich auf einen Normalwert ein, und ohne dass ich Sport machte, verbesserte sich meine körperliche Fitness allein durch den Gewichtsverlust. Im Schnitt verlor ich zu dieser Zeit ca. 7 bis 8 Kilo im Monat, also das Vierfache von dem, was angeblich gesund ist. Das zeigt klar, dass viel essen nicht automatisch alle wichtigen Nährstoffe aufnehmen bedeutet und wenig essen nicht automatisch Mängel verursacht.

Eine Einschränkung ergab sich dadurch, dass meine Harnsäurewerte während des Abnehmens anstiegen, was das Risiko für einen Gichtanfall erhöht. Der Abbau von viel Körperfett kann dies bewirken, erklärte mir meine Hausärztin. Dank regelmäßiger Blutuntersuchungen war es jedoch kein Problem, den Harnsäurewert durch Medikamente zu senken. Die Medikamente konnte ich anschließend wieder problemlos absetzen, und es sind auch keine Schäden irgendeiner Art entstanden. Keineswegs ist zu schnelles Abnehmen in jedem Fall schädlich für die Gesundheit.

Hingegen nachweislich gesundheitsschädigend ist Übergewicht. Wenn ich mich an den Rat gehalten hätte, maximal ein Pfund pro Woche abzunehmen, dann wäre ich, statt nach einem Jahr im gesunden Normalgewicht zu liegen, noch immer im Bereich der morbiden Adipositas. Für schwer Übergewichtige ist diese Empfehlung einfach nicht realistisch, denn vieles ist auch erst sinnvoll, wenn bereits massiv Gewicht abgebaut wurde, beispielsweise Sport. Sport bei einem derart hohen Körpergewicht stellt eine große Belastung für den Körper dar, sodass es sinnvoll sein kann, erst einmal Gewicht zu reduzieren, bevor man dem ohnehin belasteten Körper diese weitere Belastung zumutet.

Für jemanden, der lediglich ein paar Kilo abnehmen will und entweder normalgewichtig ist oder lediglich leicht übergewichtig, mag die Situation eine andere sein. In diesem Fall kann es sinnvoll sein, ein kleineres Defizit anzusetzen und auf die Art vielleicht direkt den langfristig umsetzbaren Lebensstil zu wählen, den man dann dauerhaft so weiterführt. Als ich ungefähr bei einem BMI von 24 war, habe ich ebenfalls auf langsames Abnehmen mit Schwerpunkt auf Sport umgestellt.

Ich aß relativ viel und trieb gleichzeitig viel Sport, sodass ich nur noch etwa 2 bis 3 Kilo pro Monat verlor. Aus meiner Sicht wäre es nicht sinnvoll gewesen, schon zu Beginn auf diese Art abzunehmen und meinem Körper damit weitere Monate mit massiver Adipositas *plus* körperlicher Belastung durch Sport zuzumuten. Vermutlich wäre ich daran zwar auch nicht gestorben, aber in dieser Zeit hätte ich meinen Körper eben weiter verschlissen, und Gelenke sowie das Herz-Kreislauf-System hätten übermäßig arbeiten müssen.

»Zu schnelles Abnehmen macht den Stoffwechsel kaputt!«

Dazu habe ich bereits in den Kapiteln zum Thema Stoffwechsel ausreichend Stellung bezogen. Der Stoffwechsel geht nicht kaputt!

»Wer schnell abnimmt, nimmt schnell wieder zu. Nur langsames Abnehmen ist von Dauer!«

Die Studien, die ich zum Thema Gewicht-Halten gelesen habe, kommen alle zu demselben Schluss: Schnellere und stärkere Gewichtsreduktion führt zu besseren langfristigen Ergebnissen. Die Wahrscheinlichkeit, das Gewicht zu halten, ist höher, wenn man (1) mit einer sehr stark kalorienreduzierten Diät abgenommen hat und (2) der Gewichtsverlust hoch war. Anderson et al. (2001) gelangen beispielsweise zu dem Ergebnis, dass nach Diäten mit unter 500 oder unter 800 kcal pro Tag oder einem Gewichtsverlust von über 20 kg der gehaltene Gewichtsverlust signifikant größer war als nach langsamer Gewichtsreduktion oder Gewichtsverlust von unter 10 kg.

Die Studie von Thomas et al. (2014), zeigt ebenfalls, dass ein größerer anfänglicher Gewichtsverlust mit besseren Langzeitergebnissen nach zehn Jahren verknüpft war. Purcell et al. (2014) fanden keinen Unterschied im langfristigen Erfolg zwischen einer Abnehmgruppe, die drei Monate zwischen 450 bis 800 kcal am Tag aufnahm, und einer Gruppe, die über fast neun Monate hinweg mit einem kleinen Kaloriendefizit von 500 kcal pro Tag abgenommen hatte (was einem Gewichtsverlust von etwa einem Pfund pro Woche entspricht).

Die Mär, dass schnelles Abnehmen dazu führt, dass das Gewicht auch schnell wieder zunimmt, wird also weiter getragen, obwohl die Realität das Gegenteil zeigt.

Persönlich denke ich, dass es keine Generalformel für alle gibt. Manche Menschen mögen sich wohler fühlen und erfolgreicher sein, wenn sie langsam und stetig abnehmen, andere profitieren vom schnelleren Ergebnis. Der psychologische Effekt ist hier aus meiner Sicht der entscheidende, denn körperlich ist es völlig egal, ob wir unsere Fettspeicher schnell oder langsam leeren.

Unser Körper ist kein eigenständiges Wesen, das »Angst kriegt«, wenn man zu schnell abnimmt. Aber natürlich spielt auch unser Gefühlsleben eine Rolle. Für manche mag eine schnelle Veränderung beängstigend oder schwierig sein. Andere, so wie ich, brauchen schnelle Erfolge, um motiviert zu bleiben. Die rasche Veränderung hatte bei mir den Effekt, dass mir der Vergleich sehr viel leichter fiel. Der Übergang war nicht stetig und unmerklich wie beim Zunehmen, wo mit etwa einem Kilo im Monat eine so langsame Gewöhnung eintrat, dass mir gar nicht bewusst war, dass sich meine Fitness und Gesundheit immer mehr verschlechterten.

Bei sieben Kilo Abnahme im Monat konnte ich auf den letzten Monat zurückblicken und bemerkte deutliche Unterschiede. Ich konnte sie im Spiegel sehen, aber auch, noch wichtiger für mich, tatsächlich spüren. Ich erlebte unmittelbar, wie sieben Kilo weniger mir das Treppensteigen erleichterten und dass ich im März eine Strecke schneller und leichter zurücklegte als noch im Februar. Wie ich plötzlich wieder auf dem Rücken liegen konnte, ohne dass mir das Fett am Oberkörper den Hals zudrückte. Diese deutlichen Unterschiede zu spüren war für mich enorm motivierend. Dadurch hatte ich konkret vor Augen, wie bereits im nächsten Monat oder in drei Monaten noch deutlichere Verbesserungen möglich sein würden.

Hätte ich mich gezwungen, mich an die »Nur ein Pfund pro Woche«-Vorgabe zu halten, hätte ich diesen Effekt so nicht gespürt. Und als Folge wäre es mir mit Sicherheit wesentlich schwerer gefallen, weiter am Ball zu bleiben.

Hier lohnt sich also ein Blick auf die eigene Psyche: ob man ungeduldig ist und schnelle Ergebnisse braucht und dafür auch gerne mehr investiert oder ob man der Typ ist, der unauffällige kleine Änderungen bevorzugt und sich so langsamer, aber ohne das Gefühl von zu starker Einschränkung dem Ziel nähert. Unter Umständen kann es natürlich sinnvoll sein, bei bestimmten körperlichen Gegebenheiten den einen oder den anderen Weg zu bevorzugen. Wer unter bestimmten Krankheiten leidet und eine bestimmte Ernährungsform braucht, der kann möglicherweise nicht ohne weiteres die Ernährung allzu stark umstellen und muss langsamer abnehmen. Andererseits war es beispielsweise in meinem Fall mit dem geschädigten Gelenk wichtig, dieses so schnell wie möglich zu entlasten, damit nicht länger 80 Kilogramm überflüssiges Gewicht auf einen sowieso angegriffenen Knochen rieben.

»Zu schnelles Abnehmen führt zu Essstörungen«

Gerade im Zusammenhang mit der bereits erwähnten Minessota Starvation Study wird oft gewarnt, dass schnelles Abnehmen mit drastischer Kalorienreduktion zu Essstörungen führt, hauptsächlich zu »Essanfällen« (internationaler Begriff: *»Binge Eating«*), indem die Einschränkung quasi zwangsläufig zu einem unkontrollierbaren Verlangen führt.

Doch ist das so?

Eine aktuelle Studie aus 2015 von da Luz et al. untersuchte diese Frage, indem sie eine Analyse bisheriger Studien mit starker Kalorienreduktion durchführte. Die Ergebnisse waren dabei durchmischt, aber insgesamt ergaben sich keine Beweise dafür, dass für Menschen, die zuvor keine Essanfälle hatten, eine sehr niedrige Kalorienaufnahme zu solchen führen. Unter denjenigen, die im Vorfeld an einer diagnostizierten Binge-Eating-Störung gelitten hatten, konnte die starke Kalorienreduktion sogar zu einer Verringerung der Symptomatik führen. Entsprechend folgern die Autoren, dass eine ärztlich überwachte, sehr niedrigkalorische Diät vorteilhaft sein kann, wenn es um Essanfälle geht.

Persönlich habe ich eine ähnliche Erfahrung gemacht. Ich hatte zwar keine Essanfälle, aber während des halben Jahres auf 500 kcal reduzierte sich mein Appetit gravierend. Während ich zuvor ständig hätte essen können, erschienen mir die 500 kcal irgendwann wie eine sehr große Menge, und mit jeder anschließenden Erhöhung der Kalorienmenge fühlte es sich an, als dürfte ich plötzlich wahnsinnig viel essen. Der Effekt hielt leider nicht ewig an, denn ich weiß noch, dass ich bei etwa 1000 kcal pro Tag dachte: Du meine Güte, wenn ich später mein Gewicht halte und das Doppelte esse, ist das ja unglaublich viel. Mittlerweile nehme ich an Sporttagen auch weit über 3000 kcal pro Tag zu mir, und das kommt mir nicht mehr so enorm vor. Die Zeit auf 500 kcal war aber dennoch eine Art *Reset*, zumindest vom Gefühl her.

Ich denke, man gewöhnt sich recht schnell an eine bestimmte

Essensmenge und nimmt Abweichungen davon dann wieder anders wahr. Hätte ich von meinen ursprünglichen fast 3000 kcal schrittweise reduziert, wäre mir vermutlich jeder dieser Schritte wie eine permanente Einschränkung vorgekommen. Die einmalige drastische Reduktion hatte den Effekt, dass ich nach der Gewöhnung dann jede Erhöhung als einen riesigen Luxus erlebte. Auch hier gibt es also keine Generalformel, wie Menschen auf mehr oder weniger drastische Kalorienreduktion psychisch reagieren. Bei dem einen mag es tatsächlich den Appetit nur noch mehr anstacheln, beim anderen ändert es das Verhältnis zum Essen bzw. zur wahrgenommenen Essensmenge ins Positive.

»Zu schnelles Abnehmen verhindert, dass sich die Haut zurückbildet«

Zu diesem Thema existiert noch relativ wenig gesicherte Forschung, allerdings scheint die Abnehmrate nicht wesentlich mit der Hautrückbildung zusammenzuhängen. Die Haut stoppt auch nicht in dem Moment mit der Rückbildung, in dem man das Zielgewicht erreicht hat. Monate nach dem Abnehmen zieht sich die Haut noch weiter zusammen – und das ist sogar einfacher, wenn sie dann nicht noch durch Fettmasse gedehnt wird. In vielen Fällen handelt es sich bei der berühmten »Hautschürze« am Bauch nämlich nicht um reine Haut, sondern um Fett – gut erkennbar, wenn man in die Falte kneift und dort noch Masse spürt. Reine Haut ist papierdünn. Die Haut kann sich in dem Moment gar nicht zurückbilden, weil sie von dem Fettgewebe nach unten gezogen wird. In diesem Fall müsste zuerst einmal so weit Fett abgebaut werden, bis die Haut tatsächlich eine Chance hat, sich zurückzubilden. Unglücklicherweise beenden viele das Abnehmen an dem Punkt, an dem sie Normalgewicht haben, aber nach wie vor verhältnismäßig viel Körperfett und, wenn dazu noch ohne Kraftsport abgenommen wurde, auch mit wenig Muskelmasse. Da Haut und verbleibendes Körperfett dann eher schlaff sind, ist das Ergebnis optisch mäßig und kann sogar zu Gesundheitsproblemen wie Entzündungen in den Hautfalten führen.

Das obige Statement klingt für mich schon allein deshalb unlogisch, weil Fettmasse schlaff ist und somit die Haut in keiner Weise stützt. Sie wird vielleicht durch das Fett »ausgefüllt«, aber das ist nicht das, was man unter »straff« versteht. Wer will, dass die Haut so straff wie möglich ist, der sollte nicht bewusst langsam abnehmen, sondern vielmehr auf Muskelaufbau setzen, um das Gewebe insgesamt zu festigen und Masse aufzufüllen. So wenig Fett wie möglich übrig zu lassen, das die Haut nach unten zieht, ist ebenfalls wichtig. Ein überdehntes Gummiband zieht sich ja auch nicht dadurch besser zurück, dass man es *gaaaanz* langsam entspannt, sondern am besten dadurch, dass man die Spannung komplett herausnimmt.

Wer nur übergewichtig ist, muss sich um schlaffe Haut auch weniger Gedanken machen. Wer dagegen wie ich schon mehr als das Doppelte seines Normalgewichts hatte, der sollte auch die Erwartungen entsprechend anpassen. Die Haut auf mehr als das Doppelte ihres Normalen hin zu dehnen und zu erwarten, nach einem Jahr müsse sich diese zurückgebildet haben, ist wenig realistisch.

Als ich im Februar 2015 einen Artikel veröffentlichte, in dem ein Bild meines Bauches zu sehen war, wurden mir unter anderem Fragen zu meiner »Hautrolle« gestellt. Ich antwortete damals, dass es sich nicht um Haut handele, sondern um »Restfett«, und dass weiterer Fettabbau und gleichzeitiger Muskelaufbau dafür sorgen werde, dass sich die Haut an die Muskeln »anlegt«. Ich war mir damals nicht ganz sicher, ob meine Überlegungen diesbezüglich stimmten. Es stellte sich aber heraus, dass ich recht hatte: Jetzt, da ich dies schreibe, ist es Mitte März, also ein Monat später, und hier ist die Entwicklung:

Das erste Bild, mit 145 kg Gewicht, ist im Dezember 2013 entstanden, das mittlere (mit 65 kg) im Februar 2015 und das rechte (mit 63 kg) im März 2015. Wie man sieht, war es tatsächlich so, dass die Haut sich an die Muskeln anlegte,

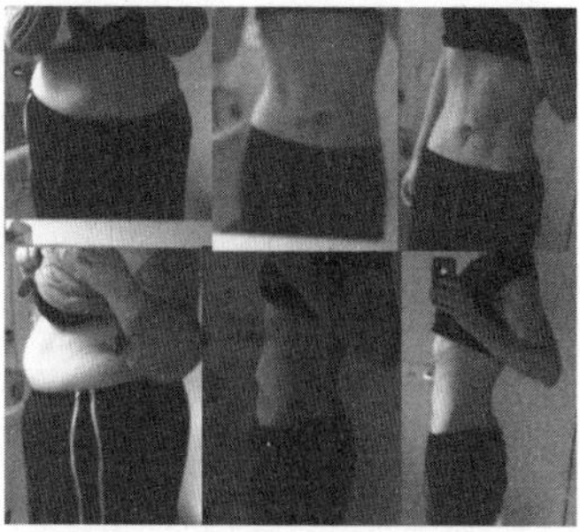

sobald das restliche Fett sie nicht mehr dehnte. Bei extremen Hautschürzen mag das nicht mehr funktionieren. Wenig bis mittelgradig schlaffe Haut profitiert aber offensichtlich weit mehr von Muskelauf- und Fettabbau als von irgendwelchen extra langsamen Gewichtsreduktionen. Ausgehend von meiner Erfahrung würde ich daher sagen, dass vor allem eine gründliche Fettreduktion ein strafferes Hautergebnis hinterlässt.

Der Grund dafür, dass langsame Abnahme zu vermeintlich besseren Ergebnissen führt, liegt wohl eher darin, dass der Vergleichszeitraum größer ist: Wenn jemand rasch abnimmt und einen Vorher-Nachher-Vergleich innerhalb eines Jahres macht, sieht die Haut vielleicht schlaffer aus als bei einem Langsam-Abnehmer, der den Vorher-Nachher-Vergleich erst nach drei Jahren zeigt. Aber die Haut hört eben nicht in dem Moment auf, sich zurückzubilden, wenn das letzte Kilo abgenommen wurde. Wenn man bei dem Schnellabnehmer nach drei Jahren noch einmal vergleicht, sieht dessen Haut vermutlich weit straffer aus.

Wer die Hautrückbildung unterstützen will, hat folgende Möglichkeiten:

- Kraftsport, um etwas »Masse« durch straffe Muskeln aufzufüllen
- Ausdauersport, um die Durchblutung der Haut anzuregen

- Vitamin- und proteinreiche Ernährung, um Reparaturprozesse zu fördern
- Creme, um die Haut vor dem Austrocknen zu schützen
- Wickel, beispielsweise mit Frischhaltefolie und Kaffeepulver – diese Wickel sind zwar eine Betrugsmasche als »Abnehmwickel«, aber sie helfen tatsächlich, das Gewebe zu entwässern und damit zu straffen, sodass sie zwar kein Fett reduzieren, aber Umfang verringern und die Hautstraffung fördern

Ich könnte nie wirklich schlank sein, dafür bin ich körperlich nicht gebaut.

Als Reaktion auf mein jetziges Aussehen begegnet mir oft Erstaunen. Viele sagen, sie hätten nicht gedacht, dass ich jemals so schlank sein könnte. Dieses Denken ist mir schon vorher oft unter Übergewichtigen begegnet. Menschen, die schon ihr Leben lang übergewichtig waren und ernsthaft davon überzeugt waren, allein aufgrund ihrer »breiten Knochen« oder eben »kräftigen Statur« gar nicht in der Lage zu sein, Normalgewicht zu erreichen. Ein Beispiel dafür ist eine 180 kg schwere amerikanische Bloggerin, die in einem Artikel die Ergebnisse ihrer Körperfett-Messung angab und herausfand, dass ihre »fettfreie Masse« bereits einen BMI von über 25 bedingen würde und sie somit gar nicht normalgewichtig sein könne.

Diese Berechnung geht jedoch davon aus, dass die fettfreie Masse so bleibt, wie sie ist. Doch da sich die Muskeln und Knochen stark anpassen müssen, um das Dreifache ihres Normalgewichtes zu bewältigen, wiegen sie selbst mehr, als sie nach dem Abnehmen wiegen würden. Das heißt: Die fettfreie Masse reduziert sich mit dem Gewicht. Würde man einfach 100 kg Fett auf eine 60 kg schwere Frau packen, würde diese zusammenbrechen. Um das Gewicht tragen zu können, müssen die Knochen dichter und die Muskeln wesentlich stärker werden. Würde man von besagter Bloggerin plötzlich alles überschüssige Fett entfernen, käme darunter die Figur einer Bodybuilderin hervor. Logischerweise ist diese übergroße Muskelmasse nicht länger nötig, wenn die 120 kg Extragewicht wegfallen, wodurch auch Muskulatur und Skelett wieder normal groß werden.

Nach dem Abnehmen stand für mehrere Monate mein Brustkorb sehr stark hervor. Die Einschätzung meiner Physiotherapeutin, dass dies durch die vergrößerten Organe und das Fett im Brust- und Bauchraum verursacht sei und sich zurückbilden werde, erwies sich als korrekt. Anfangs hatte ich eine massive Diskrepanz in Sachen Kleidergröße: Meine Hosengröße war schnell eine 36, wohingegen ich weiter Oberteile in Größe 40 brauchte. Mittlerweile trage ich insgesamt 36, der Brustkorb ist deutlich schmaler geworden. Zum Vergleich:

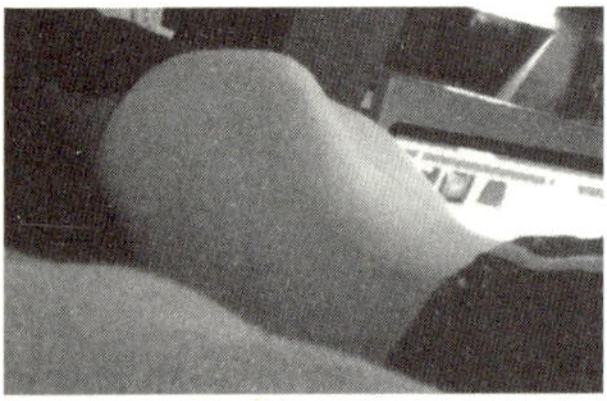

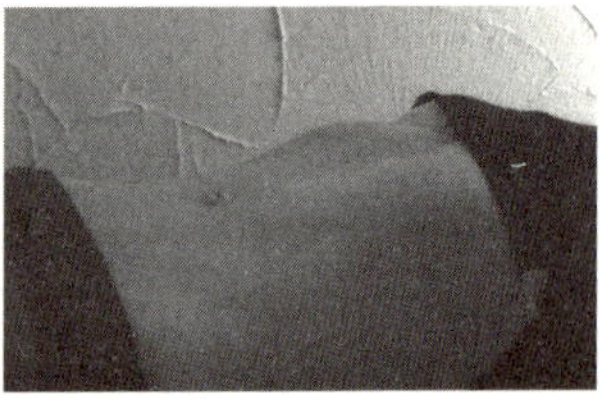

Das linke Bild entstand im November 2014, als ich 71 kg wog. Das rechte Bild im März 2015 mit 63 kg. Der Brustkorb ist deutlich weniger hervorstehend. Ich denke auch, dies war teilweise der Grund, warum Menschen mich mit hohem Normal- oder leichtem Übergewicht bereits so »dünn« fanden: Durch den breiten Brustkorb wirkte der Bauch »eingefallen« und der Unterkörper sehr schmal. Mittlerweile, wo alles proportioniert ist und daher stimmiger wirkt, kommen kaum noch Kommentare darüber, dass ich »zu dünn« sei. Der Vergleich dieser beiden Bilder war für mich auch noch einmal eindrücklich bezüglich der gesundheitlichen Aspekte. Die Vorstellung, wie viel Fettmasse die Organe durchzogen und umgeben haben muss, um die Rippen derartig nach außen zu pressen, ist geradezu unheimlich.

Generell ist es aus meiner Sicht Unsinn, einen »breiten Körperbau« als Argument dafür heranzuziehen, dass Normalgewicht »unmöglich« sei. In meinem Fall umfasst Normalgewicht eine Spanne von 56 kg bis 76 kg. 20 Kilo Unterschied sind enorm viel und vollkommen ausreichend, um einem »zierlichen« oder einem »kräftigen« Körpertyp zu entsprechen.

Mein Eindruck ist, dass die Hemmung eher eine psychologische ist und viele, besonders langjährig Übergewichtige, so sehr eine »dicke Identität« haben, dass sie sich zwar vorstellen können, möglicherweise »weniger dick« zu sein, aber »schlank«, »zierlich«, »sportlich« oder dergleichen vollkommen außerhalb ihrer Selbstwahrnehmung liegt. Viele Übergewichtige, die ich kenne, streben bereits im Vorfeld ihrer Abnahme ein übergewichtiges Zielgewicht an, weil Normalgewicht »zu extrem« ist: Sie wollten ja »kein Hungerhaken werden«.

Für viele war es befremdlich, zu hören, dass mein Zielgewicht bei etwa 63 kg bei 175 cm lag, wo doch 75 kg bereits »ausreichen« würden. Ich habe ebenfalls lange Zeit gesagt, dass ich am liebsten wieder das Gewicht hätte, mit dem ich meinen Mann kennengelernt habe – etwa 85 Kilo –, auch weil ich mir nicht vorstellen konnte, dauerhaft eine schlanke Figur zu haben.

Tatsächlich ist der Unterschied im Kalorienbedarf gar nicht so hoch: Mit 85 kg verbrauche ich etwa 2000 kcal täglich, mit 63 kg sind es etwas weniger als 1800 kcal. Der Unterschied ist aber, dass ich mit 63 kg leichter Sport treibe und es mir viel mehr Spaß macht, körperlich aktiv zu sein. Durch das Mehr an Aktivität steigt der Verbrauch auf wesentlich mehr als 2000 kcal, und es fällt mir paradoxerweise leichter, dieses geringere Gewicht zu halten als das schwerere.

Es gibt sicher Menschen, die sich »etwas mollig« wohler fühlen und für die das eine gute Entscheidung ist, die nicht mit allzu massiven Gesundheitsrisiken einhergehen muss. Auf der anderen Seite ist mein Eindruck, dass viele Menschen sich selbst limitieren oder von ihrer Umwelt limitiert werden, indem sie weiter an ihrer »dicken Identität« festhalten und glauben, von Natur aus nicht schlank sein zu können. Das führt dann aber im ungünstigen Fall dazu, dass die Haut sich nicht richtig zurückbildet und auch die körperliche Fitness nicht so gut ist, wie sie sein könnte. Man ist dann zwar »weniger dick«, aber die Veränderung ist nicht so tiefgreifend. Aus meiner Sicht erschwert dieser Glaube das Halten des Gewichts sehr, da es mit dem Denken einhergeht, den Körper mit Zwang in einen Bereich zu pressen, in den er gar nicht wirklich gehört, da man ja eigentlich »kräftiger« sei.

Auch wenn es anfangs befremdlich sein mag, halte ich es für wichtig, sich bewusst zu machen, dass man theoretisch jede Gewichtsklasse erreichen und halten kann. Von »sehr schlank« bis »kräftig« bietet bereits der Normal-BMI alles an, und wo man letztlich gerne landen will, sollte rein vom eigenen Geschmack oder den eigenen Wünschen bestimmt sein, nicht von irgendwelchen Vorstellungen darüber, wie der Körper »von Natur aus« gebaut ist. Echte »Körpertypen« sind Nuancen im Knochenbau, also etwas breitere Schultern, schmalere Hüften, X- oder O-Beine – das, was uns wirklich unterscheidet.

Die Fettmasse darüber ist lediglich durch unser Verhalten bestimmt, und »dick« und »schlank« sind keine »unterschiedlichen Körpertypen«. Viele meiner körperlichen Eigenschaften traten erst wirklich zutage oder änderten sich sogar, als das Fett langsam verschwand. Ich dachte beispielsweise, ich hätte von Natur aus X-Beine – in Wahrheit drückten nur die dicken Innenschenkel meine Knie zusammen und sorgten so für die x-förmige Stellung. Mittlerweile sind meine Beine wieder gerade.

[Männerfettlogik] Mit »Normalgewicht« wäre ich ein dünnes Hemd.

Wie die Bloggerin im Kapitel zuvor argumentieren manche übergewichtige Männer, mit denen ich geredet habe, damit, dass sie allein aufgrund ihrer Muskelmasse bereits »leicht übergewichtig« sein müssten, bei Normalgewicht wären sie daher viel zu dürr. Das sind allerdings in den seltensten Fällen tatsächlich austrainierte Bodybuilder mit einem Körperfettwert im unteren Bereich, sondern meist Männer, die noch ordentlich Röllchen über ihren Muskeln tragen. Während es für Frauen tatsächlich äußerst unwahrscheinlich ist, allein durch Muskelmasse übergewichtig zu sein, ist es für Männer zwar im Bereich des Möglichen, aber mit etwa 3 Prozent Wahrscheinlichkeit offensichtlich nicht der Regelfall. Dankenswerterweise waren drei Reddit-User bereit, ihre Fotos zur Verfügung zu stellen, um zu zeigen, wie ein trainierter Mann mit einem normalen BMI aussieht:

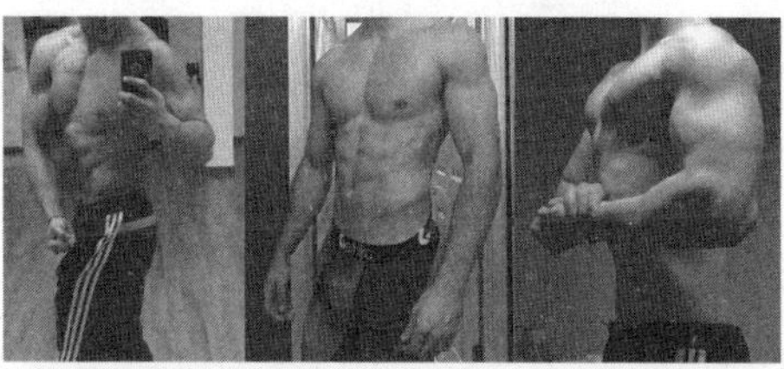

173cm, 73kg (BMI 24.4) http://www.reddit.com/user/50_shades_of_gains
183cm, 82,5kg (BMI 24.7) http://www.reddit.com/user/shawnyv
183cm, 80.7kg (BMI 24) http://www.reddit.com/user/alittamnayr (Ryan Mattila)

Alle drei haben durchaus beeindruckende Muskeln und wirken keineswegs »zu dünn«. Die eher männlich verortete Sorge, ein normaler BMI könne zu schmächtig wirken, ist damit unbegründet.

Mein Übergewicht beeinträchtigt mich nicht.

Ich kann nicht für Millionen Übergewichtige sprechen, daher spreche ich in diesem Kapitel ausschließlich über meine eigene Fettlogik.

Ich habe mir lange eingeredet, dass ich durch mein Übergewicht nicht besonders beeinträchtigt war. Wenn ich Treppen stieg, dann unterdrückte ich mein Schnaufen, um mir selbst sagen zu können, dass ich problemlos drei Stockwerke hochlaufe. Oben angekommen täuschte ich manchmal ein Husten oder ein Lachen vor, um das Schnaufen zu überdecken.

Neulich sah ich auf YouTube ein Video, in dem eine adipöse Frau einhundert Treppen stieg, und ich fühlte mich wie zurückversetzt. Etwa ab der zwanzigsten Stufe ging sie schwerfällig, dann fing sie an zu lachen, schließlich ließ sich das Keuchen nicht mehr verbergen, und sie witzelte darüber, wie anstrengend das sei. Die letzten vierzig Stufen waren eine reine Qual, aber sie war am Ende furchtbar stolz, den Beweis erbracht zu haben, wie fit sie ist.

Da ich spontan nicht sagen konnte, ob einhundert Stufen viel oder wenig sind, beschloss ich, das Experiment zu wagen und mit 67 kg und nach einem halben Jahr Sport (allerdings eine Woche nach einer Bauch-OP) zu sehen, wie anstrengend einhundert Stufen sind. Das Resultat: Meine Atemfrequenz nicht einmal erhöht. Also stieg ich weiter hinauf. Nach sechshundert Stufen hatte ich keine Lust mehr.

Ich denke, unsere Gesellschaft macht uns diesen Part leider ziemlich leicht. Menschen, die regelmäßig Sport treiben, werden als

»Fitnessfreaks«, »Sportfanatiker« oder Ähnliches gesehen, und der »normale« Mensch ist eben inaktiv. Zumindest im Erwachsenenalter wird es fast als außergewöhnlich betrachtet, wenn jemand viel Sport treibt. Den meisten »fehlt dazu die Zeit«, oder sie geben offen zu, dass sie einfach keine Lust haben. Das ist nichts, wofür man sich in irgendeiner Form schämen müsste, zumindest war das mein Eindruck. Als ich noch sehr dick war, haben viele Normalgewichtige oder weniger Dicke (ich kannte persönlich niemanden, der dicker war als ich, also war eigentlich jeder weniger dick) mich in meinem Mangel an Bewegung bestärkt, indem sie mir erzählten, dass sie ja selbst auch ganz unfit seien. Als ich dann Sport machte, kam meist ein: »Also, ich könnte das nicht.«

Vor zwei Jahren veröffentlichte die Mayo Klinik eine Studie (Archer et al., 2013), die große Wellen schlug, da sie zeigte, dass die durchschnittliche adipöse Person sich sehr wenig sportlich betätigt. Adipöse Frauen kamen im Schnitt pro Jahr auf lediglich eine Stunde intensiven Sport, adipöse Männer auf unter vier Stunden. Was bei Berichten über die Studie jedoch meist nicht erwähnt wurde, war die Tatsache, dass auch normalgewichtige Frauen im Schnitt auf lediglich etwa elf Stunden Sport pro Jahr kamen (unter »intensiv« wurde allerdings auch nur sehr anstrengender Sport mit hoher Herzrate gefasst, eine gemütliche Radtour würde also beispielsweise nicht darunterfallen).

Angesichts dessen, dass auch der »normale Mensch« ziemlich unsportlich ist, findet sich eigentlich immer jemand, mit dem man sich vergleichen kann, um sich zu versichern, dass man eigentlich gar nicht so unfit ist.

Jetzt, da ich einen Vergleich habe, was ein trainierter Körper leisten kann (und ich bin keinesfalls athletisch oder extrem fit), wird mir klar, wie enorm unterdurchschnittlich meine Leistungsfähigkeit war oder wie gewöhnlich die Dinge sind, auf die ich damals stolz war. Ich hielt mich beispielsweise für relativ stark. Ich war stolz, 30-Kilo-Steine tragen zu können, und dachte, dass das sicher auch an meiner »kräftigen Statur« läge. Mittlerweile kann ich dank Krafttraining problemlos auch unsere 45-Kilo-Randsteine tragen (die ich früher nicht mal hochheben konnte), und das, obwohl ich nun wesentlich weniger »kräftig gebaut« bin. Die Tatsache, dass Fettmasse eben keine Kraft bedeutet, sondern im Gegenteil Bewegungen erschwert, musste erst mal sacken. Es wäre mir nie in den Sinn gekommen, dass eine trainierte 50 kg leichte Frau möglicherweise stärker sein könnte als ich mit 150 kg. Große Körpermasse war für mich mit Kraft assoziiert. Angesichts der Tatsache, dass laut Pellegrinelli et al. (2015) Fettmasse sogar aktiv Muskelgewebe zerstört, war dies natürlich doppelt falsch.

In Sachen Ausdauer und genereller Fitness hatte ich zwar weniger Illusionen, lag aber auch weit daneben. Als eines Tages mein Auto auf der Arbeit nicht ansprang, lief ich die fünfundvierzig Minuten zu Fuß nach Hause. Mir taten danach die Füße weh, und ich musste erst mal auf der Couch ausruhen, weil ich völlig erschöpft war. Das Traurige daran ist, dass ich das nicht etwa als Warnzeichen sah, sondern im Gegenteil auf meine Leistung stolz war. Ich dachte, ist doch gar nicht übel, dass ich *locker* mal diese Strecke laufe.

Neulich war mir sonntags nach etwas Süßem, und ich spazierte spontan die insgesamt zwölf Kilometer bis zur nächsten Tankstelle hin und zurück, um Schokolade zu kaufen. Dies ist für mich eine extreme Erfahrung der angenehmen Art. Ein echter Sportler lacht über meine 19 Prozent Körperfett, aber auf Normtabellen falle ich damit bereits in den »athletischen« oder zumindest »unterdurchschnittlichen« Bereich für Frauen meiner Altersklasse.

Die meisten Leser stehen vermutlich irgendwo zwischen fit und 150 Kilo, und es ist verführerisch, zu sagen: »Mit 150 Kilo mag das alles tatsächlich ganz schlimm sein, aber davon bin ich ja weit weg« – und natürlich stimmt das. Ein BMI von 50 ist ein Extrem und nicht vergleichbar mit dem, was ein leicht adipöser BMI von vielleicht 32 mit sich bringt. Doch auch wenn mit 100 kg viele Probleme nicht so massiv sind wie mit 150 kg, sind die Ansätze dazu fraglos da.

Im Nachhinein – mit dem Vergleich, den ich inzwischen habe – kann ich viele Symptome benennen, die ich früher nicht gesehen habe oder als normal empfand. Ich hatte durch die jahrelange Adipositas einfach keine Vorstellung davon, was ein normaler Körper kann und wie sich ein gesunder Körper anfühlt.

Ein für mich überraschender Effekt betrifft den Schlaf. Seit mein Mann und ich zusammen sind, brauchte ich ein bis zwei Stunden mehr Schlaf als er. Ich schlief etwa neun Stunden pro Nacht und betrachtete mich als Morgenmuffel und Langschläfer, der etwas Zeit braucht, um in die Gänge zu kommen. Mittlerweile schlafe ich etwa sieben Stunden pro Nacht und bin morgens hellwach. Ich bin jetzt einer dieser Menschen, die ich früher total komisch fand, weil sie um sechs Uhr morgens freiwillig aufstehen. Ich hatte das als Charakter- oder Typfrage gesehen und nie in Zusammenhang mit meinem Gewicht gebracht. Ich vermute, dies hängt vor allem damit zusammen, dass mein Schlaf erholsamer ist, weil ich nicht mehr schnarche und besser Luft bekomme.

Ein anderer Effekt ist, dass ich tatsächlich Freude an körperlicher Aktivität habe. Ich habe das immer als Geschwätz abgetan, wenn jemand erklärt hat, dass ihm Sport Spaß macht, einfach weil es so weit von meiner Vorstellungskraft weg war. Im Übrigen ein Grund, warum es leichter ist, schlank zu sein als schlank zu werden: Ein dicker Körper ist wesentlich weniger leistungsfähig. Auch wenn in der Ruhe und der Aktivität mehr Kalorien verbrannt werden, ist es wesentlich schwerer, so viel Sport zu machen, wie ein fitter Mensch das kann. Mit 150 Kilo waren zehn Minuten Aufwärmen auf dem Rad im Fitnessstudio schon eine Qual, und ich war zudem frustriert, dass ich dabei nur 60 kcal verbrannte. Mittlerweile trete ich schneller und mit höherer Wattzahl und verbrenne in der Zeit etwa 120 kcal. Eine Stunde auf dem Crosstrainer ist gefühlt ein entspanntes Bewegen, verbrennt aber bei der Einstellung, die ich wähle, bereits 600 kcal.

Wie bereits betont, ich rede hier von mir. Ich will nicht behaupten, dass es keine Übergewichtigen gibt, die viel Sport treiben. Aber auch hier kann ich mir vorstellen, dass viele einem ähnlich verzerrten Denken wie ich zum Opfer fallen, denn ich empfand bereits relativ normale Dinge als große sportliche Leistungen. Ein kleiner Spaziergang war mit 150 kg anstrengender als eine Stunde Ausdauertraining mit 65 kg – aber auch wenn ich dabei mehr ins Keuchen und Schwitzen kam, war der Verbrauch doch wesentlich geringer.

Ähnliches gilt auch für das, was eine der amerikanischen Anführerinnen der Fat-Acceptance-Bewegung, Ragen Chastain, als eine Leistung ansieht, die sie zur »Elite-Athletin« macht – und das bei einem morbid adipösen BMI. 2013 lief sie einen Marathon und schrieb darüber einen Artikel: »My big, fat, finished marathon«. Quintessenz davon war, dass sie nach fünf Monaten Training die gut zweiundvierzig Kilometer in zwölf Stunden und zwanzig Minuten zurückgelegt hat. Nun will ich nicht behaupten, dass es keine Leistung ist, als schwer adipöser Mensch die Marathonstrecke an einem Stück zu laufen. Aber ihre Durchschnittsgeschwindigkeit von weniger als 3,5 Stundenkilometer liegt weit unter einem normalen Spaziertempo. Offiziell war der Marathon bereits Stunden früher beendet, die Stände abgebaut, das Team gegangen, bis auf die armen Seelen, die auf die letzte Teilnehmerin warten mussten, um endlich Feierabend machen zu dürfen. Die Teilnehmerin, die als Letztes einige Stunden vor Ragen ins Ziel lief, war eine über siebzigjährige Frau. Zum weiteren Vergleich: Der Rekord für Frauen liegt bei 2 Stunden 15 Minuten, und der Durchschnitt für Frauen liegt bei etwa 5 Stunden. 2011 lief ein Hundertjähriger einen Marathon in 8 Stunden 25 Minuten.

Was ich in diesem Fall noch bedenklicher finde als die Fehleinschätzung der eigenen Sportlichkeit: Chastain empört sich in ihrem Artikel darüber, dass eine der freiwilligen Mitarbeiterinnen sie belästigt und diskriminiert habe. Aber die hatte sie lediglich nach mehreren Stunden, als abzusehen war, dass ein pünktliches Beenden des Marathons für sie unmöglich war, darum gebeten, ihren Lauf abzubrechen – zum einen machte sie sich schlicht Sorgen um die Gesundheit der schwergewichtigen Frau, zum anderen musste ein Teil des Freiwilligenteams extra wegen ihr deutlich länger bleiben als veranschlagt. Ragen weigerte sich jedoch, da der Marathon keine offizielle Schlusszeit hatte. Das mag zwar ihr Recht sein, aber sich darüber aufzuregen, dass man sie schlecht behandelt habe, wenn sie ein ganzes Freiwilligenteam dazu zwingt, vier Stunden länger zu warten, bis sie ihren Hintern über die Ziellinie geschoben hat, ist schon starker Tobak.

Chastains Beispiel zeigt meiner Ansicht nach recht deutlich, wie sehr man den Bezug zur Realität verlieren kann, wenn man sehr lange extrem adipös ist und sich darüber hinaus in einem Umfeld bewegt, in dem starkes Übergewicht so *normalisiert* wird.

Bitte verstehen Sie meine Ausführungen aber nicht als Abwertung sportlicher Bemühungen. Natürlich muss jeder zunächst von seinem individuellen Trainingslevel ausgehen. Als ich 150 Kilo wog und mehrere Monate so gut wie immobil war, waren selbst durchschnittliche Leistungen für mich ähnlich weit entfernt wie olympische Rekorde. In den ersten Monaten war ich stolz auf diverse Meilensteine, wie etwa dreißig Minuten am Stück spazieren gehen oder meine ersten zwanzig Minuten auf dem Rad seit Jahren. Dinge, die der Durchschnittsmensch nicht als Meilenstein sähe, für mich aber in dem Moment einen großen Fortschritt bedeuteten. Es ist aus meiner Sicht durchaus angebracht, Stolz auf eigene Entwicklungen und individuelle Leistungssprünge zu empfinden, selbst wenn diese objektiv nicht beeindruckend sein mögen. Für jemanden, der nie geraucht hat, ist es ja auch keine große Leistung, einen Tag lang keine Zigarette zu rauchen, während dies für einen Kettenraucher durchaus einen großen persönlichen Erfolg darstellt. Auch ein Einkauf im Supermarkt ist normalerweise keine großartige Leistung. Für einen Menschen mit Agoraphobie, der jahrelang nicht draußen war, wäre dies dagegen ein riesiger Erfolg.

Stolz zu empfinden auf die persönliche Leistungssteigerung, und sei sie zunächst noch so klein, halte ich für motivierend und daher wichtig. Doch die eigene unterdurchschnittliche Leistung zur objektiven Bestmarke zu küren und damit jegliche Verbesserung für unnötig zu erklären, führt dazu, dass man nicht nur sich selbst, sondern auch andere davon abhält, zum Wohle der Gesundheit gegen das Übergewicht anzugehen.

Wenn ich schlank wäre, wären alle Probleme weg.

Während manche Menschen der Meinung sind, dass ihr Gewicht sie nicht im Mindesten beeinträchtigt, gehen andere ins Gegenteil und glauben, *jedes* Problem in ihrem Leben läge *ausschließlich* an ihrem Gewicht. Kein Partner? Klar, weil ich zu dick bin und mich keiner will. Unzufrieden im Job? Klar, weil alle nur das Gewicht sehen und ich unterschätzt werde. Wenn ich schlank wäre, würde mein Chef mich ganz anders sehen. Keine ausgefüllte Freizeit? Nein, mit dem fetten Arsch kann ich unmöglich ins Yoga, da lachen ja alle.

Diesen Fehler habe ich mit zwanzig gemacht, als ich mich innerhalb einiger Monate auf Normalgewicht fastete und dann merkte, dass ich noch derselbe Mensch war, nur dünner. Mein Leben und meine Persönlichkeit wurden nicht schlagartig toller. Das war wohl mit ein Grund dafür, dass ich dachte, Dicksein wäre eine rationale Entscheidung und Schlanksein lohnt sich nicht. Mir war nicht bewusst, dass ein gesunder Körper lediglich ein Mittel ist, um etwas aus seinem Leben zu machen, aber nicht automatisch das Leben ausfüllt. Schlanksein ist kein Lebenssinn. Es macht nicht glücklich. Es ist ein bisschen wie Geld. Wenn man arm ist und kein Geld hat, dann ist man eingeschränkt und kann vieles nicht tun. Nur weil man Geld auf dem Konto hat, ist man deshalb aber noch lange nicht glücklich, wenn man es dann nicht genießt, indem man etwas damit macht, das einem guttut.

Für mich hat sich einerseits durch das Abnehmen allein nicht viel geändert, andererseits in der Folge davon aber doch so einiges. Dass ich Freude an Sport und Bewegung habe, sorgt dafür, dass mir eine ganze Palette neuer Interessen offensteht, die früher nicht für mich in Frage gekommen wären. Vor einigen Monaten haben mein Mann und ich einen Radurlaub am Bodensee gemacht. Ich habe Klettern als Hobby entdeckt, ebenso wie Pilates. Ich habe in meiner Physiotherapeutin eine Sportpartnerin entdeckt, mit der ich mich wöchentlich zum Kaffee und Krafttraining treffe. Dabei ist das Faszinierende, dass mir diese Dinge Spaß machen. Mir wurde klar, dass ich auf die Art etwas dazugewinne und das Schlanksein eben nicht, wie ich aufgrund meiner früheren Erfahrung annahm, mit dauerhaftem Verzicht einhergeht.

Was war denn nun der Unterschied zwischen meinem enttäuschenden Date mit dem Schlanksein in meinen Zwanzigern und meiner neuen Beziehung mit dem Schlanksein jetzt? Wahrscheinlich die Erwartungshaltung.

Damals war ich mit der Erwartung herangegangen, dass sich erstens mein Leben komplett ändert, wenn ich erst mal schlank bin, und dass ich danach auch mein altes Essverhalten wieder aufnehmen könnte, weil ich als Schlanke dann »essen kann, was ich will«.

Dadurch, dass ich mich ohne konkretes Konzept auf Normalgewicht heruntergefastet hatte, hatte ich auch keinen Plan, wie mein langfristiges Ess- und Bewegungsverhalten danach aussehen könnte. So pendelte ich eine Zeit lang zwischen Überessen und Fasten hin und her, immer zwischen 68 und 73 Kilo. Aber es pendelte sich nie ein beständiges Essverhalten ein. Zudem änderten sich Dinge wie Stress im Studium oder mein unbefriedigendes Freizeitleben nicht von selbst – im Gegenteil: Die starke Beschäftigung mit meinem Gewicht machte es sogar schwerer, andere Bereiche anzugehen.

Damals war es also fast eine Befreiung, die Prioritäten wieder umzusortieren und mich auf Studium und Promotion zu konzentrieren, eine Beziehung einzugehen, ein Leben aufzubauen und das Thema Gewicht abzuhaken, auch wenn dies bedeutete, dass es wieder aus dem Ruder lief. Aber durch die vorherige Erfahrung hatte sich in mir die Annahme verfestigt, dass Normalgewicht für mich ein ständiger Kampf wäre, der nur wenig Raum für anderes ließe.

Meine jetzige Erfahrung ist eher die, dass mir meine körperliche Fitness und Gesundheit Raum gibt, mehr Möglichkeiten eröffnet und mir den Alltag erleichtert, weil ich mehr Energie habe und weniger eingeschränkt bin. Ein zentraler Faktor, der sich geändert hat, ist der, dass ich dank meines Wissens zum Thema körperliche Prozesse, Ernährung und Fitness in der Lage bin, meine Ernährung sinnvoller zu gestalten. Es ist nicht mehr dieses panische Gegenregulieren, sondern es verläuft ruhiger und nimmt weniger Raum ein. Ich zähle nach wie vor Kalorien und wiege meine Lebensmittel ab, kann aber auf diese Routine auch mal verzichten, wenn wir essen gehen oder mit Freunden essen. Ernährung ist für mich nicht mehr mit Sorgen oder Ängsten verknüpft, und mir persönlich hilft es, klare Leitlinien zu haben.

Ein weiterer Unterschied ist vermutlich der sportliche Aspekt. Ich habe im Leben schon mehrere Versuche mit Sport gestartet, auch als ich mit zwanzig normalgewichtig war, aber ich bin nie von dem Schema weggekommen, dass Sport »nichts für mich ist«. Ich bin nie an den Punkt gelangt, sportlich zu sein als Teil meiner Identität zu betrachten. Es war immer etwas Fremdes, zu dem ich mich zwar mit viel Disziplin zwingen konnte, das mir aber keinerlei Freude bereitete. Joggen war eine Zeit lang »ganz okay«, ebenso wie Radfahren, aber dieser Moment, von dem viele berichteten, wo man spürt, dass man es wirklich will, kam bei mir nie.

Ich glaube, hier hat das Krafttraining sehr geholfen. Krafttraining bringt schneller körperliche Ergebnisse in Form von Muskeln, während Ausdauertraining kaum Änderungen ergibt (außer in der Kondition, aber das merkt man nicht so deutlich). Sich selbst als sportlich zu sehen, fällt wesentlich leichter, wenn man Muskeln sieht. Das ist vermutlich ein rein psychologischer Unterschied, aber für mich war Krafttraining enorm hilfreich. Ein weiterer Faktor ist, dass, wenn man rundum kräftige Muskeln hat, viele neue Sportarten direkt zu Beginn wesentlich leichter fallen und das wiederum dazu führt, dass man schneller eine »sportliche Identität« aufbauen kann.

[Frauenfettlogik] Krafttraining? Nein, ich will nicht zu muskulös werden!

Krafttraining ist in unserer Gesellschaft für Frauen negativ besetzt. Sofort stellen sich Menschen massive Bodybuilderinnen vor, mit riesigen Muskelpaketen und breitem Kreuz, die »wie Männer« aussehen. Jeder hat wohl schon eine solche extreme Bodybuilderin in den Medien gesehen, und von den meisten Menschen wird dies als unattraktiv empfunden.

Dies liegt, wie ich vermute, auch daran, dass unser Schönheitsideal sich auf »gesundes Aussehen« stützt und damit sowohl extremes Unter- als auch extremes Übergewicht (egal, ob durch Fett oder Muskelmasse) von der Mehrheit als weniger attraktiv wahrgenommen wird. Tatsache ist, dass Frauen von Natur aus weniger Muskelmasse aufweisen als Männer. Im Blog »Alles Evolution« findet sich eine Zusammenstellung der durchschnittlichen physischen Unterschiede zwischen Männern und Frauen:

- Männer wiegen etwa 15 Prozent mehr als Frauen
- Männer sind 15 cm größer als Frauen
- Der Oberkörper von Männern ist 40 bis 50 Prozent stärker
- Der Unterkörper von Männern ist 30 Prozent stärker
- Männer haben relativ zu ihrer Körpergröße 30 Prozent mehr Lungenvolumen
- Ellenbogen und Knie sind beim Mann ca. 42 bis 60 Prozent stärker
- Die Haut von Männern ist dicker und fettiger

- Männer haben mehr rote Blutkörperchen
- Männer haben mehr Hämoglobin und speichern daher mehr Sauerstoff
- Männer haben im Verhältnis zu ihrem Körper ein um 10 Prozent größeres Herz
- Männer haben stärkere Knochen
- Männer können mehr Hitze abgeben, weil sie mehr Schweißdrüsen haben
- Männer haben schnellere Wundheilung

Frauen haben dagegen von Natur aus mehr Körperfett und ein dehnbareres Gewebe, da ihr Körper auf die Versorgung eines Babys im Mutterleib ausgelegt ist. Wenn eine Frau also nicht massiv mit männlichen Hormonen in ihren Körper eingreift, wird sie nie auch nur annähernd in der Lage sein, eine vergleichbare Muskelmasse wie ein Mann aufzubauen. Es ist biologisch schlichtweg nicht möglich. Das ist natürlich, wenn es ums Abnehmen geht, ein echter Nachteil, da Muskelmasse die einzig relevante Stellschraube ist, über die wir unseren Ruheverbrauch beeinflussen können.

Männer haben bereits »im Rohzustand« mehr Muskelmasse, bauen aber auch durch Training wesentlich schneller mehr Muskelmasse auf und können auf diese Art ihren Gewichtsverlust wunderbar beschleunigen.

Frauen sind dahingehend im Nachteil und werden nun auch noch zusätzlich durch gesellschaftliches Geschwätz darin beeinflusst, doch lieber keine schweren Gewichte zu heben, weil sie ja versehentlich eine Hantel aufheben und am nächsten Morgen mit einem Kreuz wie Arnold Schwarzenegger aufwachen könnten.

Tatsächlich ist ein »definierter« Look, bei dem Muskeln sich unter der Haut abzeichnen, ohne massiv aufgepumpt zu sein, bereits nahezu das Maximum dessen, was eine Frau mit intensivem Krafttraining ohne Hilfsmittel schaffen kann. Das »Risiko«, plötzlich »zu muskulös« zu sein, ist geringer als gering. Erst recht wenn man bedenkt, was ernsthafte Bodybuilderinnen in ihre Körper investieren.

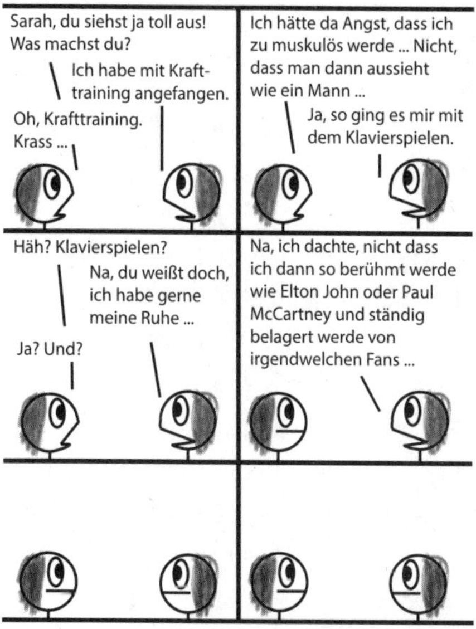

Sarah, du siehst ja toll aus! Was machst du?
Ich habe mit Krafttraining angefangen.
Oh, Krafttraining. Krass ...
Ich hätte da Angst, dass ich zu muskulös werde ... Nicht, dass man dann aussieht wie ein Mann ...
Ja, so ging es mir mit dem Klavierspielen.
Häh? Klavierspielen?
Na, du weißt doch, ich habe gerne meine Ruhe ...
Ja? Und?
Na, ich dachte, nicht dass ich dann so berühmt werde wie Elton John oder Paul McCartney und ständig belagert werde von irgendwelchen Fans ...

Und doch werden Frauen ermutigt, lieber »weiblichere« Sportarten wie Ausdauersport oder Aerobic ohne Gewichte zu machen. An diesen Sportarten ist nichts verkehrt, ändern aber nur wenig bis nichts daran, dass ein Körper eher »schlaff« wirkt (sofern die Frau nicht extrem wenig Fettmasse hat und auch schmalere Muskeln sichtbar sind) und auch bei relativ leichten Frauen noch relativ viel Fett- und wenig Muskelmasse vorhanden ist.

Ebenfalls weitgehend unbekannt ist, dass die weibliche Problemstelle Cellulite nicht etwa bloß ein Gewebeproblem, sondern vielmehr ein Muskelproblem ist. Wenn Muskelmasse verkümmert, dann löst sich das darüberliegende Gewebe und dellt sich unschön. Cellulite ist kein weibliches Schicksal, das mit dem Alter zwangsweise kommt, sondern eine Folge von schlaffen Muskeln und zu viel Fettgewebe. Und reversibel, zumindest zum Teil.

Das Traurige ist also, dass ein bestimmtes Ideal hochgelobt wird, nämlich ein straffer, definierter, schlanker Körper, aber gleichzeitig Frauen davon abgehalten werden, den Weg dorthin zu gehen und Muskeln aufzubauen. Stattdessen werden sie ermutigt, sich sinnlos für das Ideal abzustrampeln und stundenlang auf dem Laufband zu rennen oder mit ganz geringem Widerstand zu radeln (sonst werden die Oberschenkel dick!). Im Fitnessstudio begegnen mir viele solche Frauen, die dann auf der Beinpresse mit 30-Kilo-Gewichten »arbeiten«. Ein so geringes Gewicht zu *stemmen* ist eine derartige Unterforderung, dass das Aufstehen von dem Gerät mehr Training darstellt. So wundert sich so manche Frau, dass sie zwar mehrmals wöchentlich ins Studio geht, sich an ihrem Körper aber so gar nichts tut.

Im schlimmsten Fall kommt es dann zum bereits vorher beschriebenen Effekt, dass der Kalorienverbrauch des Trainings überschätzt und das Fett mehr statt weniger wird – und die Betreffende sich nach dem ersten Trainingsmonat irrtümlicherweise über die zwei Kilo »aufgebaute Muskeln« freut.

Dabei ist Krafttraining nicht nur aus optischen oder abnehmtechnischen Gründen zu empfehlen, sondern es ändert auch viel am Körpergefühl. Zumindest aus meiner Erfahrung gibt es Selbstbewusstsein, da es im Alltag selbständiger macht. Als ich unser Haus renovierte, war es ärgerlich, stundenlang auf meinen Mann warten zu müssen, weil ich für eine anstehende Arbeit schlicht nicht stark genug war. Mittlerweile kann ich den Großteil selbst bewältigen, und diese Unabhängigkeit gibt auch Freiheit.

Ein Einfluss auf das Selbstbewusstsein stellt auch die veränderte

Körperhaltung dar. Die Muskelmasse, die durch Krafttraining aufgebaut wird, sorgt dafür, dass unsere Haltung aufrechter wird, was wiederum unsere Stimmung und Einstellung positiv beeinflusst. Laut Cuddy (2012) hat die Körperhaltung starke Auswirkungen auf unser Selbstbewusstsein. So waren Menschen etwa wesentlich erfolgreicher in Vorstellungsgesprächen, wenn sie vor dem Termin einige Minuten bewusst möglichst aufrecht und ausladend gestanden oder gesessen hatten.

Dazu kommt, dass Krafttraining sehr gesund ist. Falls ich wie ein fanatischer Krafttrainingsfan wirke, dann mag das stimmen. Ich denke, Krafttraining ist enorm sinnvoll. Für beide Geschlechter, versteht sich. Ich richte dieses Kapitel extra an Frauen, weil ich von Männern noch nie die Befürchtung gehört habe, »zu muskulös« zu werden.

Ein eindrückliches Erlebnis hatte ich diesbezüglich mit jemandem, der es besser wissen sollte, nämlich mit meinem damaligen Physiotherapeuten nach der Knie-OP. Er empfahl mir direkt, das Knie lieber nochmal operieren zu lassen, da ich den vom Orthopäden empfohlenen Muskelaufbau zur Stabilisierung ohnehin nicht schaffen würde. Ungefährer Wortlaut: »Da müssten Sie mindestens zweimal die Woche Krafttraining machen – und Sie wollen doch noch gut aussehen, oder?«.

Wenn man Patientinnen derart entmutigt, statt sie zu *er*mutigen, es auf jeden Fall zu versuchen, ist es kein Wunder, wenn die Erfolgsquote entsprechend ausfällt. Für mich ist das ähnlich, als würde ich als Psychotherapeutin einem Patienten mit Agoraphobie, der Angst hat, das Haus zu verlassen, raten, er solle sich doch lieber nach guten Lieferdiensten umsehen, statt an seinen Ängsten zu arbeiten.

Ich habe mir also nach Ablauf der ersten sechs Termine mit der nächsten Verschreibung eine andere Praxis angesehen, wo sehr auf Übungen zu Muskelaufbau fokussiert wurde. Die Physiotherapeutin, die ich dort kennenlernte, ist auch diejenige, mit der ich mich jetzt regelmäßig zum privaten Training treffe.

Diese Erfahrung hat mir noch einmal verdeutlicht, wie sehr in unserer Gesellschaft Inaktivität zur Norm geworden ist. Dreimal die Woche eine halbe Stunde Krafttraining sollte etwas sein, zu dem generell ermutigt wird, nicht nur wenn es darum geht, eine Operation damit zu vermeiden.

Die demotivierende Haltung in Bezug auf Sport ist vermutlich kein rein frauenspezifisches Problem. Übergewichtige erhalten allgemein die Rückmeldung, sie hätten ohnehin keine Chance, wirklich fit zu werden. Der einzige Unterschied ist, dass für Männer dieses Ideal zumindest besteht, während es für Frauen nicht nur als unerreichbar, sondern darüber hinaus auch noch als unerwünscht gilt.

Seit ich Sport mache, habe ich zugenommen – sicher Muskelmasse.

Für eine aktuelle Studie ließ man einundachtzig Frauen für zwölf Wochen dreimal wöchentlich für eine halbe Stunde auf dem Laufband laufen. In der Körperfettmessung zeigte sich, dass fünfundfünfzig der Frauen in dieser Zeit zunahmen – allerdings an Fett und nicht an Muskelmasse (Sawyer et al., 2015). Dieser Effekt ist häufig, da Menschen stark überschätzen, wie viele Kalorien sie durch Sport verbrennen, und der Appetit durch Sport zusätzlich angeregt wird.

Die Studien von Finlayson et al. (2011) sowie King und Blundell (1995), die bei Teilnehmern an Sportprogrammen direkt nach dem Sport einen stark erhöhten Appetit auf fettreiche Nahrung feststellten, stützen diese Ergebnisse. Offenbar gibt es unterschiedliche Typen, was Sport betrifft: Während manche Menschen weniger Hunger nach dem Sport haben, ist bei etwa der Hälfte der Menschen der Appetit nach dem Sport enorm erhöht, sodass die verbrauchte Energie (oder sogar mehr) direkt wieder aufgenommen wird.

Laut Aussage von Trainern ist es nach Jahren kontinuierlichen Trainings für einen durchschnittlichen Mann auf natürlichem Wege(!) möglich, im Laufe seines Lebens ungefähr bis zu 23 kg Muskelmasse aufzubauen. Für Frauen ist es möglich, um die 11 kg Muskelmasse zu bilden. Das bedeutet im Übrigen auch, dass eine Frau durch natürliche Muskelmasse bei niedrigem Körperfettanteil fast nicht in den übergewichtigen Bereich kommen kann.

Die Geschwindigkeit, mit der Muskeln wachsen, ist ebenfalls überraschend langsam: Laut Fitnessexperte Lyle McDonald bauen Männer im ersten Jahr unter optimalen Bedingungen etwa 1 kg Muskeln pro Monat auf. Im zweiten Jahr sind noch etwa 500 g pro Monat machbar, im dritten Jahr noch etwa 250 g und im vierten Jahr lediglich 2 bis 3 kg. Frauen können etwa mit der Hälfte rechnen.

Ernährungswissenschaftler und Sportdozent Alan Aragon gibt als Richtwert für Anfänger etwa 1 bis 1,5 Prozent des Körpergewichts pro Monat an. Auch hier können Frauen nur mit der Hälfte rechnen.

Wenn ein Mann also nach intensivem Krafttraining in einem Monat mehr als 1 kg zunimmt und eine Frau mehr als ein Pfund, dann ist das vermutlich Fett, und es wird Zeit, die Kalorienaufnahme zu hinterfragen.

Vorsicht allerdings vor allzu schneller Panik. Minimale Muskelverletzungen, die zu Beginn eines Sportprogramms gehäuft auftreten, können zu Schwellungen im Muskelgewebe und damit etwas Mehrgewicht führen. Wer also mit Sport beginnt und direkt in den nächsten Tagen plötzlich 1 bis 2 kg mehr wiegt, muss sich keine Sorgen machen oder dem Sport abschwören: Dieses Gewicht verschwindet wieder und ist lediglich ein Anzeichen dafür, dass die Muskeln beansprucht wurden.

Darüber hinaus gelten die Effekte auf das Körpergewicht lediglich dann, wenn intuitiv gegessen wird. Wer sich bewusst ist über den appetitsteigernden Effekt von Sport, kann die typische Falle durchaus vermeiden. Dass Appetit vorhanden ist, bedeutet schließlich nicht, dass man zwangsweise etwas essen muss. Wer aber bereits weiß, dass er nach dem Sport sehr hungrig wird, kann den Tagesablauf so planen, dass Raum für eine Mahlzeit nach dem Sport dableibt.

Bevor ich abnehmen kann, muss ich erst herausfinden, warum ich dick bin.

Dass psychologische Ursachenforschung ausgerechnet von einer Psychotherapeutin als »Fettlogik« deklariert wird, ist sicher für einige Leser überraschend. Und natürlich will ich damit nicht sagen, dass es nicht psychische Gründe geben kann für ein ungesundes Gewicht. Letztlich ist den meisten Menschen klar, dass ihr Über- oder Untergewicht ihnen schadet – genau wie viele andere Dinge: vor der Lieblingsserie zu versacken, statt die Steuererklärung in Angriff zu nehmen, oder das komische Geräusch zu ignorieren, das der Wagen macht, weil man diese Woche keine Lust hat, zur Werkstatt zu fahren.

Viele Menschen haben eine falsche Vorstellung davon, was Psychotherapie bewirkt. Es ist nicht wie in Hollywoodfilmen, wo man nach zehn Stunden Therapie herausfindet, dass man als Kind belästigt wurde, sich deshalb einen »Schutzschild« angefressen hat und nun, da man diese Erkenntnis hat, das Gewicht problemlos wie von selbst abfällt. Nicht dass es solche Fälle nicht gäbe, aber wenn 60 Prozent der Menschen übergewichtig sind und einer von fünf adipös (Mensink et al., 2013), muss man nicht hinter jedem Fettpolster ein tragisches Schicksal oder tiefe psychische Probleme vermuten. Ich bin die Letzte, die davon abraten würde, Psychotherapie zu nutzen, wenn man das Gefühl hat, es gebe psychische Ursachen, aber oft ist dieses Suchen nach *dem* Grund sogar etwas, das der Veränderung im Weg steht.

Auch in der Psychotherapie ist es sinnvoll, das offensichtliche

Problem bereits zu Beginn anzugehen, denn oft kommen Erkenntnisse erst mit der Veränderung. Wenn das Verhalten dazu dient, ein anderes Problem zu verdecken, dann stellt man das oft erst dadurch fest, dass man das Verhalten ändert und sieht, was hochkommt.

Der britische Journalist und Schriftsteller Johann Hari erklärt in einem Artikel, Kokain gelte als eine der suchterzeugendsten Drogen. In den Achtzigern wurde durch Versuche an Ratten festgestellt, dass neun von zehn Ratten kokainsüchtig werden, wenn man ihnen Kokainwasser anbietet. Ein Psychologieprofessor stellte dieses Experiment allerdings in Frage, indem er darauf hinwies, dass die fraglichen Ratten alleine in einem trostlosen Käfig gehalten wurden und ihre einzige Beschäftigungsmöglichkeit eben Kokain war. Also baute er ein kleines Rattenparadies mit Spielzeug, Tunneln, leckerem Futter und vielen anderen Ratten als Spielgefährten und bot erneut Kokain an. Das Ergebnis: Die glücklichen Ratten mochten das Kokain nicht besonders und konsumierten insgesamt weniger als ein Viertel von dem, was die traurigen Ratten einnahmen. Alle einsamen Ratten wurden intensive Nutzer, wohingegen die glücklichen Ratten weder zu intensiven Nutzern wurden noch am Kokain verstarben.

In einem weiteren Experiment setzte er die schwer abhängigen, traurigen Ratten nach siebenundfünfzig Tagen in den schönen Käfig. Die Tiere hatten zwar einige Entzugserscheinungen, hörten aber mit dem Kokainkonsum auf und führten ein normales Leben.

Ich finde diese Forschung ungemein faszinierend und denke, sie lässt sich auch auf andere Verhaltensweisen übertragen. Sucht hat ein weites Spektrum, und nicht immer muss zwangsläufig eine körperliche Abhängigkeit im Spiel sein, so etwa bei Kauf- oder Spielsucht. Übermäßig zu essen muss nicht das Vollbild einer Sucht erfüllen, kann aber auf Dauer in diese Richtung tendieren.

Essen kann eine Strategie sein, Gefühle wie etwa Stress, Langeweile oder Einsamkeit zu bewältigen. Es kann auch in einer Beziehung Ausdruck für Zuneigung und Liebe sein, etwa indem man dem Partner Essen zubereitet. Problematisch wird es dann, wenn es für diese Dinge die *einzige* Strategie ist und man gewissermaßen davon abhängig wird, weil man keine andere Möglichkeit hat, mit einer Situation umzugehen. Ähnlich wie die Ratten im einsamen Käfig, die schlichtweg keine Alternative hatten.

Das bedeutet natürlich nicht, dass jeder Übergewichtige ein karges, trostloses Leben führt, sondern lediglich, dass womöglich für bestimmte Situationen keine Alternative existiert.

Ich hatte einmal einen Patienten, der es nicht schaffte, mit dem starken Rauchen aufzuhören. Seine Arbeit war so stressig, dass die gelegentlichen Raucherpausen sein einziger Weg waren, für einige Minuten zu unterbrechen, weil sein ausgeprägter Perfektionismus keine *freiwillige* Pause zuließ. Ohne die Begründung per Suchtdruck hätte er bis zur Erschöpfung durchgearbeitet. Hier ging es darum, Strategien zu finden, sich andere Auszeiten zu gönnen und das Denkmuster zu hinterfragen, sich ständig verausgaben zu müssen.

Zudem kann mit der Zeit auch das Verhalten selbst zum Teufelskreis werden. Übergewicht kann auch davon abhalten, andere Dinge zu finden, die einem Freude machen oder gegen Stress wirken. Wenn Bewegung erschwert wird, sodass Sport keine Freude bereitet, fallen viele Möglichkeiten weg. Dafür muss man nicht 150 Kilo wiegen und fast immobil sein. Auch 10 Kilo mehr können dafür sorgen, dass Sport anstrengender und unbefriedigender wird und man sich mehr quälen muss, sodass die Erfahrung damit bestenfalls neutral oder eben negativ ist anstatt positiv.

Dazu kommen mehrere körperliche Mechanismen, die es uns am Anfang schwermachen, Gewohnheiten zu ändern: Darmbakterien, die unsere Vorliebe für die gewohnte Ernährungsform fördern, unser

Belohnungszentrum im Gehirn, das die bekannte hochkalorische Nahrung präferiert, und die Blutzuckerregulierung, die uns dazu bringt, bei einem Blutzuckerabfall schnell gegenregulieren zu wollen.

Es ist allerdings ein Fehler, auf diese Erschwerung zu Beginn mit Aufgeben zu reagieren, zu denken, dies werde immer so bleiben. Es dauert einige Wochen bis Monate, um sowohl Körper als auch Gewohnheiten neu zu programmieren, aber ist dies erst einmal geschehen, wird der neue Lebensstil auch nicht mehr als andauernde Anstrengung empfunden.

Der Punkt ist, dass es selten gelingt, die tiefere Ursache zu beseitigen. Wer bei Stress zu Schokolade greift, weil es eine Strategie ist, sich aufzuheitern und zu entspannen oder zu belohnen, dem wird es nicht gelingen, nie wieder Stress zu haben. Vielleicht findet der Betreffende aber andere Strategien, die ebenso gut wirken.

Einige davon müssen vielleicht erst mühsam aufgebaut werden, bis man beispielsweise an den Punkt gelangt, an dem man es als ähnlich angenehm empfindet, einen bestimmten Sport zu machen, wie ein Stück Schokolade zu essen. In der ersten Zeit *verursacht* der Sport womöglich überhaupt erst Stress, und man müsste sich eigentlich mit der Schokolade dafür belohnen, ihn gemacht zu haben.

Das ist allerdings normal. Gewohnheiten zu ändern ist schwierig, und die Phase, in der das stattfindet, ist anstrengend. Auf der anderen Seite ist es auch eine Phase, in der man viele Erfolgserlebnisse haben kann, wenn man sieht, dass neue Verhaltensweisen Ergebnisse bringen. Das ist mit ein Grund dafür, dass ich es so wichtig finde, Grundlagenwissen über Ernährung, Kalorien und Krafttraining zu sammeln, denn sonst kann es passieren, dass man mühsam Gewohnheiten ändert, aber keine Ergebnisse erzielt und schließlich doppelt gefrustet abbricht.

Im Idealfall passiert in dieser anstrengenden Phase der neuen Gewohnheiten sehr viel Positives, sei es, dass sich auf der Waage etwas tut, man körperlich Veränderungen sieht oder spürt, positives Feedback erhält oder neue Interessen sich bilden, sodass dies dann die nötige Motivation liefert, um sich weiter anzustrengen. Ohne Erfolgserlebnisse würde es eine nahezu unmenschliche Disziplin erfordern, weiter dranzubleiben.

Die Erfolge müssen in Relation zur Anstrengung stehen. Eine langsame und schrittweise Änderung des Lebensstils bringt weniger rasche Ergebnisse, wird aber auch meist als weniger anstrengend empfunden. Dagegen sollte eine extreme Änderung auch schnell positive Ergebnisse bringen. Umso schlimmer ist es, wenn ein stark Übergewichtiger etwa den Fokus auf Sport legt und sich überwindet, fünfmal die Woche ins Fitnessstudio zu gehen, weil er der Meinung ist, Sport sei die Lösung.

Unter Umständen fühlt er sich dabei unwohl oder angestarrt, und der Sport fällt sehr schwer. Die verbrannte Energie ist aber trotz der enormen Anstrengung aufgrund der geringen Leistungsfähigkeit eher mäßig. Obwohl er eine Stunde alles gibt, schwitzt und völlig erschöpft ist, verbrennt er gerade mal 400 kcal. Bei fünfmal die Woche gefühltem Extremprogramm an Sport verbrennt er auf die Art 2000 kcal, also nur etwa 300 g Körperfett, was dann etwas mehr als 1 kg im Monat wäre.

Ein Gewichtsverlust von lediglich 1 kg für diesen massiven Einsatz wird voraussichtlich zu Frustration führen. Dazu kommt, dass die meisten Menschen durch Ausdauersport viel mehr Appetit bekommen, sodass es entweder noch schwerer wird, weniger zu essen, oder die verbrauchte Energie direkt wieder reingeholt wird – entweder wohlmeinend durch Proteinshakes oder weil man sich danach »etwas verdient hat«. Unter Umständen nimmt er dann trotz dieser starken Anstrengung nicht ab, sondern sogar zu. Womöglich lässt er sich einen Monat durch wohlmeinende Stimmen beruhigen, die ihm sagen, das sei sicher Muskelaufbau, aber spätestens wenn weiterhin Ergebnisse ausbleiben, wird er irgendwann aufgeben und sich denken: Ich habe so viel investiert und nichts erreicht. Abnehmen funktioniert für mich nicht.

Ähnlich ist es mit dem Kalorienzählen. Es gibt Menschen, die halbherzig anfangen zu zählen, durchaus etwas an Zeit und Energie investieren, aber dann eben doch oft schätzen (Das kann ich gerade nicht abwiegen, aber es müssten so 50 Gramm sein ... oder doch eher 40), schummeln (Das war ja nur ein Bissen, das muss ich nicht eintragen) oder vergessen (Den Schokoriegel trage ich heute Abend zu Hause ein). Am Ende ist die Kalorienrechnung dann so ungenau, dass man es sich auch hätte sparen können.

An der Stelle hilft nur, dafür zu sorgen, dass die Ergebnisse der Investition entsprechen. Aus meiner Sicht klappt dies am besten dadurch, dass man anfangs zu 90 Prozent an der Ernährung arbeitet und das auch ernsthaft betreibt. Die Wahl des Defizits ist hierbei egal. Ob man direkt viel Gewicht verlieren will und ein großes Defizit fährt oder ob man mit 2 Kilo im Monat oder weniger rechnet und lediglich ein paar hundert Kalorien spart – beides hat seine Berechtigung. Es geht lediglich darum, sich nicht selbst zu sabotieren, indem man durch die oben beschriebenen Tricks das Defizit täglich dezimiert.

Wer bereits körperlich fit ist, der kann sein Defizit auch durch Sport erwirtschaften, da die Investition dann deutlich weniger anstrengend ist und mehr bringt. Dann muss unter Umständen nicht einmal am Essen gespart werden. Womit man mehr Freude hat, mehr Sport und weniger Hungern oder wenig Sport und mehr Hungern, ist schlicht typabhängig.

Jemand, der körperlich unfit ist, sollte aus meiner Sicht Sport zunächst nicht als Mittel zum Abnehmen erwägen, sondern erst einmal daran arbeiten, den Körper überhaupt sporttauglich zu machen. Alles, was man im untrainierten Zustand tut, um Muskeln und Kondition aufzubauen, sollte man lieber nicht unter dem Aspekt des Kalorienverbrennens sehen (und auch nicht ins Kaloriendefizit rechnen), sondern als Investition in spätere Fitness.

Ich mache alles richtig, aber ich nehme nicht mehr ab.

Viele Menschen kommen im Laufe des Abnehmens an einen Punkt, an dem sich der Zeiger der Waage hartnäckig an einer bestimmten Zahl festbeißt und nicht mehr weiter sinken mag. Oft ist dies dann der Punkt, an dem die wohlmeinende Umwelt auf den Hungerstoffwechsel verweist oder fragt, ob man denn bereits die Schilddrüse hat testen lassen.

Hier stellt sich zunächst einmal ganz trivial die Frage, wie groß das tägliche Kaloriendefizit ist und ob es *aktuell* ist. Wer eine Kalorienzähl-App benutzt, bekommt meist mit jeder Gewichtsaktualisierung auch einen neuen Tagesbedarf angezeigt. Wer von Hand berechnet, sollte natürlich darauf achten, regelmäßig den Bedarf neu zu berechnen. Wöge ich beispielsweise 10 Kilo mehr, wäre mein Grundumsatz 100 kcal höher. Entsprechend sinkt bei größerem Gewichtsverlust der Bedarf mit der Zeit. Bei einem kleinen Defizit kann man irgendwann natürlich an einem Punkt ankommen, an dem die Energiebilanz ausgeglichen ist und kein weiteres Fett mehr abgebaut wird. Dies tritt allerdings sehr langsam und schleichend ein.

Auch Krankheiten wie eine Schilddrüsenunterfunktion machen sich nur bei geringem Kaloriendefizit als vollkommene Stagnation bemerkbar. Bei einem täglichen Defizit von 1000 kcal hört man nicht plötzlich wegen einer Schilddrüsenunterfunktion auf abzunehmen, die den Stoffwechsel um 100 bis 200 kcal verlangsamt – der Betreffende stellt höchstens nach einigen Wochen fest, dass er anstatt der erwarteten 4 Kilo nur 3 Kilo verloren hat.

Dass keine Fettreserven abgebaut werden, obwohl man alles richtig macht (also deutlich weniger Kalorien zu sich nimmt), ist unmöglich. Der Körper kann keine Energie aus dem Nichts erzeugen, und wenn weniger Energie zugeführt wird, als er braucht, muss er an die Reserven gehen. Das »unerklärliche« Plateau ist damit immer erklärbar.

Wenn Wassereinlagerungen ausgeschlossen werden können und deutlich wird, dass nicht die Menge an Fett abgebaut wurde, die hätte abgebaut werden müssen, kann es dafür folgende Gründe geben:

1. Überschätzung des Kalorienbedarfs: Bedarfsformeln bieten zwar eine sehr gute erste Einschätzung, man sollte sich allerdings nicht darauf verlassen, dass diese hundertprozentig akkurat sind. Weist man beispielsweise weniger Muskelmasse auf als der Durchschnitt, kann der Bedarf durchaus niedriger liegen, als der Rechner sagt. Liegt er nur 5 Prozent daneben, kann dies bereits 100 kcal pro Tag und damit ein Pfund pro Monat ausmachen. Während also anfangs der Rechner einen guten Anhaltspunkt bietet, ergibt es später mehr Sinn, den tatsächlichen Bedarf anhand der eigenen Daten (Defizit und tatsächliche Gewichtsabnahme) zu schätzen.
2. Doppelte Zählung des Sports: Wer bei den Bedarfsformeln eingibt, eine bestimmte Anzahl Stunden in der Woche Sport zu treiben, dem werden diese auf den Durchschnittsbedarf gutgeschrieben. Wer dann entweder weniger Sport treibt als angegeben oder Sport noch extra einträgt, dem wird ein viel zu hoher Verbrauch angezeigt.
3. Überschätzung von Sport: Sportgeräte und Kalorienrechner zeigen die Gesamtmenge an verbrauchten Kalorien an, die in der angegebenen Zeit verbrannt wurden. Doch wir hätten auch Kalorien verbrannt, wenn wir, statt auf dem Laufband zu laufen, auf der Couch

gelegen hätten. Wenn ich eingebe, dass ich 24 Stunden auf der Couch ferngesehen habe, zeigt mir der Rechner an, dass ich etwa 1900 kcal verbrannt habe – mein Tagesbedarf bei Inaktivität. Wenn ich das allerdings in die App eintrage, ergibt sich ein Bedarf von 3800 kcal für den Tag, was natürlich kompletter Unfug ist. Ich muss also darauf achten, immer die Anzahl von Kalorien abzuziehen, die ich ohnehin in der Zeit verbraucht hätte. In meinem Fall wären dies bei 1900 kcal pro Tag etwa 80 kcal pro Stunde. Wenn mir der Heimtrainer also nach einer Stunde Sport einen Verbrauch von 500 kcal anzeigt, darf ich maximal 420 davon als zusätzlichen Verbrauch zählen.

4. Falsche Kalorienangaben: Studien, etwa von Urban et al. (2010), zeigten, dass Kalorienangaben auf Fertigpackungen um etwa 8 Prozent unter dem tatsächlichen Kaloriengehalt der Lebensmittel lagen. Bei Mahlzeiten in Restaurants lag dieser Wert sogar im Schnitt bei 18 Prozent. Wer also viel in Restaurants isst oder Fertiggerichte zubereitet, muss besonders vorsichtig sein und darauf achten, immer möglichst konservativ zu schätzen. Die 230-Gramm-Fertigpackung also im Zweifelsfall lieber mit 250 g eintragen und beim Eingeben der Kalorien die Portion mit der höheren Kalorienangabe wählen.
5. Falsche Gewichtsangaben: Ich habe mich lange Zeit auf Gewichtsangaben auf Packungen verlassen und diese so übernommen. Irgendwann fiel mir auf, dass diese teilweise so nicht stimmen konnten, wenn etwa die halbe 125-Gramm-Packung Mozzarella an zwei Tagen nur je 50 Gramm ergab. Das Nachwiegen ergab, dass die Packungsangaben oft sehr stark in die eine oder die andere Richtung abweichen. Es empfiehlt sich daher, gerade kalorienreiche Lebensmittel lieber abzuwiegen, anstatt der Gewichtsangabe auf der Packung Glauben zu schenken.

6. Vergessene Kalorien und nicht berücksichtigte Kalorien: Mir fiel nach einem halben Jahr ein, dass ich nachschauen könnte, ob meine Vitaminzusätze eigentlich Kalorien haben. Hatten sie: pro Brausetablette etwa 15 bis 20 kcal. Vergisst man mehrere solcher Quellen für Zusatz-Kalorien, kann sich das summieren. Wichtig ist auch die Berücksichtigung winziger Bissen, die einem vielleicht zu lächerlich erscheinen, um sie aufzuschreiben. Ein Stückchen Käse im Supermarkt, ein Schluck Schorle vom Kollegen, eine einzelne Nuss … Wenn man solche Kleinigkeiten nicht aufschreiben möchte, ist es wichtig, sich ausreichend Spielraum dafür zu lassen und gegebenenfalls ein höheres Defizit einzuplanen.

Wenn über mehrere Wochen trotz Kaloriendefizit kein Ergebnis auf der Waage sichtbar ist, empfiehlt es sich, noch einmal genau die oben genannten Punkte zu überprüfen und so mögliche Fehlerquellen zu finden. Lassen sich alle Punkte ausschließen, ist es sinnvoll, zum Arzt zu gehen und dort Ursachenforschung zu betreiben.

Es gibt übrigens Theorien, denen zufolge Fettzellen manchmal beim Abnehmen zeitweise vermehrt Wasser einlagern. Dann fühlten sich die Körperteile »matschig« an. Offiziell habe ich zu diesen Theorien bisher nichts gefunden, lediglich Texte auf diversen Fitness- und Abnehmseiten. Der Effekt wird jedoch ähnlich beschrieben wie normale Wassereinlagerungen, also dass sie irgendwann »freigelassen« werden und das Wasser plötzlich innerhalb weniger Tage verschwindet, was sich dann in einem größeren Gewichtssprung (»Woosh-Effekt«) bemerkbar macht. Ausgelöst werden könne so ein »Woosh-Effekt« unter anderem durch eine sehr kohlenhydratreiche Mahlzeit oder Alkohol.

Ich hatte einiges zu dem Effekt recherchiert, da ich selbst phasenweise trotz großem Defizit für mehrere Tage gewichtsmäßig stagnierte. Den Effekt von Kohlenhydraten oder Alkohol konnte ich bei mir nicht feststellen. Mittlerweile, da ich mein Gewicht seit mehreren Monaten auf etwa 65 kg halte, wird jedoch deutlich, wie stark bei mir der Einfluss der Hormone ist. An einem bestimmten Punkt meines Zyklus nehme ich meist innerhalb weniger Tage etwa 4 kg ab, um dann in den nächsten zwei Wochen langsam wieder 2 kg zuzunehmen, um dann innerhalb weniger Tage noch einmal 2 kg zuzunehmen. Vollkommen unabhängig von der Kalorienbilanz, die relativ konstant bleibt.

Ausgehend von meiner Erfahrung würde ich daher überhaupt erst ab einer mehr als zweiwöchigen Gewichtsstagnation von einer tatsächlichen Stagnation reden.

Und diese ist dann auch nicht »unerklärlich«, sondern Folge einer von zwei Möglichkeiten:

1. Das Kaloriendefizit besteht, aber Wassereinlagerungen verhindern, dass man den Fettverlust auf der Waage sieht.
2. Die Kalorienaufnahme ist zu hoch.

Kalorienzählen ist Unsinn, man kann ohnehin nie genau zählen!

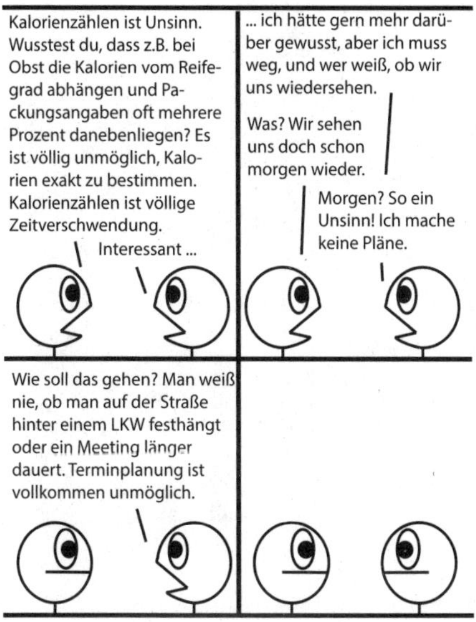

Kalorienzählen ist Unsinn. Wusstest du, dass z.B. bei Obst die Kalorien vom Reifegrad abhängen und Packungsangaben oft mehrere Prozent danebenliegen? Es ist völlig unmöglich, Kalorien exakt zu bestimmen. Kalorienzählen ist völlige Zeitverschwendung.
Interessant ...
... ich hätte gern mehr darüber gewusst, aber ich muss weg, und wer weiß, ob wir uns wiedersehen.
Was? Wir sehen uns doch schon morgen wieder.
Morgen? So ein Unsinn! Ich mache keine Pläne.
Wie soll das gehen? Man weiß nie, ob man auf der Straße hinter einem LKW festhängt oder ein Meeting länger dauert. Terminplanung ist vollkommen unmöglich.

Ich kann wegen meiner Depression nicht abnehmen.

Depression ist kein Thema, das einen leichtfertigen Umgang erlaubt. Oft genug ist es für die Betroffenen schon schwierig, vor anderen oder auch nur vor sich zuzugeben, dass man darunter leidet. Gerade deshalb ist es mir wichtig, einiges zum Verhältnis von Depression und Übergewicht zu erläutern.

Tatsächlich wirken sich viele psychische Erkrankungen auf das Gewicht aus. Im Falle der Depression zählen Veränderungen im Appetit und Gewichtszunahme oder -abnahme zu den möglichen Symptomen einer depressiven Episode. Für Betroffene ist Gewichtskontrolle entsprechend schwer, und starke Gewichtsschwankungen sind keine Seltenheit. Zu Recht sagen dann viele, dass die oberste Priorität während einer depressiven Episode nicht darin liegen sollte, sich auf das Gewicht zu konzentrieren, sondern vielmehr darauf, die Depression zu therapieren.

Eine meiner Korrekturleserinnen erklärte sich bereit, ein wenig ihrer eigenen Geschichte von Gewicht und Depressionen zu erzählen. Dies ist ein Beispiel von vielen, wie Depressionen und der Gewichtsverlauf zusammenhängen können:

»Ich bin 30 Jahre alt, weiblich und fett. Der fachliche Begriff wäre wohl adipös. *Wann ich so dick geworden bin, ist eine schwierige Frage. Ich denke, das war so in der Grundschulzeit. Während der Schulzeit hat sich mein Übergewicht noch im Rahmen gehalten. Ich war nicht wirklich fett,*

aber etwas moppelig. Vor allem in der Bauchgegend. (Ich wurde in der Abschlussklasse durchaus gefragt, ob ich schwanger sei … also kann man sich denken, was für einen Bauch ich hatte.)

Als ich meinen Abschluss gemacht habe, wog ich bei meiner Größe von 1,72 m nur 75 Kilogramm – nicht wirklich viel. Wäre mein Bauch nicht gewesen, hätte man es nicht gesehen. Jedenfalls nicht so deutlich. Aufgrund von Liebeskummer und Mobbing während der Ausbildung hat sich die Situation dann stark verändert. Ich hatte genügend Geld, um mir zu kaufen, was ich wollte. Schokolade, Chips, Cola. Je mehr ich gemobbt wurde und je unzufriedener ich mit meiner Situation wurde, desto mehr aß ich. Das ist das klassische Frustfressen. Ich schaufelte meinen kompletten Frust in mich hinein. Nach der Ausbildung waren das in Zahlen: 35 Kilo!

Ich war mir dessen durchaus bewusst. Auch weil mein Umfeld mir seit der Schulzeit fast täglich unter die Nase rieb, dass ich zu fett wäre und abnehmen sollte. Dass mich keiner mag, weil ich so dick war, und ich niemals einen Freund haben würde. ›Wer will denn schon so ein fettes, hässliches Monster?‹«

Gerade Letzteres ist natürlich ein wichtiger Punkt: Die Reaktionen der Umwelt können großen Einfluss auf das Selbstwertgefühl haben, was wiederum zu den Symptomen der Depression zählt. Gerade jahrelanges Mobbing kann Depressionen auslösen oder verschlimmern, und das Gewicht ist hier ein leichtes Ziel. Als ebenfalls dickes Kind habe ich ähnliche Erfahrungen gemacht. In der Realschule war ich unbeliebt und wurde wegen meines Gewichts angegriffen. Gleichzeitig war das beliebteste Mädchen in unserer Klasse ebenso dick wie ich. Sie wurde jedoch nicht abgewertet. Dicksein fühlt sich an, als würde man mit einer sichtbaren Zielscheibe herumlaufen. Solange man anerkannt und beliebt ist und das Umfeld einen nicht beschießen will, ist das

Dicksein kein Problem. In Feindesgebiet dagegen ist es meist das Erste, worauf gezielt wird. Das bedeutet allerdings nicht, dass Schlanksein einen vor Pfeilen schützt.

»Je höher also der Druck wurde und je unzufriedener ich mit der Behandlung durch mein Umfeld wurde, desto mehr nahm ich zu. Es war mir zu diesem Zeitpunkt schlichtweg egal. Natürlich wollte ich schon immer dünn, hübsch und beliebt sein. Wer will das nicht? Allerdings hatte ich nie den Anreiz, das auch wirklich in Angriff zu nehmen. Es war mir zu anstrengend, und ich war ja eh schon fett, wozu also noch großartig auf das Gewicht achten?«

Mit knapp über zwanzig Jahren unternahm ich einige halbherzige Abnehm-Versuche. Einmal davon mit einem Mittel, welches in den Werbeanzeigen hochgelobt wurde. Tropfen auf pflanzlicher Basis. Was genau, weiß ich heute nicht mehr. Knapp über 100 Euro gab ich für diese 50 ml aus. Die Wirkung war natürlich nicht vorhanden. Hätte ich das Geld direkt aus dem Fenster geworfen, hätte ich weitaus mehr davon gehabt: Ich hätte es später unter dem Fenster wieder einsammeln können …

Ein anderer Versuch war ein vierwöchiges Abnehm-Programm eines Fitnessstudios, mit Ernährungsberatung. Naiv wie ich war, hatte ich mich nicht nur dazu drängen lassen, dieses Programm zu machen, sondern auch noch einen Zweijahresvertrag zu unterschreiben. Das Ende vom Lied kann man sich denken. Nach einem halben Jahr, in dem ich fast 10 Kilo abgenommen und Muskeln aufgebaut hatte, von denen ich bis dahin gar nicht wusste, dass ich sie überhaupt hatte, ging ich nicht mehr ins Studio. Es machte mir keinen Spaß. Ich hatte aus Zwang gehandelt und rebellierte nun dagegen. Wurde ich auf mein Gewicht und mein Aussehen angesprochen, blockte ich ab. Hörte eher auf Sprüche wie: »Dicke Menschen sind kuschelige Menschen.« Oder: »Gebaut mehr für Komfort als für Geschwindigkeit.«

Und auch das war mir egal. Ich hatte mich mit meinem Schutzpanzer abgefunden. Obwohl ich ihn damals wie heute abgrundtief hasse.

Auch in diesem Teil wird deutlich, inwieweit sich Depressionen und Übergewicht gegenseitig bedingen können. Schlanksein wird gewissermaßen zum Synonym für soziale Akzeptanz und Beliebtheit. Gleichzeitig wird damit auch ein depressives Muster gestärkt: »Ich bin nicht gut genug. Ich muss mich ändern und anstrengen, um akzeptiert zu werden.«

Die *Rebellion* dagegen und das Distanzieren von solchen Ansprüchen ist eher gesund.

Auf der anderen Seite hat der massive Druck von außen auch dazu geführt, dass Abnehmen und Schlanksein nicht als etwas wahrgenommen wird, was für das *eigene* Wohlbefinden gut ist, sondern vielmehr, als hätte man nur *dem Druck nachgegeben* oder gar *aufgegeben* und *sich angepasst*. Etwas, das man nicht für sich tut, sondern für andere. Und in letzter Konsequenz gäbe es dann bei Erfolg zwei Möglichkeiten:

1. Mit dem Schlanksein ändert sich nichts. Die Umwelt ist nach wie vor kritisch, kritisiert nun allerdings andere Dinge. Gefühlt ist damit dann die »einzige Chance« auf Akzeptanz zerstört. Solange man noch dick war, hatte man schließlich zumindest die Hoffnung, es gebe mit dem Abnehmen einen Weg, den man beschreiten könnte, um glücklich zu werden.
2. Mit dem Schlanksein kommen tatsächlich soziale Akzeptanz, Freundschaften oder Partnerschaft. Damit bestätigt sich allerdings auch die dahinterliegende Grundannahme: »Ich muss mich immer anstrengen, um gemocht zu werden. Niemand mag mich einfach so, ich muss Bedingungen erfüllen und mich immer abstrampeln.«

Beides sind am Ende keine positiven Wege aus der Depression. Das Problem ist hier, dass der körperliche Zustand ausschließlich mit der sozialen Außenwirkung verknüpft wird und körperliche Zusammenhänge und Konsequenzen kaum in die Wahrnehmung gelangen beziehungsweise als sekundär in den Hintergrund treten.

»Zu Beginn meines vierundzwanzigsten Lebensjahres wurde mir erstmals diagnostiziert, dass ich wohl depressiv sei. Seit vier Jahren bin ich diesbezüglich dauerhaft krankgeschrieben. Seit etwas über einem Jahr hält sich mein Gewicht in einer Spanne von 110 bis 119 Kilo. Ich komme keine Treppe rauf, ohne oben schweißüberströmt und schnaufend wie eine Dampflok anzukommen. Jedwede körperliche Anstrengung macht mich vollkommen schlapp. Meine Rückenschmerzen sind mittlerweile so alltäglich, dass ich sie nur noch merke, wenn sie besonders stark werden oder ich eine falsche Bewegung mache. Meine Haut ist unrein, und ich leide auch unter Haarausfall. Des Weiteren natürlich unter Gelenkschmerzen, Muskelschmerzen, Atemnot infolge körperlicher Anstrengungen, Hitzeempfindlichkeit, Launenhaftigkeit, vermutlich Schnarchen und eine Schilddrüsenunterfunktion. Genauer gesagt habe ich mir mittlerweile fast alle körperlichen Leiden angesammelt, die auch im Buch angesprochen werden. Das Ganze verträgt sich mit meiner Depression absolut hervorragend. Beides schaukelt sich gegenseitig hoch. Übergewicht und Depression. Die klassische Spirale. Geht in meinem Fall allerdings nach oben. Wird also schlimmer.«

Wie man anhand dieser Beschreibung sieht, werden körperliche Konsequenzen durchaus als Belastung erlebt, allerdings in der Wahrnehmung der meisten Menschen eher als zusätzliche Faktoren, nicht etwa als mitursächlich.

Die Autorin des obigen Textes brachte die Frage nach der körperlichen Gesundheit noch einmal auf den Punkt:

»Körperliche Gesundheit ist hierbei für mich eher ein positiver Nebeneffekt. Ebenso die Tatsache, dass ich dann meine Depression loswerde und selbstbewusst genug sein werde, den Leuten ins Gesicht sagen zu können, dass mich ihre Meinung nicht interessiert. Zum jetzigen Zeitpunkt ist das für mich ebenso unmöglich wie für einen Pinguin das Fliegen.«

Der Grund, weswegen ich dieses Kapitel schreibe, ist die Trennung, die viele Menschen zwischen dem physischen und dem psychischen Zustand vollziehen, und die Annahme, beides ließe sich voneinander unabhängig regulieren. Das eigene Übergewicht wird meist eher als soziales Problem im Rahmen der Depression wahrgenommen und mit diesen Symptomen in Verbindung gebracht. Also etwa mit dem geringen Selbstwertgefühl, dem (sozialen) Rückzug und der verringerten Freude an Aktivitäten. Das wird meist damit begründet, dass man bestimmte Dinge ungern tut, weil man Angst hat, wegen des Gewichtes negative Reaktionen zu erhalten. In einer depressiven Episode kosten an sich positive Aktivitäten, wie etwa mit Freunden Eis essen zu gehen, bereits eine Überwindung, was durch die Furcht vor negativen Reaktionen auf das Übergewicht noch verstärkt wird. Durch die übermäßige Selbstkritik und tatsächlich erlebte schiefe Blicke oder Schlimmeres können Angstszenarien (»Was, wenn ich da mit einem Eis sitze und eine Gruppe Jugendlicher läuft vorbei und beleidigt mich?«) zu einem massiven Problem werden.

Was ich an dieser Stelle wichtig finde, ist die Wahrnehmung der Tatsache, dass dies zwar Faktoren sind, die eine Rolle spielen, aber keineswegs die zentralen (auch wenn sie so empfunden werden). Sie können sich mit dem Abnehmen ändern, allerdings bedeutet das nicht notwendigerweise, dass auch das dahinter stehende Grundmuster sich ändert.

Wenn etwa die Angst vor Abwertung oder Zurückweisung der

Grund ist, weswegen man sich nicht traut, jemandem ins Gesicht zu sagen, dass er einem auf den Wecker fällt, dann ist mit dem Übergewicht nur *ein* mögliches Ziel für Abwertung beseitigt. Die dahinterstehende Angst vor Zurückweisung ist nach wie vor da, und mögliche Angriffspunkte gibt es immer. In diesem Fall kann die Lösung nicht darin bestehen, alle möglichen Angriffsflächen auslöschen zu wollen, vielmehr geht es darum, sich mit der Furcht vor Angriffen auseinanderzusetzen. Also anstatt: »Ich kann erst dann meine Meinung sagen, wenn ich sicher bin, dass die andere Person nichts darauf antwortet, was mich kränkt« lieber: »Ich sage meine Meinung, und wenn sie darauf blöd reagiert, ist das nicht mein Problem, weil ich nicht davon abhängig bin, ob sie mich schlank oder toll oder nett findet.«

Nun mag vielleicht der ein oder andere, der von Depressionen betroffen ist, resigniert denken: Na toll. Also das soll jetzt heißen, meine Hoffnungen auf Besserung der Depression sind für den Arsch, und eigentlich ist es egal, ob ich abnehme oder nicht, weil sich eh nichts ändert.

Nein!

Tatsächlich sind Körper und Psyche sehr stark miteinander verknüpft und keinesfalls separat. Bereits im Kapitel über Erkrankungen, die mit Adipositas in Verbindung stehen, wurden Zusammenhänge zwischen Übergewicht und Depression gezogen, etwa dass das Fettgewebe durch die Förderung von Entzündungsprozessen im Gehirn auch zu Depressionen beitragen kann.

Gleichzeitig gibt es direkte Zusammenhänge zwischen Depression und dem Ernährungs- und Bewegungsverhalten. Beides kann stark aufeinander Einfluss nehmen.

Tatsächlich sind viele Dinge, die zu Adipositas führen, auch Probleme im Rahmen einer Depression und umgekehrt. Dinge, die gegen Adipositas helfen, helfen auch in der Behandlung von Depressionen.

In solchen Fällen ist es ein Fehler, sich isoliert um eine Depression zu »kümmern«, ohne den Körper miteinzubeziehen.

Zum einen wäre da natürlich der direkte Einfluss durch die Reduktion des Fettgewebes, welches auch die Entzündungsmarker im Blut senkt, was wiederum positiven Einfluss auf Hirnchemie und depressive Symptome haben kann.

Eine aktuelle Analyse mehrerer Studien von Joseffson et al. (2014) zum Thema Ausdauersport bestätigt darüber hinaus, was bereits seit Längerem bekannt ist: Der positive Effekt von Ausdauersport auf Depressionen ist enorm groß und übersteigt sogar die Wirkung »traditioneller Behandlungsmethoden« wie Antidepressiva. Für leichte und mittelgradige Depressionen ist Sport daher erste Wahl und für schwere Depressionen eine gute Ergänzung zur medikamentösen Therapie. Teil der Psychotherapie ist daher häufig, gemeinsam mit dem Patienten daran zu arbeiten, Sport (wieder) aufzunehmen, was natürlich während einer Depression mit reduzierter Energie und Antrieb schwierig sein kann. Es ist jedoch ein Weg, den Teufelskreis aus Antriebslosigkeit, Inaktivität und der Verstärkung der depressiven Symptome zu durchbrechen. Wer es nicht schafft, direkt mit Sport zu beginnen, tut bereits sehr viel durch Spazierengehen: Patienten mit einer Depression halfen fünfzigminütige Spaziergänge in der Natur, um ihre Symptome deutlich zu verbessern (Berman et al., 2012).

Weitere Studien, etwa von Doyne et al. (1987), ergaben, dass nicht nur Ausdauersport, sondern auch Kraftsport eine ähnlich gute Wirkung gegen depressive Symptome zeigt. Auch hier muss nicht unbedingt ein Fitnessstudio besucht werden, sondern es reichen bereits kleinere Übungseinheiten zu Hause. Der Vorteil davon ist, dass hier kleinere Einheiten von fünf Minuten über den Tag verteilt eine wesentlich kleinere Hürde sind, auch im Rahmen einer Depression mit Antriebs- und Energieproblemen.

Ein weiterer Faktor ist die Ernährung: Es wurde bereits thematisiert, wie eine Ernährung mit vielen einfachen Kohlenhydraten wie Zucker und Weißmehl zu starken Spitzen im Blutzucker führen kann, die immer wieder Abstürze nach sich ziehen. Im Rahmen einer Depression können solche Blutzucker- und damit Energieabstürze als noch belastender wahrgenommen werden, sodass eine Ernährung zu empfehlen ist, die auf einen stabilen Blutzucker fokussiert. Gleichzeitig können Nährstoffmängel, etwa Vitamin- oder Proteindefizite, depressive Symptome auslösen oder verstärken. Eine Ernährung mit ausreichend Proteinen, wichtigen Fetten, Ballaststoffen und Vitaminen kann damit ebenfalls äußerst positive Effekte auf depressive Symptome haben und wirkt gleichzeitig unterstützend zur Gewichtsreduktion.

Ebenfalls eine unterstützende Wirkung hat grüner Tee, sowohl auf die Gewichtsreduktion als auch auf die psychische Stabilisierung (Kimura et al., 2007).

Mein Fazit: Übergewicht und Depression sind weder siamesische Zwillinge noch zwei getrennte Welten. Die Behandlung eines Bereiches hat ebenso Effekte auf den anderen Bereich, und Interventionen nützen meist in beide Richtungen.

Ich denke, es ist durchaus angeraten, sich im Rahmen einer akuten Depression nicht verbissen auf die Zahl auf der Waage zu fokussieren. In jedem Fall aber ist es sinnvoll, sich auf Verhaltensweisen wie Aktivitätenaufbau und gesunde Ernährung zu konzentrieren und so beide Bereiche gemeinsam zu verbessern.

Tägliches Wiegen ist schlecht!

Die Warnung, tägliches Wiegen wäre nicht gut, findet sich häufig als Ratschlag für Abnehmwillige. Weil es angeblich frustrierend und/oder zwanghaft ist.

Steinberg et al. (2015) veröffentlichten hierzu eine Studie, die einen Zusammenhang zwischen täglichem Wiegen und höherer Gewichtsabnahme aufzeigt. Übergewichtige und adipöse Versuchspersonen, die an einem Programm zur Gewichtsreduktion teilnahmen, wurden zu ihren Wiegegewohnheiten befragt. Heraus kam, dass diejenigen, die sich täglich auf die Waage stellten, etwa das Doppelte dessen abnahmen, was die Unregelmäßig-Wieger verloren. Außerdem entwickelten sie im Schnitt siebzehn gesunde Verhaltensweisen, Unregelmäßig-Wieger lediglich sieben.

Natürlich könnten diejenigen, die sich täglich wogen, einfach generell motivierter gewesen sein, sodass das tägliche Wiegen nur eine Folge davon war. Doch selbst dann widerspricht das Resultat dem Mythos, tägliches Wiegen würde in irgendeiner Weise die Erfolgschancen beim Abnehmen beeinträchtigen.

Pacanowski und Levitsky (2015) fanden in einer Studie zum Erfolg des täglichen Gewichtsprotokolls deutliche Geschlechtsunterschiede. Sie verfolgten Menschen, die eigenständig abnahmen, aber ihr Gewicht entweder täglich online in Form einer Gewichtskurve erfassten, und andere, die dies nicht taten. Für Männer hatte das tägliche Protokollieren offenbar positive Effekte, diese waren erfolgreicher sowohl beim Abnehmen als auch später beim Halten des Gewichts. Bei Frauen zeigte sich kein Unterschied.

Generell ist es förderlich für eine Gewichtsabnahme, wenn man sein Verhalten beobachtet, sei es mit regelmäßigem Wiegen, Essensprotokollen, Kalorienzählen, Schrittzählern oder anderen Methoden. Allein das bewusste Betrachten seines Verhaltens führt eher zum angestrebten Verhalten. In eine ähnliche Richtung gehen Studien, denen zufolge Menschen in Gegenwart von Spiegeln weniger essen.

Für mich persönlich hatte das tägliche Wiegen einen weiteren positiven Effekt, nämlich den, dass sich Wassereinlagerungen besser nachvollziehen ließen. Wenn mein Gewicht an einem Tag sprunghaft um 1 Kilo anstieg, war mir klar, dass dies eine Wassereinlagerung sein musste, die in den nächsten Tagen wieder verschwinden würde.

Da ich den Tag nicht gerne mit einem Blick auf die Waage starte, hatte ich zudem abendliches Wiegen, kurz vor dem Schlafengehen, etabliert. Damit machte ich mir zugleich abendliches Langeweile-Naschen unattraktiv, denn jeder Bissen zeigte sich eine Stunde später direkt auf der Waage. Mir war zwar klar, dass 300 g Weintrauben keine tatsächlichen 300 g Mehrgewicht waren, aber psychologisch hatte es eben dennoch den Effekt, dass ich lieber verzichtete, um eine schönere Zahl zu sehen. Mittlerweile, da ich mein Gewicht seit Monaten nur noch halte, hat sich der Effekt leider erledigt, da ich mich zwar nach wie vor abends wiege, aber die Zahlen eben nur noch eine grobe Kontrolle sind und kein Vorankommen mehr darstellen. Ich ziehe also einfach innerlich 500 Gramm ab, wenn ich gerade etwas Schweres gegessen habe, denn ob ich 64 kg oder 64,5 kg auf der Waage sehe, macht wenig Unterschied.

Übergewicht ist eine Krankheit!

Dass Übergewicht als Krankheit gewertet werden sollte, wurde 2013 von der American Heart Association in ihren neuen Leitlinien eingeführt. Dies führte zu kontroversen Diskussionen. Nach wie vor sind sich die Experten uneins. Ich denke, Adipositas als Krankheit zu bezeichnen ist der falsche Weg.

Grund dafür sind unter anderem die Forschungen, die es zur psychologischen Seite gibt. Bisher wurden verschiedene psychologische Mechanismen gefunden, die unser Verhalten beeinflussen. Es geht speziell um folgende Mechanismen:

- die Selbstwirksamkeitserwartung, also der Glaube daran, dass wir durch ein bestimmtes Verhalten erfolgreich ein bestimmtes Ziel erreichen können. Selbstwirksamkeit wurde in den letzten Jahren als großer Einflussfaktor auf den Erfolg in zahlreichen Gebieten wie etwa Schulleistung, Beruf, Krankheitsbewältigung und sportlichen Leistungen gefunden. Besonders aber auch in Sachen Gewichtsreduktion zeigen Studien die Wichtigkeit des Glaubens an sich selbst. Versuchungen zu widerstehen, besonders zu Beginn der Diät, ist beispielsweise eine solche Selbstwirksamkeit, die laut Armitage (2014) eine gute Vorhersage des Diät-Erfolges erlaubt. Es funktioniert auch anders herum: In der Behandlung von Magersucht ist höhere elterliche Selbstwirksamkeit in Bezug auf den Erfolg ihrer Kinder eine Bedingung für deren erfolgreichere Gewichtszunahme (Byrne et al., 2015). Je mehr wir oder andere also an unseren Erfolg glauben, desto höher sind also auch unsere tatsächlichen Erfolgschancen.

- Die Bedrohung durch Stereotype: Forschungen zeigen, dass wir tatsächlich weniger leisten, wenn negative Stereotype über unsere Leistungsfähigkeit aktiviert werden. So zeigen Spencer et al. (1999), dass Frauen schlechter abschnitten, wenn sie vor einem Mathetest an das »Frauen sind schlechter in Mathe«-Stereotyp erinnert werden, während unbeeinflusste Frauen gleich gut wie Männer waren.
- Die Zielsetzungstheorie: Forschungen von Locke et al. (1990 und 2002) zeigen, dass Menschen eine bessere Leistung erbringen, je höher das Ziel ist. Sogar wenn das Ziel unerreichbar hoch scheint, ist die Leistung besser als bei einem niedrigeren, erreichbaren Ziel. Zwar ist dann trotz der höheren Leistung die anschließende Zufriedenheit geringer, aber das ändert nichts an der Mehrleistung.

All diese Theorien werden vereint in der »sich selbst erfüllenden Prophezeiung«, die vereinfacht besagt, dass unsere Erwartungen an eine Person diese so beeinflussen, dass sie sich tatsächlich unseren Erwartungen gemäß verhält. 1968 fand der Psychologe Rosenthal den später nach ihm benannten Effekt dieser Prophezeiung: Er erzählte den Lehrern einer Grundschule, dass einige ihrer Schüler sich in Tests als »Bloomer« (deutsch: *Aufblüher*) erwiesen hätten, von denen eine massive Intelligenzsteigerung zu erwarten sei. Tatsächlich waren diese Schüler per Zufallsprinzip ausgewählt worden. Acht Monate später allerdings, bei einer zweiten Testung, schnitten exakt jene Schüler tatsächlich wesentlich besser ab in den Intelligenztests und waren darüber hinaus von ihren Lesern wesentlich positiver bewertet worden als die übrigen Kinder. Allein die Erwartung der Lehrer hatte diesen Effekt auf die Leistungen der Kinder gehabt, und so erfüllte sich die rein zufällig getroffene und behauptete Prophezeiung (Brehm et al., 2002).

Was also bedeutet vor dem Hintergrund dieser Forschung der aktuelle gesellschaftliche Umgang mit Übergewicht für Übergewichtige? Die Fat-Acceptance-Bewegung erzählt von Erfolgsquoten, die unter 5 Prozent liegen. In den Medien erscheinen Berichte über Gene, den Jojo-Effekt oder den Hungermodus, die den Endruck entstehen lassen, Gewichtsveränderungen seien ein unmögliches Unterfangen. Auch die Tatsache, dass in Zeitschriften Berichte über Menschen gebracht werden, die mehr als 20 Kilo abgenommen haben, verstärken den Eindruck, es sei etwas Unglaubliches, (starkes) Übergewicht zu reduzieren.

Auch als ich abgenommen habe, ging es mir so: Menschen gratulierten mir, als hätte ich eine herausragende Leistung vollbracht. Ich kann ehrlich sagen, dass mir häufiger und enthusiastischer zum Abnehmen gratuliert wurde als zu meinem Doktortitel.

Das sagt vielleicht auch etwas über die Wichtigkeit der Erscheinung in unserer Gesellschaft aus, aber ich hatte auch den Eindruck, Menschen sehen es teilweise als größere Leistung, 80 Kilo abzunehmen, als zu promovieren. Mir ging es früher ähnlich, was sich allerdings mit dem Auseinandersetzen mit (meiner) Fettlogik komplett änderte: Die Erkenntnis, dass ich tatsächlich »nur« normal essen und nicht eine besonders komplizierte oder enorm einschränkende Ernährung praktizieren muss und dass mein (Über-)Gewicht nicht durch äußere Faktoren festgelegt ist, sondern komplett in meiner Kontrolle liegt, sorgte dafür, dass ich die Selbstwirksamkeit entwickeln konnte, die nötig war, um die erforderlichen Änderungen durchzuführen.

Der aktuelle gesellschaftliche Umgang, der Adipositas als Krankheit statt als Konsequenz eines Verhaltens betrachtet, macht es Übergewichtigen schwerer. Es mag zwar gut gemeint sein, allerdings ist

Krankheit in unserem Bewusstsein meist mit etwas Unkontrollierbarem verbunden, etwas, das einen heimsucht wie ein Virus oder Krebs und das man nicht selbst in der Hand hat. Deshalb erschaffen wir mit dieser Begrifflichkeit für Übergewichtige eine sich selbst erfüllende Prophezeiung der Passivität und Hilflosigkeit.

Passend dazu wurde 2015 eine Studie von Parent und Alquist veröffentlicht, die diese Einschätzung untermauert. Sie kamen zu dem Ergebnis, dass der Glaube daran, dass Körpergewicht nicht beeinflussbar sei, mit ungesünderen Essgewohnheiten und weniger Bewegung verbunden war und dadurch auch einen schlechteren Gesundheitszustand mit sich brachte. Die Autoren verweisen auf frühere Studien, die zeigten, dass Menschen die Artikel darüber lasen, dass das Gewicht nicht kontrollierbar sei, im Anschluss weniger motiviert waren, Sport zu treiben, und angesichts von Rückschlägen eher angaben, ihr Abnahmevorhaben aufzugeben. Die Autoren wiesen darauf hin, dass in letzter Zeit Bücher wie »Health at every Size« (übersetzt: Gesundheit bei jeder Konfektionsgröße) und mediale Behauptungen über »Set Points« und genetische Veranlagung stark zugenommen hätten.

Dies ist einer der Gründe dafür, dass ich dieses Buch geschrieben habe: Ich finde es wichtig, dem vorherrschenden gesellschaftlichen Umgang mit Übergewicht etwas entgegenzusetzen. Obwohl viele Menschen der Ansicht sind, etwas Gutes zu bewirken, wenn sie versuchen, Übergewicht zu *entstigmatisieren*. Jeder solche Hinweis, wie schwer es angeblich ist, Übergewicht zu ändern, erreicht nur, dass Übergewicht noch schwerer zu ändern ist. Im Hinblick auf die Konsequenzen von Übergewicht sollte das Ziel aber auf keinen Fall darin bestehen, Resignation zu fördern, sondern Möglichkeiten zur Änderung zu zeigen, Selbstwirksamkeit zu stärken und eine sich selbst erfüllende Prophezeiung in eine positive Richtung zu schaffen.

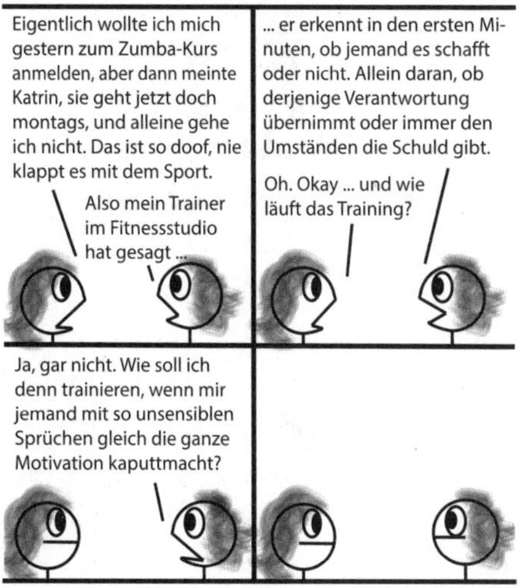
Eigentlich wollte ich mich gestern zum Zumba-Kurs anmelden, aber dann meinte Katrin, sie geht jetzt doch montags, und alleine gehe ich nicht. Das ist so doof, nie klappt es mit dem Sport.
Also mein Trainer im Fitnessstudio hat gesagt ...
... er erkennt in den ersten Minuten, ob jemand es schafft oder nicht. Allein daran, ob derjenige Verantwortung übernimmt oder immer den Umständen die Schuld gibt.
Oh. Okay ... und wie läuft das Training?
Ja, gar nicht. Wie soll ich denn trainieren, wenn mir jemand mit so unsensiblen Sprüchen gleich die ganze Motivation kaputtmacht?

Ein Magenband ist eine einfache und schnelle Lösung.

Ein Magenband oder ein Magenbypass sind in der Behandlung schwerer Adipositas mittlerweile gängige Therapien. Ich selbst hatte vor einigen Jahren ein Beratungsgespräch über die Maßnahme. Ich hatte mich damals allerdings dagegen entschieden. Bei beiden Methoden wird der Magen so verkleinert, dass nur noch eine begrenzte Menge Nahrung aufgenommen werden kann – etwa der Inhalt eines Joghurtbechers. Beim Magenbypass wird meist auch noch ein Stück Darm entfernt, sodass die aufgenommene Nahrung nicht vollständig verdaut werden kann. Beide Eingriffe werden unter Vollnarkose durchgeführt. Das birgt die üblichen Risiken einer solchen OP – die Adipositaschirurgie Selbsthilfe Deutschland e. V. gibt ein Sterberisiko von 0,3 Prozent für die OP an.

Durch das veränderte Verdauungssystem kommt es meist zu mehr oder weniger starken Nebenwirkungen wie Verdauungsproblemen (vor allem schwere Durchfälle, dem sogenannten »Dumping Syndrom«) oder Problemen mit der Nährstoffaufnahme.

Die Annahme, Adipositas-Chirurgie sei der »einfache Weg«, ist eine sehr verbreitete Vorstellung. Dies ist auch der Grund, dass Menschen, die durch Adipositas-Chirurgie abgenommen haben, oft einem ähnlichen Stigma ausgesetzt sind wie Übergewichtige. Es wird unterstellt, sie hätten »es sich leicht gemacht«, seien »faul« und »willensschwach« – ähnliche Klischees, die auch mit Übergewicht assoziiert werden. Carels et al. (2015) etwa fanden heraus, dass Arbeitgeber weniger wahrscheinlich Menschen einstellen, wenn diese durch Adipositas-Chirurgie statt ohne chirurgische Hilfe an Gewicht verloren hatten.

Gelegentlich argumentieren Menschen sogar paradoxerweise damit, dass Adipositas unmöglich so »einfach« mit Kaloriendefizit zu heilen sei, weil die Erkrankung so massiv sei, dass oft nur noch die OP helfe. Paradox ist es dann, wenn dabei nicht etwa auf die psychischen Schwierigkeiten verwiesen wird, die mit einem täglichen Kaloriendefizit verbunden sind, sondern stattdessen körperliche Ursachen vorgebracht werden. Vielen scheint nicht klar zu sein, dass die OP einzig und allein eine Unterstützung dabei ist, weniger zu essen.

Es wird lediglich die aufgenommene Nahrung begrenzt, und die hohe Erfolgsquote, auch bei Menschen, die »schon alles versucht haben«, spricht für sich beziehungsweise für die Wirksamkeit des Kaloriendefizits. Bei der Adipositas-Chirurgie passiert im Prinzip nichts anderes als während der ersten sechs Monate meiner Abnahme mit 500 kcal täglich. Die Wirkung ist dieselbe, egal ob ich »einfach so« eine sehr geringe Kalorienaufnahme wähle oder durch die operative Begrenzung dazu gezwungen werde.

Mein Vor- oder Nachteil, wie man es auch immer sehen möchte, besteht darin, dass ich noch die Wahl habe, mich vollzustopfen. Da ich mittlerweile viel Sport treibe, bin ich jedoch ganz froh, dass ich noch die Option habe, große Mengen zu essen (diese Freiheit schließt selbstverständlich mit ein, wieder leicht zunehmen zu können). Darüber hinaus hatte ich den Vorteil, meine Nährstoffaufnahme besser kontrollieren zu können. Bei Menschen mit Magenverkleinerungen kommt es oft zu Mangelerscheinungen wie Proteinmangel, weil durch die unvollständige Aufnahme und die Durchfälle oft nicht ausreichend Kontrolle darüber besteht, wie viel der Körper tatsächlich von dem aufnimmt, was man zuführt. Das bedeutet natürlich auch, dass tatsächlich ein Teil der Kalorien nicht aufgenommen wird und es einfacher ist, ein Defizit zu erzielen – allerdings eben auf Kosten der eigenen Kontrolle über die Nährstoffzufuhr.

Dies alles zeigt, dass eine OP keineswegs ein »einfacher Weg« ist, sondern lediglich eine Unterstützung, das zu tun, was auch jeder andere tun muss, der abnehmen will: weniger essen.

Auf körperlicher Ebene ist es das gleiche Prinzip, lediglich die psychische Seite wird vereinfacht, da Überessen nicht mehr (so leicht) möglich ist. Allerdings trifft dies auch nicht vollständig zu. Etwa 20 Prozent der Operierten bleiben nämlich hinter den Erwartungen zurück und nehmen entweder nicht (ausreichend) ab oder nehmen irgendwann wieder zu (Crowley et al., 2011).

Die OP ist nämlich keineswegs eine Abnehm-Garantie, wie viele denken. Die Begrenzungen per OP lassen sich nämlich auch *austricksen*, sodass man dennoch ein Kalorienplus erzielt. Zuckerhaltige Getränke, Alkohol und Eiscreme werden beispielsweise nicht durch Band oder Bypass begrenzt, sondern *rutschen durch*, sodass enorm viele Kalorien am verkleinerten Magen *vorbeigeschleust* werden können. Auch Süßigkeiten und andere Lebensmittel mit hoher Energiedichte (Nüsse, Fette etc.) können noch in ausreichender Menge verzehrt werden, um damit zuzunehmen. Es ist also trotz Operation wichtig, die Ernährung entsprechend selbst umzustellen, denn der Gewichtsverlust durch die OP kommt eben nicht »einfach« oder »automatisch« oder »von alleine«. Die eigene Anstrengung bleibt einem also auch trotz Eingriff nicht erspart.

Ich lehne mich so weit aus dem Fenster, dass ich sage: Die Adipositas-Chirurgie verdankt einen Großteil ihres Erfolges dem psychologischen Anteil ihrer Wirkung. Menschen befolgen einen Rat eher, wenn sie viel Geld dafür gezahlt haben, als wenn er gratis war. Wir neigen dazu, hohe Investitionen verteidigen zu wollen. Eine so hohe Investition wie eine lebensgefährliche, schmerzhafte Operation kann ein

Grund sein, jetzt ernsthaft die Ernährung umzustellen, um diese Schmerzen nicht »umsonst« auf sich genommen zu haben. Auch die psychologischen Mechanismen, welche im vorigen Kapitel besprochen wurden, tragen zu dem hohen Erfolg der Adipositas-Chirurgie bei: Indem sie als Abnehm-Garantie verkauft wird, bekommt die Selbstwirksamkeitserwartung einen enormen Auftrieb, und es kann sich eine starke selbsterfüllende Prophezeiung ausbilden.

Familie, Freunde und Bekannte finden nicht, dass ich abnehmen sollte!

Dieses Kapitel ist eines, das von mehreren Menschen aus diversen Gründen angefragt wurde. Der obige Satz ist natürlich sehr vage, da er nicht unbedingt der Fettlogik zuzurechnen ist – zumindest nicht der eigenen. Hier denkt mitunter das Umfeld fettlogisch.

Fettlogisch ist dieser Satz selbstverständlich nur für Menschen, die nicht untergewichtig sind oder werden wollen. Wenn ein Anorektiker die Absicht äußert, gerne noch untergewichtiger werden zu wollen, ist es selbstverständlich keine Fettlogik, wenn die Umwelt darauf negativ reagiert. Also geht es in diesem Kapitel ausschließlich darum, wie das Umfeld es wahrnimmt, wenn jemand sein Gewicht auf einen gesunden BMI (über 18,5) reduzieren will.

Vermutlich ließe sich darüber ein eigenes Buch schreiben. Ich beginne mit meiner eigenen Erfahrung. Mit 150 Kilo gab es niemanden, der ernsthaft behauptet hätte, abzunehmen sei keine gute Idee. Abgesehen von meiner Mutter hat mich allerdings in den ganzen Jahren, soweit ich mich erinnere, nie jemand auf mein Gewicht angesprochen. Mein Gewicht war – bis ich es selbst ansprach – der Elefant im Raum, den niemand thematisierte.

Ich gewöhnte mir daher an, mein Gewicht irgendwann locker anzusprechen, um zu signalisieren, dass ich kein Problem damit habe, darüber zu reden. Die Leute reagierten meist erleichtert, so als sei ihnen jetzt gerade gestattet worden, das Übergewicht zu sehen, wo sie vorher anscheinend bemüht waren, seine Existenz gar nicht wahrzunehmen. Das ist aus meiner Erfahrung ein recht häufiger Umgang mit Übergewicht (»Bloß nicht bemerken!«), aber ab einem gewissen Gewicht – und 150 kg ist definitiv eines – wird dies zur Farce.

Auch Ärzte sprachen mein Gewicht nie von sich aus an, was mich damals erleichterte, ich heute allerdings kritischer sehe. Ich weiß nicht, ob es etwas gebracht hätte, mich darauf anzusprechen, bevor ich bereit war. Es erleichterte mir allerdings, mir einzureden, mein Gewicht wäre kein Problem. Mein Mann bemerkte lange Zeit gar nicht, dass ich zugenommen hatte. Erst als ich selbst sagte, dass ich 20 Kilo mehr wog.

Da er mich täglich sah, ist das nicht unglaubwürdig, denn die Zunahme verlief ja recht schleichend. Er fand mich aber nach wie vor attraktiv, und ich denke, er wollte ebenfalls meine Selbsttäuschung über den Gesundheitsaspekt gerne glauben, wenn ich ihm von neusten Artikeln berichtete, die zeigten, dass Adipositas gar nicht so schlimm sei. Zumal er im Verlauf unserer Beziehung ebenfalls zugenommen hatte und kurz vor Adipositas Grad 2 stand – *er* wurde übrigens durchaus von Freunden oder Kollegen auf seinen Bauch angesprochen und aufgezogen.

Als ich anfing abzunehmen, erzählte ich niemandem davon. Meine Familie lebt sechshundert Kilometer weit weg, und ich sah sie erst zehn Monate später. Ich hatte ursprünglich vor, sie komplett im Dunklen zu lassen, entschied mich aber nach einem halben Jahr gegen ein solch extremes Vorgehen. Also nahm ich meine Knieoperation im April 2014 zum Anlass, meiner Familie von meinem Abnehmvorhaben zu berichten. Als wir uns im September sahen, dachten sie somit, ich hätte seit etwa vier Monaten abgenommen. Meine Mutter hatte Anfang 2014 ebenfalls angefangen abzunehmen und glaubte, sie hätte mich inspiriert.

Ich hingegen denke, es war eher umgekehrt, da ich damals in unseren Telefonaten bereits häppchenweise meine neuen Erkenntnisse eingebracht hatte (»Wusstest du, dass es gar keinen Hungermodus gibt? Ich dachte immer, ich hätte mir meinen Stoffwechsel kaputtgemacht durch Diäten, aber da lag ich wohl falsch …« oder: »Wow, ich habe gelesen, es gibt gar keine schnellen und langsamen Stoffwechsel, die Unterschiede sind offenbar ganz gering … ich habe wohl doch nur zu viel gegessen«). Mit meiner Mutter konnte ich damals sehr gut über das Thema Übergewicht und Abnehmen sprechen, auch wenn sie vieles von meinem Prozess nicht wusste. Sie machte jedoch sehr ähnliche Erfahrungen, etwa mit Freunden und Bekannten, die »besorgt« waren, sie könne »zu dünn« werden.

Ebenfalls unterstützend war mein Mann, der ja meine ganzen körperlichen Probleme mitbekommen hatte und ähnlich wie ich anfing, die ganzen Verdrängungen und Ausreden zu hinterfragen.

Ich werde oft gefragt, wie mein neues Gewicht denn für meinen Mann ist, schließlich hat er mich mit etwa 85 Kilo kennengelernt, mit 150 Kilo geheiratet, und nun wiege ich 65 Kilo. Ein sehr starkes Auf und Ab, und viele können sich wohl gar nicht vorstellen, dass ein Partner das mitmacht.

Ein Blick auf seine früheren Freundinnen ergibt allerdings ein ähnliches Bild: sehr dick, sehr dünn, mittel … alles dabei. Es ist ihm wohl tatsächlich nicht wichtig, allerdings möchte auch er mittlerweile nicht mehr, dass ich wieder übergewichtig werde, besonders in Anbetracht dessen, wie es sich auf unser Leben und meine Gesundheit ausgewirkt hat. Dass auch er vor meinem Abnehmen Angst gehabt hatte, dass ich ein Pflegefall werden könnte, hatte er mir erst Monate später gestanden.

Im Prinzip war er derjenige, der als Einziger rückhaltlos unterstützend war und mich ermutigte. Er verlor ebenfalls 15 Kilo und begleitete mich beim Sport. Ich finde, er war in dieser Hinsicht wirklich überdurchschnittlich toll. Beim Schmökern in Abnehmforen las ich häufig von Partnern, die Diäten heimlich sabotieren oder direkt sagen, dass sie der Gewichtsreduktion negativ gegenüberstehen. Das Schlimme ist, dass ein solches Verhalten gesellschaftlich nicht so verurteilt wird, wie es verurteilt werden sollte.

Würde jemand sagen, er fände es unattraktiv, wenn seine magersüchtige Partnerin Normalgewicht erreichen würde, müsste er sich garantiert von seinem Umfeld anhören, dass das eine miese Einstellung ist und die Gesundheit des Partners ja wohl vorgeht. Aber wenn jemand sagt, dass er auf mollig steht und »keinen Hungerhaken« will, dann wird das meist akzeptiert oder sogar positiv gesehen. Und sobald jemand es kritisch sieht, dass der Partner zunimmt, muss er damit rechnen, als Arschloch bezeichnet zu werden.

Sicher, bei 150 Kilo hätte wohl fast jeder Verständnis gehabt, wenn mein Mann mich verlassen hätte. Man hätte traurig genickt und gesagt, dass das ja auch wirklich extrem ist und man das schon nachvollziehen kann. Aber wenn ich nur »etwas mollig« geworden wäre? Vielleicht sogar nach der Geburt von Kindern? Das hat er gefälligst zu akzeptieren – oder er ist halt ein oberflächliches Arschloch.

Was das weitere Umfeld abgesehen von der Partnerschaft angeht: Meine ersten 40 Kilo verlor ich sozusagen im Geheimen, ohne dass es jemand bemerkte.

Als ich etwa 105 kg wog, fiel plötzlich allen möglichen Menschen aus meinem Umfeld auf, dass ich abgenommen hatte. Mit über 100 kg war ich noch immer weit im adipösen Bereich, aber mein Umfeld empfand das ganz anders. Ich hörte von allen Seiten, dass ich doch nun nicht etwa weiter abnehmen wolle? Ich sei doch jetzt sicher fertig mit der Diät? Jaja, schon toll, der Gewichtsverlust, aber mehr muss nun wirklich nicht sein, oder?

Eine Nachbarin, die mich bei der Gartenarbeit sah, wandte sich

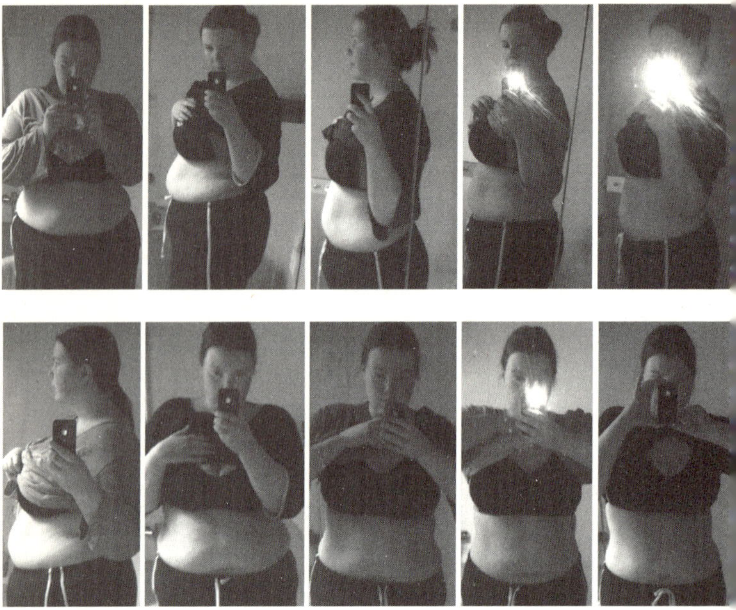

ganz besorgt an meinen Mann, wie viel ich noch wöge und dass ich doch bitte mehr essen solle. Eine Kollegin, die mich auf der Straße traf, scherzte halb ernst, wann ich die Magersuchtdiagnose bekäme, und ein anderer Kollege gab zu, dass er bewusst nicht zu positiv reagiert habe, damit ich nicht etwa in Gefahr gerate, »ins andere Extrem« zu schlagen.

Magersucht wurde ein häufiges Thema im Freundes- oder Bekanntenkreis. Nicht dass es mir direkt unterstellt wurde, aber es wurde gewarnt und Sorge geäußert. Geschichten von Freunden gingen um, die auch stark abgenommen hatten und dann magersüchtig wurden. Es war paradox: Als ich mit 150 Kilo nahezu bettlägrig und krank war, hatte nie jemand Sorge geäußert oder meinen Zustand in irgendeiner Form kommentiert. Und dann, als ich 40 Kilo abgenommen hatte, wieder laufen konnte und es mir besser ging als seit Jahren, *da* kamen die Sorgen? Es war, als ob mein Körper plötzlich zu einem öffentlichen Forum mutiert war, zu dem jeder eine Meinung abgeben durfte, nachdem es jahrelang ein Tabu war.

Interessanterweise war auch dies offenbar nur eine Phase, denn nun, wo ich mit 65 Kilo tatsächlich »schlank« bin, haben die Kommentare stark nachgelassen. Dieselben Menschen, die der Ansicht waren, dass, wenn ich mit 100 Kilo nur noch ein Pfund verlöre, ich viel zu mager sei und ein hässliches Gerippe würde, sagen nun entweder nichts mehr oder sind der Meinung, ich sehe toll aus.

Psychologisch ist dies natürlich nicht komplett unerklärlich, da wir Veränderungen immer drastischer wahrnehmen als einen stabilen Zustand. Wenn ein Flugzeug startet, kommt uns die Geschwindigkeit schneller vor, als wenn wir fliegen, weil wir durch die Beschleunigung in den Sitz gedrückt werden. Ähnlich ist es vermutlich auch beim Abnehmen, wo ein Gewichtsverlust als extremer wahrgenommen wird, als wenn das geringere Gewicht über Monate hin in den Augen der Umgebung vertrauter wird. Die diesbezügliche Kritik des Umfeldes ist also vermutlich etwas, das man teilweise mit viel Sturheit aussitzen muss, bis es sich daran gewöhnt hat.

Andererseits ist dies nicht einfach. Oft beschränkt sich das Umfeld nicht auf harmlose Kritik oder Äußerung von Sorge, sondern wird richtiggehend aggressiv und vorwurfsvoll. Als ich anfing, über das Thema Gewicht zu bloggen und darüber, wie die Gesellschaft Übergewicht mittlerweile normalisiert (dazu komme ich im nächsten Kapitel), erhielt ich mehrere Mails von Menschen, die mir von der Reaktion ihres Umfeldes auf ihre Gewichtsabnahme berichteten. Ich zitiere einige beispielhaft:

»Ehrlich gesagt: Was mir am meisten Schwierigkeiten bereitet hat, das waren die Mitmenschen, die mir dauernd einreden wollten, dass ich mager-

*süchtig würde bzw. mich ›auf Raten‹ umbringe (und das von Rauchern …), und mir weiter ›besorgt‹ Fresspakete geschickt haben. Manche Leute haben mir regelrecht das Essen in den Mund ›gebettelt‹ und waren mehr als ein bisschen gekränkt, wenn ich nicht die Mengen gegessen hatte, die sie erwartet haben (Eltern, Großeltern besonders). Und natürlich das ewige Besserwissen von wegen ›Du bist doch schon lange im Hungerstoffwechsel, du musst mehr essen!‹ oder ›Nur eine Mahlzeit am Tag?! Du kannst mir nicht erzählen, dass du keine Mangelerscheinungen hast.‹ Geholfen hat mir da, dass diese Leute offensichtlich eine andere Wahrnehmung hatten als ich. Für mich ist es nicht ›mager‹, wenn ich mir an die Hüften greife und genug Fett in den Händen halte, dass ich mich daran festhalten kann. Ich weiß, wie viel ich noch wegbringen möchte, und inzwischen weiß ich auch: Es ist einwandfrei machbar. Und ich denke auch, dass viele Einwände aus dem sozialen Umfeld von einer Krabbenkübel-Mentalität kommen: ›Ich schaffe es ja nicht, also kann es nicht sein, dass du es schaffst. Und wenn du echt dünner wirst, dann *muss* das irgendwie ungesund sein. Sonst müsste ich mir eine neue Ausrede einfallen lassen, dass ich es nicht tue.‹«*

»Ich begann, wieder mehr auf meine Ernährung zu achten, und aß nicht mehr nur aufgrund der Geselligkeit beim Kuchen mit, sondern lehnte auch mal eine von ihr angebotene Süßigkeit ab, wenn ich gerade keine Lust darauf hatte. Hier warf [meine Freundin] mir vor, ich würde hungern, und sie konnte absolut nicht verstehen, dass ich die Gurken und Kohlrabi gerne aß, die ich mir selbst immer als Snacks mit auf die Arbeit brachte. Es eskalierte dann, als sie mich spontan besuchte und dabei ›erwischte‹, wie ich gerade in der Fit-For-Fun blätterte. ›Du bist doch krank! Ich will meine alte Freundin zurück, merkst du nicht, wie essgestört du bist? Und du übertreibst es völlig mit deinem Sportwahn!‹, musste ich mir anhören, und wenige Minuten später fuhr sie davon. Danach war eine Weile Funkstille

zwischen uns, inzwischen reden wir wieder normal miteinander. Aber das Thema Ernährung, Sport und Körpergewicht ist ein rotes Tuch geblieben. Ich erwische mich dabei, wie ich Fitness-Zeitungen vor ihr verstecke und hastig alle derartigen Schriftstücke verschwinden lasse, wenn sie mich besucht. Ich verschweige ihr alle sportlichen Aktivitäten, die ich neben unseren gemeinsamen Aktivitäten noch ausübe. Obwohl sie selbst fast kein anderes Thema kennt als den Kaloriengehalt bestimmter Lebensmittel und mir täglich mit leidender Stimme aufzählt, was sie heute bereits alles gegessen hat, vermeide ich das Thema inzwischen vollkommen, weil ich nicht wieder vorgeworfen bekommen möchte, dass ich ›kein anderes Thema‹ habe. Manchmal lüge ich sie sogar an, wenn sie nach ihrem ›Essensbericht‹ erwartungsvoll in meine Augen schaut und ich weiß, dass ihr Gewissen nicht beruhigt ist, wenn ich nicht mindestens genauso viele Kalorien zu mir genommen habe (in der Zeit, in der sie mir vorgeworfen hatte, ich sei essgestört, warf sie mir unter anderem vor, ich hätte in unserem Urlaub immer genau darauf geachtet, bloß kein Gramm mehr zu essen als sie. Ich war völlig vor den Kopf gestoßen ob dieser Anschuldigung, denn ich hatte überhaupt nicht darauf geachtet, wie viel sie isst. Sie war sich aber ganz sicher, denn sie habe genau beobachtet und beim Sushi mitgezählt, wie viele Teller ich gegessen habe …).«

»Ich, 1,80 groß, seit 11 Monaten stolzer Nichtraucher, stand letztens auf der Waage und wog zum ersten Mal 76 kg. Ich schwankte, so lange ich mich erinnere, immer zwischen 69 und 72 kg. Geht also gar nicht. Abnehmen ist angesagt. Keine Süßigkeiten mehr, und ein wenig Liegestützen und Sit-ups, bis das weg ist (ich weiß, nur bedingt hilfreich, aber wenn die Wäsche schon vom Waschbrett runterkommt, soll da dann auch ein Waschbrett sein).

Meine Frau empfand meinen Beschluss eher als belastend. Sie fand es eher gut, dass ich auch mal zunahm, und sieht sich nun beinahe im Zug-

zwang (in den letzten 22 Jahren hat sie 17 kg zugelegt). Andere, denen ich das erzählt habe, empfanden es eher als beleidigend. ›Wo willst denn du etwas abnehmen? Was soll ich da sagen???‹

Da halte ich besser die Klappe. Zurzeit bin ich zwischen 72 und 74 ... es wird.«

»Als ich also vor Kurzem dieses Erfolgserlebnis hatte – ›Ach du meine Güte, du wiegst ja 10 Kilo weniger! Und wo sind eigentlich die Oberschenkel hin?!‹ –, habe ich auch, vermutlich unbewusst, angefangen, mich anders zu kleiden. Halt wieder selbstbewusster das anzuziehen, worin ich mich schön fand, statt worin ich mich weniger schrecklich fand. Wo ich vorher mehrere Lagen und oft lange kaschierende Oberteile getragen hatte (auch ein bisschen lustig bei doch relativ wenig Übergewicht, aber na ja, man hat halt seine Issues^^), nun eben wieder engere Klamotten. So merkte plötzlich auch mein Umfeld, dass sich da was getan hatte. Die gleichen Leute, die vorher ›ach Quaatsch, du bist doch noch lange nicht dick! Iss das ruhig!‹ gerufen hatten, schrien nun: ›Huch! Du hast aber abgenommen! Gehts dir gut? Nicht dass du mir vom Fleisch fällst!‹ Bei jeder. verdammten. Gelegenheit. Ich habe mich sogar dabei erwischt, wie ich, wenn ich einige der heftigsten Vertreter dieser Meinung traf, extra wieder weite Kleidung anzog, um diese blöden Kommentare zu vermeiden. [...] Dazu noch die Beobachtung, dass ebenjene Menschen bei Geburtstagen oder Abenden mit gemeinsam gekochtem Essen mir eindeutig größere Stücke Kuchen gegeben und mehr Essen auf den Teller getan haben. (Das ist nicht nur meine Wahrnehmung – ich habe Listen geführt!^^) Das ist ja schon aktive Sabotage!«

Ich könnte wohl noch Hunderte dieser Berichte sammeln – und sie alle liefen mehr oder minder auf dasselbe heraus:

- Menschen insistieren, dass man keinesfalls zu dick ist und bloß nicht (weiter) abnehmen soll, weil man dann zu dünn/hässlich oder gar magersüchtig/krank wird.
- Menschen kritisieren die Ernährungsform, den Sport, das Gewichtsziel als »zu extrem«, obwohl es im gesunden Bereich liegt.
- Menschen drängen einen dazu, bestimmte Lebensmittel zu essen mit dem Argument, dass man »genießen soll«, oder gar dem Vorwurf, wenn man nicht zugreift, ist man essgestört.

In meinem Fall war eine recht gängige Reaktion, dass ich nach meinem Gewichtsziel gefragt wurde, welches im mittleren Normalgewicht liegt: Mit 63 kg bei 175cm habe ich ungefähr einen BMI von 21. Und obwohl es sich bei dem Gewicht, vor allem im Hinblick auf meine geschädigten Gelenke, um ein sinnvolles Ziel handelt, wurde es ausnahmslos von jedem als »zu niedrig« bezeichnet.

Schockierend ist, dass das aber sogar bei meiner Hausärztin Unbehagen verursachte. Als ich in noch stark übergewichtigem Zustand mit ihr sprach, wiegelte sie ab, ich solle erst einmal versuchen, in die Nähe des Normalgewichtes zu kommen, das wäre schon toll (es klang eher wie: »Das wäre schon ein Wunder«). Als ich diesem Normalgewicht immer näher rückte, wurde sie zunehmend kritischer gegenüber den 63 kg, konnte aber auch auf Nachfrage nicht sagen, was sie daran störte, und musste zugeben, dass es im Hinblick auf das Arthrose-Risiko ein gutes Ziel war. Als ich 70 kg wog, meinte sie, dass es doch jetzt eigentlich reichte und ich schon recht dünn wirke. Wie denn mein BMI bei 63 kg wäre, das sei doch sicher schon im Untergewicht? Als ich antwortete, dass er dann bei 21 läge, kramte sie ein Schiebekärtchen heraus und murmelte schließlich, dass dies tatsächlich stimme. Sie sei aber dennoch der Meinung, das sei schon sehr tief.

Wer den Abschnitt über Gesundheitsrisiken gelesen hat, hat sicher festgestellt, dass ein BMI unter 21 für Frauen mit den geringsten Gesundheitsrisiken assoziiert ist. Rein medizinisch hätte meine Ärztin mein Gewichtsziel also begrüßen sollen. Und medizinisch konnte sie es auch nicht widerlegen. Dennoch löste es ein sicht-, hör- und spürbar starkes Unbehagen bei ihr aus, dass ich »so dünn« werden wollte. Ihre Reaktion ist beispielhaft für die Reaktion meines Umfeldes.

Was mich besonders störte ist, dass, ohne nachzufragen, häufig angenommen wurde und wird, ich hätte rein aus optischen Gründen abgenommen, um »diesem Schönheitsideal« zu entsprechen. Oft hilft es nicht mal, darauf zu verweisen, dass ich aus gesundheitlichen Gründen mein Gewicht reduziert habe.

Wie kommt es, dass das Umfeld oft so negativ, kritisch oder ablehnend reagiert? Die Kommentatoren der obigen Berichte haben bereits in ihren Texten einige Theorien genannt, vom »Krabben im Korb«-

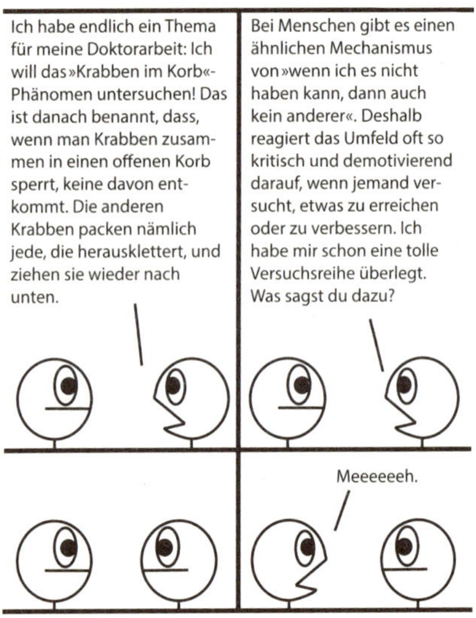
Ich habe endlich ein Thema für meine Doktorarbeit: Ich will das »Krabben im Korb«-Phänomen untersuchen! Das ist danach benannt, dass, wenn man Krabben zusammen in einen offenen Korb sperrt, keine davon entkommt. Die anderen Krabben packen nämlich jede, die herausklettert, und ziehen sie wieder nach unten.
Bei Menschen gibt es einen ähnlichen Mechanismus von »wenn ich es nicht haben kann, dann auch kein anderer«. Deshalb reagiert das Umfeld oft so kritisch und demotivierend darauf, wenn jemand versucht, etwas zu erreichen oder zu verbessern. Ich habe mir schon eine tolle Versuchsreihe überlegt. Was sagst du dazu?
Meeeeeeh.

Phänomen über Neid bis zum schlechten Gewissen. Ich denke, rein intuitiv wissen wir alle, was der Grund ist.

Die eigentliche Frage lautet meines Erachtens aber nicht: »Warum machen die das?« Sondern: »Warum glauben sie, dass sie das machen *dürfen*?«

Warum ist es sozial so akzeptiert, jemanden fürs Abnehmen zu kritisieren?

Ich denke, das hat unter anderem etwas mit der verschobenen Wahrnehmung zu tun, die in unserer Gesellschaft beim Thema Körpergewicht in den letzten Jahren entstanden ist.

Das Übergewichtsproblem ist überbewertet (Für mich ist das nicht adipös).

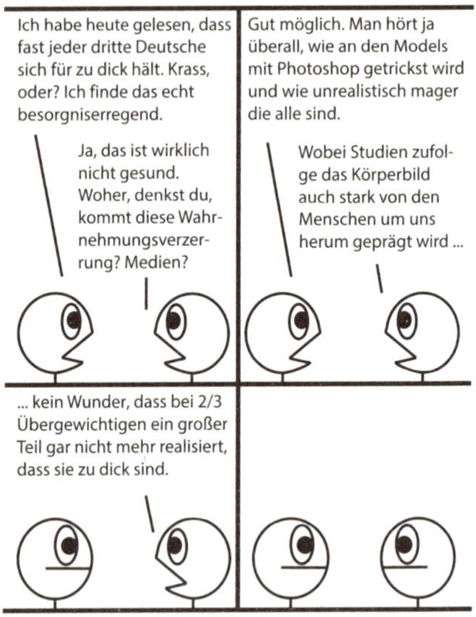
Ich habe heute gelesen, dass fast jeder dritte Deutsche sich für zu dick hält. Krass, oder? Ich finde das echt besorgniserregend.
Ja, das ist wirklich nicht gesund. Woher, denkst du, kommt diese Wahrnehmungsverzerrung? Medien?
Gut möglich. Man hört ja überall, wie an den Models mit Photoshop getrickst wird und wie unrealistisch mager die alle sind.
Wobei Studien zufolge das Körperbild auch stark von den Menschen um uns herum geprägt wird ...
... kein Wunder, dass bei 2/3 Übergewichtigen ein großer Teil gar nicht mehr realisiert, dass sie zu dick sind.

In diesem Kapitel verarbeite ich größtenteils einen meiner Artikel mit dem Titel »Magerwahn und Schlankheitsterror«, in dem ich über unsere gesellschaftlich verzerrte Wahrnehmung zum Thema Gewicht schrieb und der recht intensiv kommentiert und geteilt wurde und dabei einige Kontroversen ausgelöst hat. Ich habe darin Bilder von Frauen aller möglichen Gewichtsklassen gezeigt, um darzustellen, wie verschiedene Kategorien, etwa »Adipositas«, »schwere Adipositas«, »Übergewicht«, »Normalgewicht« und »Untergewicht«, aussehen und wie sich unsere Wahrnehmung um eine Kategorie verschoben hat, sodass leichtes Übergewicht als normal wahrgenommen wird, alles darunter als (zu) dünn und Adipositas von vielen gerade mal als mollig.

In unserer Gesellschaft ist mittlerweile die Gewichtsverteilung etwa gedrittelt: Etwas über ein Drittel der Menschen sind normalgewichtig, etwas mehr als ein Drittel ist leicht übergewichtig, und etwas weniger als ein Drittel ist adipös. Nur etwa 1 Prozent ist untergewichtig. »Die Mitte«, also das, was gewissermaßen die Norm darstellt, ist folglich leichtes Übergewicht. Meinem Eindruck nach wird dieses leichte Übergewicht tatsächlich so »normalisiert«, dass es gar nicht als solches wahrgenommen wird.

Da ich keine fremden Fotos verwenden möchte, aber selbst die meisten BMI-Kategorien durch habe, illustriere ich hier mit meinen eigenen Fotos, auch wenn das vermutlich weniger eindrucksvoll ist. Wer sich einen besseren Überblick über das Aussehen von Normal-, Über-, Untergewicht und Adipositas verschaffen will, kann auch auf die Seite des BMI-Projekts von Kate Harding schauen (http://kateharding.net/bmi-illustrated/), die ironischerweise das gegenteilige Ziel verfolgt: Sie möchte ebenfalls darstellen, wie normal Übergewicht, Adipositas und Co. aussehen, wünscht sich aber als Reaktion, dass man als Leser über den BMI und dessen Lächerlichkeit staunt, wo doch die Personen so hübsch und durchschnittlich wirken, obwohl sie der Kategorie nach adipös sind.

Wie stellt man sich nun also morbide Adipositas vor? Das ist die höchstmögliche BMI-Kategorie, von der Fat-Acceptance-Bewegung gerne spöttisch »Todesfett« genannt. Es ist die Kategorie, die tödlicher ist als Rauchen, über dreizehn Lebensjahre raubt und eben das obere Ende der Adipositas-Skala markiert. Mit 137 und 145 kg lag ich weit in diesem Bereich:

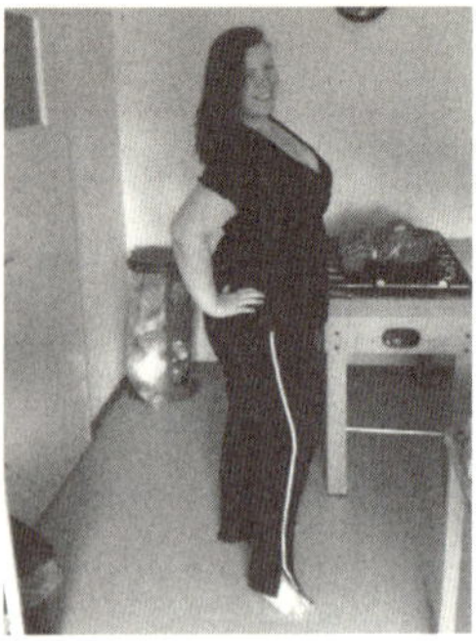

137 kg – BMI 45

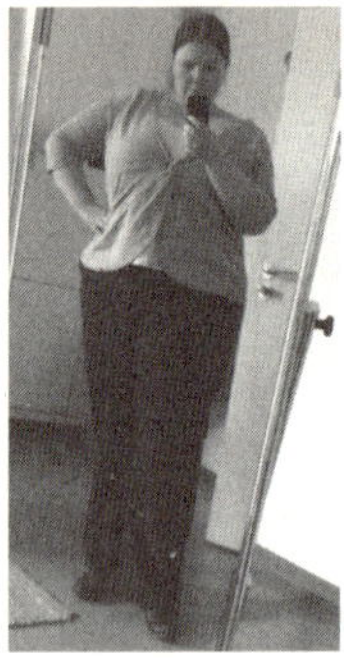

145 kg – BMI 47

Ich denke, das würde unzweifelhaft als »dick« oder »sehr dick« oder auch »fett« wahrgenommen. Aber ob sich die meisten Leute so morbide Adipositas vorstellen? Mein Eindruck war, dass Menschen bei morbider Adipositas eher 300-Kilo-Menschen aus Dokus vor Augen haben, also Menschen, die nur noch im Bett liegen können und mit Schwämmen gewaschen werden müssen.

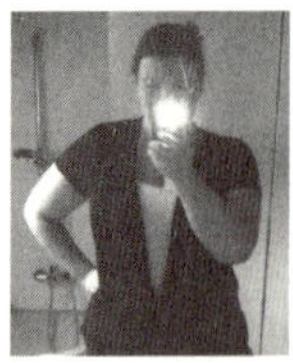

114 kg – BMI 37

Dies ist ein Bild von mir, wie ich mit BMI 37 kurz vor der morbiden Adipositas stehe:

Und hier bin ich *einfach nur* adipös:

Die Figur, die ich auf dem letzten Bild habe, geht schon mit den gan-

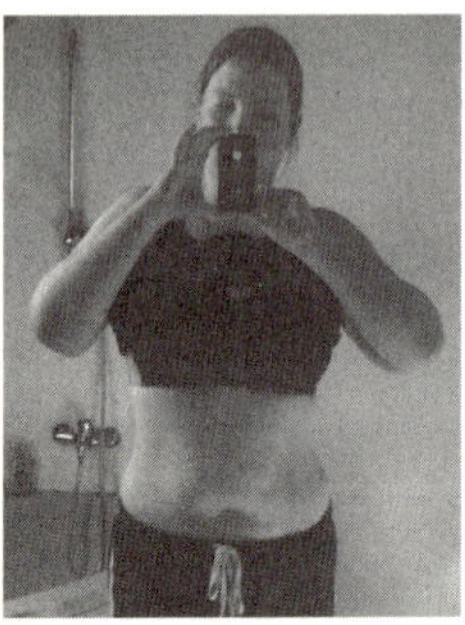

92 kg – BMI 30

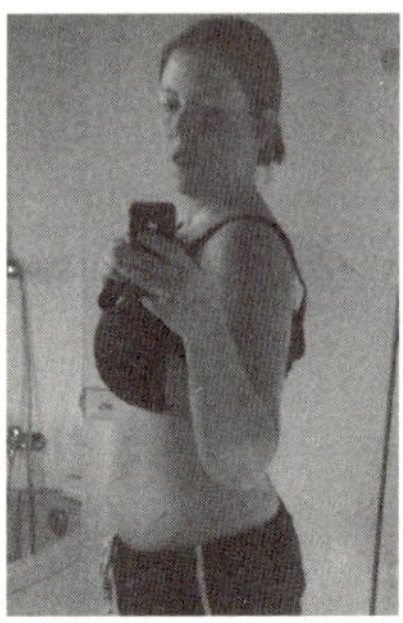

92 kg – BMI 30

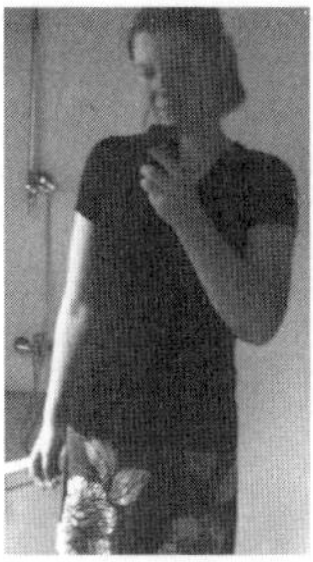
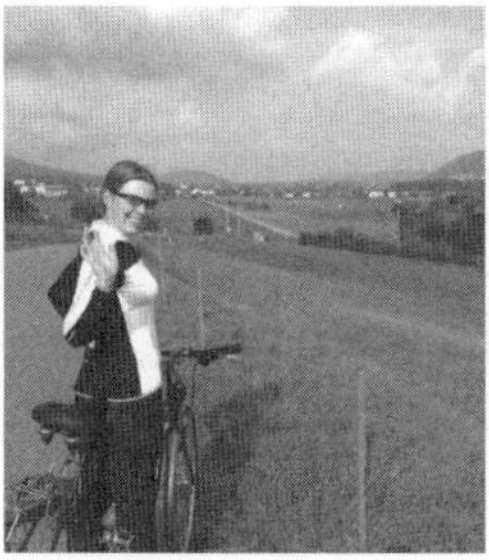
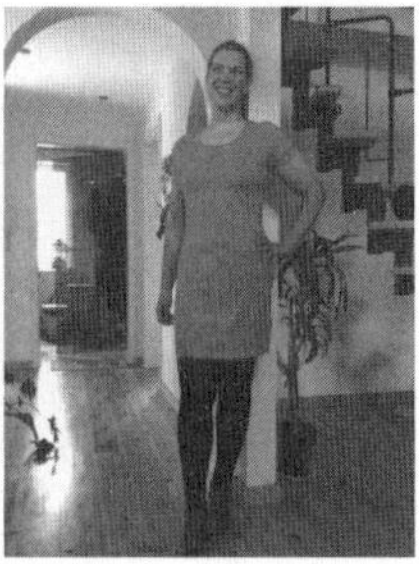

Auf diesen Fotos bin ich »leicht übergewichtig«

zen starken Gesundheitsrisiken der Adipositas einher. Meine Erfahrung ist, dass viele dieses Aussehen nicht mit Adipositas assoziieren, sondern mit mollig oder leicht übergewichtig.

Das Radfoto entstand während unseres Urlaubs, und möglicherweise wog ich zu der Zeit auch etwas mehr, also etwa 80 Kilo, und dank der gepolsterten Radlerhose wirken Po und Schenkel etwas fülliger.

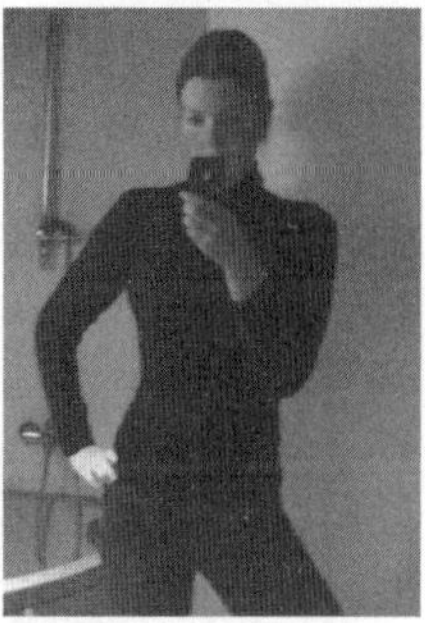

76 kg – BMI 25

… und ziemlich exakt mit dieser Figur und 76 Kilo bei 1 Meter 75 rutsche ich ins Normalgewicht:

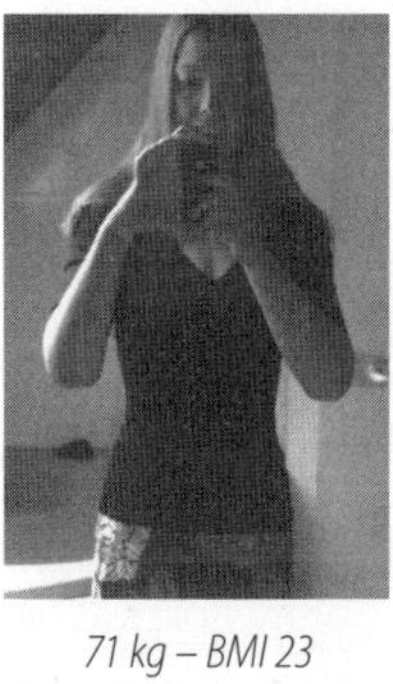

71 kg – BMI 23

Ab hier kann ich noch fast 20 Kilo abnehmen, bevor ich in einen untergewichtigen Bereich gerate. Mit einem Kilo mehr wäre ich übergewichtig.

Meiner Erfahrung nach vertraten Freunde, Familie und Bekannte bereits zu der Zeit, als ich noch leicht übergewichtig war, die Ansicht, ich wäre jetzt normal, und als ich knapp am oberen Normalgewicht angelangt war, kamen meist Kommentare wie: »Du bist doch schon schlank, wo willst du denn noch was abnehmen?« Das letzte Foto entspricht etwa dem, wie ich aussah, als meine Ärztin mich davor warnte, weitere 8 Kilo abzunehmen (letztlich weil ihr die Vorstellung unbehaglich war).

Mit einem BMI von 23 lag ich eher im oberen Drittel des Normalbereichs, wohingegen die Rückmeldungen der Umwelt mich eher im unteren Drittel verorteten und den Standpunkt beinhalteten, da könne nicht mehr viel weg. Auf den folgenden drei Fotos schließlich habe ich ein mittleres Normalgewicht von 65 kg.

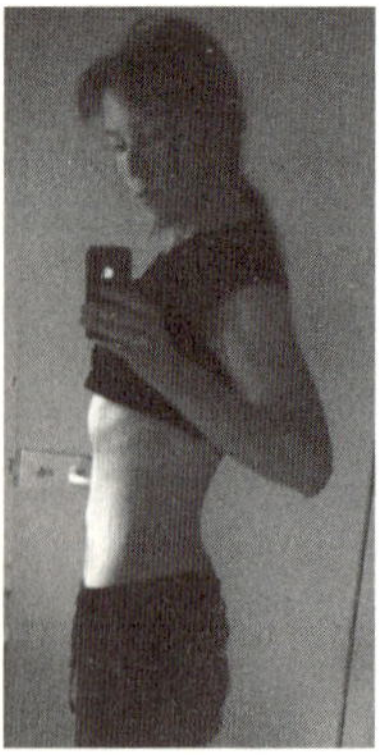
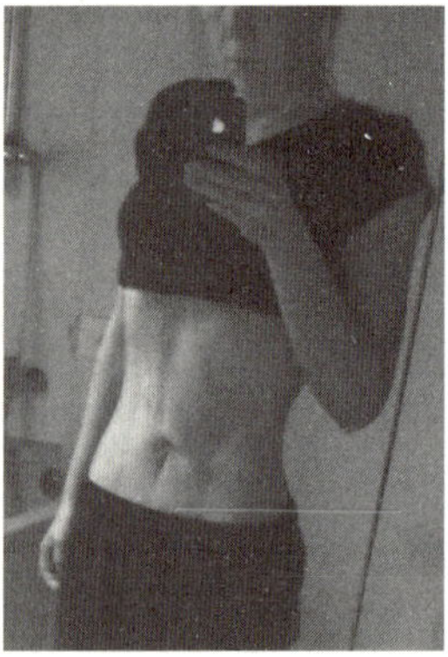
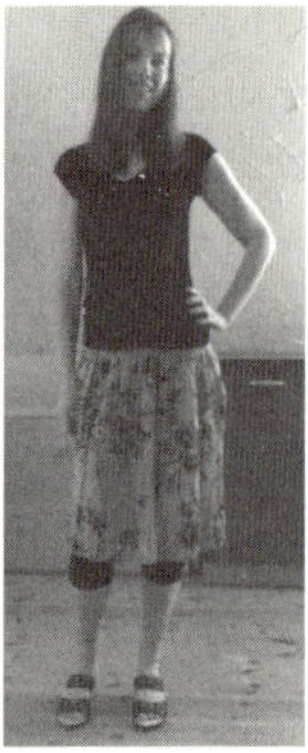

Um an den unteren Rand des Normalgewichts zu gelangen, müsste ich an dieser Stelle noch etwa 9 Kilo abnehmen. Angesichts der Tatsache, dass Normalgewicht mittlerweile nicht einmal mehr bei der Hälfte der Menschen vorkommt, also bereits die Minderheit darstellt, ist es nicht verwunderlich, dass das untere Normalgewicht schon als extrem wahrgenommen wird.

Der medizinisch gesündeste BMI, der mit den geringsten Risikofaktoren für Krebs, Diabetes und andere chronische Erkrankungen behaftet ist, ist zu einer Art Ausnahme geworden, die zudem eher kritisch beäugt wird. In unseren Augen, die so an leichtes Übergewicht gewöhnt sind, wird er gar nicht mehr als normal erkannt, sondern als sehr schlank oder dünn – dies sind zumindest die Bezeichnungen, die ich mit 65 Kilo höre, obwohl ich damit fast genau in der Mitte des Normalgewichts liege und eigentlich als … nun ja, eben normal beschrieben werden sollte. Wenn man dieses Foto sieht, mit dem ich an der Grenze zum Übergewicht stehe, sollte die Reaktion lauten: »Das ist etwas mollig.«

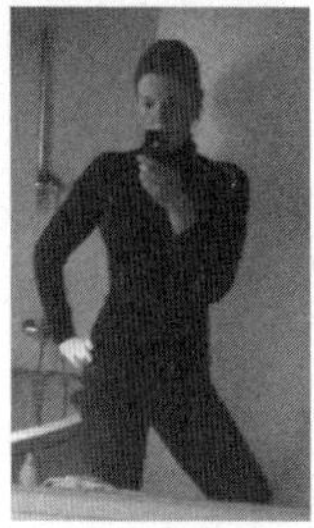

76 kg – BMI 25

Auf den letzten Satz reagieren viele Menschen mit Empörung und sagen dann so etwas wie: »Also *für mich* ist das nicht adipös/übergewichtig!« Dabei sind die Kategorien klar genug definiert, dass sie keine Frage des subjektiven Empfindens darstellen. Natürlich kann eine adipöse Frau hübsch sein, und auch morbid Adipöse werden attraktiv gefunden. Aber dadurch wird sie oder er nicht normalgewichtig. Selbst wenn der Betreffende gesund aussieht, ist seine Adipositas ganz sicher nicht gesund. Und mit einer verschobenen Begrifflichkeit werden wir das Problem nicht lösen, sondern schlimmer machen. Fakt ist nun mal, dass das überflüssige Körperfett, das ich in dem oberen Foto habe, bereits mein Risiko für Diabetes und Krebs erhöht, und das ist nicht Ansichtssache, sondern eben eine medizinische Tatsache.

Und doch: Wenn ich das zu jemandem so sage, ist die Reaktion häufig eine Art Skepsis, die teilweise in der Frage Ausdruck findet, ob das nicht womöglich gar magersüchtig ist, wenn man an der oben abgebildeten Figur Fett zu sehen meint. Offenbar denken viele: Wenn ich es nicht *sehe*, dann ist es nicht da. Ein »gutes (Körper-)Gefühl« wird als wichtiger vermarktet als die gesunde Realität. *Schon zum Wohle der*

Kinder! Denk doch einer an die Kinder, die alle durch die dürren Models in die Magersucht getrieben werden!

Werden sie? Eine neue Studie von Sarafrazi et al. (2014), in der Kinder und Jugendliche von acht bis fünfzehn Jahren zu ihrem Gewicht befragt wurden, weist auf das Gegenteil hin. 87,4 Prozent der normalgewichtigen Kinder waren der korrekten Ansicht, ein normales Gewicht zu haben. Von den wenigen, die sich nicht normalgewichtig fühlten, waren doppelt so viele der Ansicht, zu dünn zu sein (8,7 Prozent), als sich selbst zu dick fanden (3,9 Prozent).

Unter den übergewichtigen Kindern hingegen war sich weniger als ein Viertel der Tatsache bewusst, dass sie in diese Kategorie gehörten. Drei von vier übergewichtigen Kindern hielten sich für normalgewichtig. Sogar unter den Kindern, die bereits unter Adipositas litten, hielt sich noch fast die Hälfte für normalgewichtig (41,9 Prozent). Nur 57 Prozent waren sich ihres Übergewichts bewusst.

Wo ist da der schlimme Schlankheitswahn, der von den Medien propagiert wird? Ist es nicht vielmehr so, dass Kinder und Jugendliche Augen im Kopf haben und sich damit vergleichen, was sie tagtäglich um sich herum sehen? Eltern, Lehrer, Freunde sind viel wichtiger. Wenn im Umfeld fast alle »ein paar Kilo zu viel haben« und gleichzeitig über zu dünne Models in den Medien geschimpft wird, obwohl Filmstars und Models abseits der Laufstege meist einen vollkommen normalen BMI haben, was kommt da wohl als Norm an?

Dazu passt eine aktuelle Studie von Black et al. (2015) aus England, in der Eltern zum Gewicht ihrer Kinder befragt wurden: 80 Prozent der Eltern von übergewichtigen Kindern schätzten diese als normalgewichtig ein. Erst wenn das Kind bereits adipös war, stieg die Wahrscheinlichkeit, dass die Eltern es zumindest als übergewichtig wahrnahmen. Von 369 Eltern schwer übergewichtiger Kinder gaben jedoch nur vier Elternpaare an, dass ihr Kind tatsächlich *schwer* übergewichtig sei.

Eine neue US-Studie (Duncan et al., 2015) fiel sogar noch drastischer aus: 95 Prozent der Eltern übergewichtiger Vorschüler waren der Meinung, das Gewicht ihrer Kinder sei »genau richtig«, und sogar fast 80 Prozent der Eltern, deren Kinder bereits adipös waren, vertraten noch diese Auffassung.

Und auch bei den Erwachsenen ist es nicht besser. Gannon berichtet über eine aktuelle Studie aus dem Jahr 2014 aus den USA, der zufolge lediglich 36 Prozent der Amerikaner sich als übergewichtig bezeichnen, während tatsächlich 63 Prozent der Amerikaner übergewichtig oder sogar adipös sind.

Die New York Times verweist 2012 auf eine Studie, in der 3662 Männer und Frauen ihre Körperform bestimmen sollten. Normalgewichtige lagen dabei zu 80 Prozent richtig (aber eine nicht geringe Zahl klassifizierte sich irrtümlich als untergewichtig), wohingegen 56 Prozent der Übergewichtigen normalgewichtig zu sein meinten. Drei Viertel der Adipösen fanden sich lediglich leicht übergewichtig. Diese Ergebnisse seien bemerkenswert ähnlich in unterschiedlichen Studien ausgefallen, und die Forscher äußern die Theorie, dass unter Übergewichtigen eine ähnliche Körperschemastörung vorherrschen könnte wie unter Magersüchtigen, nur mit umgekehrten Vorzeichen: Während Magersüchtige sich als wesentlich weniger dünn sehen, nehmen Übergewichtige sich als schlanker wahr.

Der Artikel verweist auch auf Studien mit Kindern, in denen 70 Prozent der übergewichtigen und adipösen Kinder eine wesentlich schlankere Silhouette wählten, wenn sie sich selbst auf einer Skala mit Körperformen einschätzen sollten. Die Kinder mit den übergewichtigsten Eltern und Freunden lagen dabei weiter daneben als Kinder mit normalgewichtigem Umfeld.

Paul et al. (2014) ergänzten diese Ergebnisse noch mit ihren Untersuchungen, die zeigten, dass die Wahrnehmung anderer stark vom eigenen Gewicht beeinflusst war. So neigen weniger als 10 Prozent der normalgewichtigen Menschen dazu, das Gewicht ihrer Umwelt niedriger zu schätzen, aber über 70 Prozent der Adipösen nehmen die Umwelt schlanker wahr. Das traf auf mich auf jeden Fall zu. Als ich noch schwer adipös war, hatte ich das Gefühl, die ganze Welt wäre wahnsinnig schlank, und wenn von »Übergewichtsepidemie« gesprochen wurde, dachte ich immer: Wo denn? Ich bin doch die einzige Dicke hier.«

Dies alles entspricht der Einschätzung, dass sich die allgemeine Wahrnehmung verschoben hat und leichtes Übergewicht bereits zur Normalität zählt. Und wer nun sagt: »Ja, aber das sind doch US-Studien, hier in Deutschland ist die Situation doch noch lange nicht so, weiß doch jeder, dass die Amis fett sind!« … nun, der leidet vielleicht an genau der Wahrnehmungsverzerrung, die ich meine, denn die unglaublich fetten Amerikaner sind statistisch gar nicht so weit von uns Deutschen entfernt.

In den USA gibt es einen stetigen Anstieg der Adipositas: Während in den sechziger Jahren nur etwa 10 Prozent der Amerikaner adipös waren, waren es Anfang der Neunziger bereits 20 Prozent – etwa unser aktuelles Niveau in Deutschland. Mittlerweile sind es in den USA bereits 35 Prozent, und Hochrechnungen gehen davon aus, dass 2030 die Hälfte der Amerikaner adipös sein wird. Da bereits jetzt etwa drei Viertel der Amerikaner übergewichtig sind, dürften die Normalgewichtigen bis 2030 vermutlich eine sehr kleine Minderheit stellen. Wir hinken den Amerikanern zwar einige Jahre hinterher, der Trend verläuft aber in dieselbe Richtung.

Gemäß eines aktuellen Bundesberichts (Mensik et al., 2013) sind in Deutschland 1,5 Prozent der Menschen untergewichtig und 38,5 Prozent normalgewichtig. Damit verbleiben 60 Prozent Übergewichtige. Insgesamt 23,6 Prozent der Deutschen sind adipös. Von fünf Personen sind also zwei normalgewichtig, zwei sind übergewichtig, und einer ist schwer übergewichtig. Unser durchschnittlicher BMI liegt mit etwa 27 Punkten im übergewichtigen Bereich. Die Statistiken zur tatsächlichen Rate an Übergewichtigen variieren übrigens generell recht stark, abhängig davon, ob es sich um Telefoninterviews, direkte Befragungen oder objektive Messungen handelt. Menschen neigen dazu, ihr Gewicht deutlich in Richtung normal zu schummeln, daher liegen die Übergewichtsquoten bei Befragungen gerne um etwa 5 Prozent niedriger als bei objektiven Messungen (Geiss et al., 2014).

Eine Selbstbefragung von Gallup zum tatsächlichen und idealen Gewicht von Männern und Frauen ergab, dass in den letzten zwanzig Jahren das tatsächliche Gewicht von Männern um etwa 7 kg stieg, das von Frauen um etwa 8 kg. Das Idealgewicht, das die Befragten gerne hätten, stieg für Männer im gleichen Zeitraum um 4,5 kg und für Frauen um 4 kg. Der Anstieg des Wunschgewichts ist eine interessante Entwicklung. Die Menschen werden zwar immer übergewichtiger, die Wahrnehmung ihres Ideals verschiebt sich aber gleichzeitig mit nach oben. Was ist in zwanzig Jahren, wenn die heutige Generation der übergewichtigen und adipösen Kinder, die sich normalgewichtig fühlen, befragt wird?

Auf diese Untersuchung wurde ich übrigens aufmerksam, nachdem jemand sie als Reaktion auf eine recht verbreitete »Schocker«-Kampagne zitierte. Mit dem Spruch »Vor zwanzig Jahren wog das durchschnittliche Laufstegmodel noch 8 Prozent weniger als die durchschnittliche Frau – heute sind es 23 Prozent« sollte auf das schreckliche Mager-Ideal aufmerksam gemacht werden. Die trockene Antwort darauf: Models haben keinen Geheimtrick gefunden, dünner zu werden – nur ist die Durchschnittsfrau schlichtweg dicker geworden.

Der Guardian berichtet über eine aktuelle Studie, in der afroamerikanischen Frauen eine Skala mit verschiedenen Frauenfiguren vorgelegt wurde. Zunächst sollten sie einschätzen, was sie als »zu dick« wahrnehmen. Die Frauen waren sich im Schnitt sehr einig, dass dies ab der Figur mit etwa BMI 38 der Fall war – alles unter schwerer Adipositas war »normal« für sie. Anschließend sollten die Frauen sich selbst einschätzen, also mit welcher der dargestellten Figuren ihre eigene übereinstimmte. 56 Prozent der übergewichtigen Frauen und 40 Prozent der adipösen Frauen sahen sich dabei nicht als »übergewichtig«, »adipös« oder »zu dick«.

Ähnlich auch in einer Studie aus England, bei der adipöse Menschen gebeten wurden, sich selbst einzuschätzen: Lediglich 11 Prozent der Frauen und 7 Prozent der Männer mit BMI über 30 waren sich bewusst, dass sie adipös waren.

Die Forscher verglichen daraufhin die Quote der Adipösen, die sich 2012 als adipös oder zumindest »sehr übergewichtig« einschätzten, mit der Quote von 2007. Während 2007 noch 50 Prozent der Adipösen sich selbst als solche identifizierten, fanden sich 2012 nur noch 34 Prozent »sehr übergewichtig« oder »adipös«. Fast zwei Drittel der befragten Adipösen schätzen sich selbst als normal oder zumindest nicht besonders übergewichtig ein.

Entgegen der verbreiteten Meinung, dass wir ein zu schlechtes Körperbild hätten, ist unser Körperbild also eher unrealistisch positiv, und ein großer Teil der Übergewichtigen realisiert nicht einmal, dass es ein Problem gibt.

Die Situation gleicht damit aus meiner Sicht der vor einigen Jahrzehnten, als noch allgemein die Annahme herrschte, Rauchen sei nicht ungesund, und viele in bester Absicht zur Zigarette griffen, ohne zu wissen, welchen Schaden sie damit verursachten. Laut CDC waren 1965 etwa 42,2 Prozent der Menschen Raucher (und nur etwa 1 bis 2 Prozent adipös) – bis durch massive Gegenkampagnen auf die Gefahren des Rauchens hingewiesen wurde, das Darstellen von Rauchern in den Medien eingeschränkt und Zigaretten stärker besteuert wurden.

Mittlerweile ist laut CDC die Quote der Raucher auf unter 20 Prozent gesunken. Allerdings ist der Unterschied zu den Rauchern der, dass nie mehr als die Hälfte der Bevölkerung betroffen war, während wir bei Übergewicht bereits bei der Mehrheit der Bevölkerung angelangt sind. Rauchen wurde zudem weit mehr als ein (freiwilliges) Verhalten begriffen, wohingegen viele Menschen denken, Übergewicht sei eine Eigenschaft, eine »Veranlagung« – und daher nicht zu ändern.

Der Zigarettenvergleich ist übrigens noch auf einer weiteren Ebene zutreffend, denn ähnlich wie beim Rauchen hat unser Umfeld großen Einfluss auf unser Gewicht. Laut einer Analyse von Christakis und Fowler (2007) steigt unser Risiko, adipös zu werden, um bis zu 171 Prozent an, wenn eine uns nahestehende Person adipös wird. Je adipöser unser Umfeld, desto höher das Risiko, dass wir selbst zunehmen und dadurch wiederum unser Umfeld beeinflussen. Gleichzeitig gilt dies aber auch für gesunde Verhaltensweisen: Dieselbe Studie zeigt, dass Menschen, die gesunde Verhaltensweisen wie Nichtrauchen oder Sport umsetzen, ihr Umfeld ebenso beeinflussten und dessen Chance sich erhöht, dasselbe gesunde Verhalten anzunehmen.

Der derzeitige Trend ist also tatsächlich gefährlich, da die stetige Gewichtszunahme unserer Gesellschaft zu einer Teufelsspirale wird, die zu immer mehr Übergewichtigen führt. Je mehr Menschen sich allerdings dieser Tatsache bewusst werden und die Entwicklung durchbrechen, desto größer ist auch die Chance für ihr Umfeld, dasselbe zu tun.

Ärzte schieben alles auf das Gewicht.

Manch einer mag sich wundern, warum dies hier steht, wo es um gesellschaftliche Entwicklungen geht, anstatt im Medizinbereich weiter vorne.

Ich empfinde dieses Thema mehr als soziales Problem, denn medizinisch ist die Lage an sich eindeutig. Die wenigsten Ärzte wissen nicht, dass Übergewicht schädlich ist, auch wenn ich den Eindruck habe, selbst viele Ärzte unterschätzen, *wie* schädlich es ist. Während all der Jahre, in denen ich mich immer weiter in die schwer morbide Adipositas bewegte, kann ich mich nicht erinnern, auch nur ein einziges Mal von einem Arzt auf mein Gewicht angesprochen worden zu sein. Was der Sache möglicherweise am nächsten kam, war ein genuscheltes »Ihre Organe sind schwer zu erkennen« beim Ultraschall des Bauchraumes. Als ich meinen damaligen Hausarzt vor einigen Jahren auf die Möglichkeit einer Magenverkleinerung ansprach, füllte er ohne zu zögern die Überweisung aus. Auf Nachfrage, was er davon halte, sagte er, dass es sicherlich sinnvoll sei, das Gewicht zu reduzieren, falls ich einen Kinderwunsch habe. Es würde die Schwangerschaft vereinfachen. Kein Wort darüber, dass Übergewicht auch *mein* Leben direkt beeinflusste, dass ich ein vielfach erhöhtes Risiko für Diabetes, Herzinfarkt, Gelenkprobleme oder frühzeitigen Tod hatte.

Eine aktuelle Untersuchung von Turner et al. (2014) stellte fest, dass lediglich bei 22 Prozent der Patienten der BMI überhaupt dokumentiert wurde. Selbst bei Patienten mit direkt gewichtsbezogenen Problemen war er teilweise nicht erhoben worden. Bei Diabetikern fehlte er in der Hälfte der Fälle, und bei Patienten mit Herz-Kreislauf-Beschwerden oder Bluthochdruck war der BMI nur in 38 Prozent der Fälle dokumentiert.

Galuska et al. (1999) befragten über 12 000 adipöse Patienten, ob ihr Arzt ihnen zur Gewichtsreduktion geraten hatte. Bei weniger als der Hälfte (42 Prozent) war dies der Fall.

In einem Artikel vom Sydney Morning Herald (2015) beklagt eine Ärztin exakt jenes Problem aus ihrer eigenen Praxiserfahrung: »Ich sehe eine Menge Frauen, die zur Untersuchung kommen, weil sie Probleme mit unteren Gliedmaßen haben, von denen ich weiß, dass sie weniger schlimm wären, wenn sie nicht so übergewichtig wären, aber niemand scheint bereit zu sein, sie damit zu konfrontieren.«

Das ist sicher eine wechselseitige Dynamik, da viele Ärzte oft erlebt haben, wie gewichtsbezogene Interventionen von Patienten ignoriert oder abgebrochen wurden. Dennoch empfand ich es selbst während meiner Gewichtsabnahme als demotivierend, dass so gut wie alle medizinischen Experten offenbar davon ausgingen, dass ich mein Gewicht letztlich nicht reduzieren würde. Als ich nach mehreren Monaten auf 500 kcal und einer Gewichtsabnahme von bereits 30 kg meinen Orthopäden fragte, ob es mit meiner Knieproblematik in Ordnung sei, unter 500 kcal täglich aufzunehmen, bestand seine Antwort aus einem belustigten Schnauben und einem: »Klar, können Sie machen. Aber das halten Sie eh nicht durch!« Mein Eindruck war, dass er bei einer Frau mit 120 Kilo bereits auf den ersten Blick zu wissen glaubte, dass jegliche Änderung ohnehin zum Scheitern verurteilt war.

Wie bereits im vorherigen Kapitel beschrieben, war die einzige gewichtsbezogene Kritik, die ich bisher erhielt, die an meinem Gewichtsziel – welches im Normalgewicht liegt.

Ich weiß nicht, inwiefern meine persönlichen Erfahrungen mit Ärzten hier übertragbar sind. Da ich in den letzten zehn Jahren häufig umziehen musste, kam ich mit vielen unterschiedlichen Ärzten in Kontakt, dennoch ist dies nur ein winziger Ausschnitt. Es mag Ärzte geben, die mehr auf das Gewicht fokussieren und sich nicht scheuen, dies mit ihren Patienten zu thematisieren. Und es mag jeder unterschiedlich empfinden, ob zu sehr oder zu wenig auf das Körpergewicht Bezug genommen wird.

Eine Leserin schrieb auf Amazon hierzu einen interessanten Text in ihrer Rezension: *»Nachdem ich das Buch gelesen habe, bin ich bereits am nächsten Tag zu meiner Lungenärztin gegangen und habe ihr gesagt, dass sie mein Gewicht neu eintragen muss. Über Jahre hinweg habe ich auf die Frage ›Hat sich Ihr Gewicht verändert?‹ mit ›Nein‹ geantwortet. Ich kannte mein Gewicht nicht, weil ich drei Jahre lang nicht auf eine Waage gestiegen bin. Dass ich aber in drei Jahren 40 Kilo zugenommen habe, hätte meiner Ärztin eigentlich auffallen müssen, schließlich besuche ich sie recht oft, weil ich nur von ihr das Rezept für mein Medikament bekomme und im Rahmen eines Curaplan-Programms auch regelmäßig Lungentests machen muss. Ich wog nicht, wie in ihrem Computer stand, 96 Kilo, sondern eben fast 134 kg. Eine derart massive Gewichtsveränderung hat immense Auswirkungen auf die gesammelten Daten, das sollte sie eigentlich wissen. Dennoch musste ich sie zweimal direkt dazu auffordern, mein eingetragenes Gewicht zu ändern. Sie schien völlig überfordert damit, dass ich mein Gewichtsproblem so offen und direkt ansprach, und fragte mich mehrmals verwirrt, was sie denn damit zu tun hätte. Bei den Messungen hatte ich außerdem einen erhöhten Blutdruck, den sie aber als ›ganz normal‹ abtat. Sicher, dieser Blutdruck ist bestimmt ›ganz normal‹ für jemanden mit meinem Gewicht, aber sicherlich nicht ›ganz normal‹ im medizinisch gesunden Sinne.«*

Wie viele Ärzte haben die Motivation, so ein potenziell unangenehmes Thema anzuschneiden und dadurch eventuell den Patienten zu verärgern? Insbesondere wenn sie die Erfahrung gemacht haben, dass die wenigsten Patienten tatsächlich dauerhaft Gewicht reduzieren? So wird allmählich auch beim Arzt eine selbsterfüllende Prophezeiung aufgebaut. Bereits im Vorfeld geht er mit der Einstellung ins Gespräch, dass es ohnehin sinnlos sein wird, den Patienten auf eine Gewichtsabnahme anzusprechen. In einer »Grauzone«, wenn das Gewicht vielleicht nur eine von mehreren Ursachen ist, fokussiert er also lieber auf die anderen Ursachen, da er weiß, dass dies vom Patienten besser angenommen wird.

Ist das Gewicht eindeutig die Ursache, spricht er es vielleicht an, aber möglicherweise eher verschämt und beiläufig, wie etwa mit dem Spruch, dass die Organe beim Ultraschall schwer zu erkennen sind, in der Hoffnung, der Patient werde schon verstehen, was gemeint ist. Spricht er es doch direkt an, dann schwingt bereits eine Resignation mit und eine Haltung, die den Patienten nicht zu motivieren vermag. Die wenigsten Patienten nehmen dann das Gespräch zum Anlass, tatsächlich etwas zu ändern, und die resignierte Haltung des Arztes verstärkt sich nur umso mehr.

Ein weiteres Problem ist, dass auch Ärzte nicht in einem luftleeren Raum leben und ebenfalls betroffen sind von der Wahrnehmungsverschiebung in Bezug auf das Körpergewicht. In einer neuen Studie von Robinson et al. (2014) sollten Ärzte die Fotografien von normalgewichtigen, übergewichtigen und adipösen Personen einschätzen. Je höher das Gewicht der Person auf dem Foto, desto eher neigten die Ärzte zum Unterschätzen. Die Übergewichtigen identifizierten sie in nicht ganz der Hälfte der Fälle als übergewichtig und die Adipösen sogar nur in etwa einem Drittel der Fälle. Zwei von drei Adipösen wurden also von den Ärzten gar nicht als solche erkannt. Gleichzeitig hatte die Wahrnehmung aber großen Einfluss darauf, ob der Arzt das Thema Gewicht überhaupt anzusprechen bereit war.

Aus meiner Sicht ist diese Entwicklung eine absolut bedenkliche, denn Ärzte sind nach wie vor die wichtigste Anlaufstelle, wenn es um Gesundheitsfragen geht, und auch in Zeiten von Google-Selbstdiagnosen hat das Wort eines Arztes für die meisten Menschen noch viel Gewicht. In der Studie von Galuska et al. (1999) versuchten Patienten, die von ihrem Arzt auf eine Gewichtsreduktion angesprochen worden waren, mit 179 Prozent höherer Wahrscheinlichkeit anschließend tatsächlich abzunehmen. Eine neue Studie (Bennett et al., 2015) zeigte darüber hinaus, dass gerade in Bezug auf Gewichtsmanagement eine gute Beziehung zwischen Arzt und Patient sehr stark mit dem Erfolg beim Abnehmen zusammenhing. Im Schnitt verloren die Patienten, die ihren Arzt als unterstützend erlebten, um die 50 Kilo in dem zweijährigen Studienzeitraum. Die Patienten, die ihren Arzt nicht hilfreich werteten, dagegen nur etwa 2 Kilo. Hierbei ist natürlich die Wahrnehmung der Beziehung zum Arzt keine Einbahnstraße, die ausschließlich vom Arzt abhängt, aber es zeigt doch, wie groß die Rolle sein kann, die der Mediziner in diesem Prozess spielt.

Ärzte können sehr viel Einfluss nehmen – und sollten dies meiner Meinung nach auch tun. Patienten interpretieren nicht nur das gesprochene Wort, sondern auch das nicht-gesprochene Wort. Nimmt der Arzt keine Stellung zum Gewicht, dann wird dies vom Patienten interpretiert als: »Mein Arzt denkt nicht, dass mein Gewicht ein Problem ist.« Und wenn dann doch ein Arzt motiviert ist, das Thema anzusprechen, kann der Patient dies einfach abtun mit: »Meine fünf Ärzte davor fanden nicht, dass mein Gewicht ein Problem ist. Dieser hier ist einfach bloß inkompetent und hat keine Lust, sich mit den *wirklichen* Ursachen zu beschäftigen, also schiebt er lieber alles auf mein Gewicht.«

Man rutscht ganz schnell in die Magersucht!

Ich wurde während des letzten Jahres häufig mit Magersucht konfrontiert – oder besser gesagt: mit dem Wort »Magersucht«. Teils war es als Sorge formuliert, teils als Vorwurf, manchmal vielleicht auch als verdrehte Form eines Kompliments. Die Vorstellung, in die Magersucht zu rutschen, scheint äußerst verbreitet zu sein, so als wäre eine Diät (oder Lebensstiländerung, worauf es letztlich hinausläuft) eine Art Bananenschale der Magersucht, auf der gesunde Menschen nach einem unachtsamen Schritt in hohem Bogen ausrutschen und an der Magensonde landen können.

Zunächst einmal ist Magersucht für viele ein sehr vager Begriff, völlig losgelöst von der medizinischen Definition: *Magersucht, das ist doch, wenn man irgendwie dünner werden will, obwohl man völlig okay aussieht. Das kriegt man, weil man so sein will wie die dünnen Models auf Zeitschriftencovern und nicht kapiert, dass das alles bearbeitet ist …*

Die medizinischen Kriterien einer Anorexia Nervosa gemäß dem offiziellen Diagnosehandbuch ICD lauten unter anderem:

Tatsächliches Körpergewicht mindestens 15 Prozent unter dem zu erwartenden Gewicht oder Body-Mass-Index von 17,5 oder weniger (bei Erwachsenen). Der Gewichtsverlust ist selbst herbeigeführt durch Vermeidung von hochkalorischer Nahrung und zusätzlich mindestens eine der folgenden Möglichkeiten:

- selbstinduziertes Erbrechen
- selbstinduziertes Abführen
- übertriebene körperliche Aktivität
- Gebrauch von Appetitzüglern und/oder Diuretika
- Körperschemastörung in Form einer spezifischen psychischen Störung

Wichtig ist hierbei, dass das Gewichtskriterium nicht zum Spaß besteht. Jemand, der über- oder normalgewichtig ist, kann keine Magersucht haben – höchstens eine andere Essstörung. Wer sich also auf einem gesunden oder sogar zu hohen Gewicht befindet, dürfte diese Diagnose eigentlich nicht erhalten. Das ist nicht etwa Diskriminierung oder Ignoranz, wie ich teilweise von Seiten der Fat-Acceptance-Bewegung gehört habe, sondern sinnvoll. Vergleichbar ist dies vielleicht am besten damit:

Man nehme eine Person, die extrem sparsam ist. Anstatt ihre Lebensmittel zu kaufen, fischt sie so viel wie möglich aus Mülleimern und Containern. Ihr Klopapier klaut sie aus Supermarkttoiletten, und die Heizung ist selbst im tiefsten Winter aus, sodass sie mit zwei Pullis und einer Wolldecke zu Hause sitzt und friert.

Wenn diese Person studiert, kein BAföG bekommt und die Eltern sich weigern, sie zu unterstützen, sodass sie sich mit ihrem Kellnerjob durchschlagen muss und nie weiß, ob das Geld am Ende des Monats noch für Essen reicht, würde man wohl sagen, dass die Situation an sich traurig ist, aber man ihr Verhalten nachvollziehen kann.

Handelte es sich bei der betreffenden Person um einen Bankdirektor, der ein sechsstelliges Jahresgehalt bezieht, wäre die Reaktion wohl eine ganz andere. Man würde sein Verhalten als »Verarmungswahn« klassifizieren, da objektiv kein Grund für diese extreme Sparsamkeit besteht und er sogar das Risiko eingeht, sich selbst damit zu schaden – man stelle sich vor, einer seiner Kunden beobachtet ihn dabei, wie er mehrere Rollen Toilettenpapier aus einer öffentlichen Toilette klaut oder seine Lebensmittel aus dem Container fischt.

Ein Verhalten sollte nie isoliert, sondern immer nur im Kontext betrachtet werden, sonst wird man ein falsches Bild erhalten. Dass ich sechs Monate mit 500 kcal täglich lebte, war bei 150 kg eine Entscheidung, die in dem Moment sinnvoll war. Würde ich dasselbe mit einem Gewicht von 56 kg machen und meinen Körper dadurch zwingen, auch die überlebenswichtigen Fettreserven abzugeben, wäre es keine sinnvolle Entscheidung, sondern schädlich.

Wenn ich am oberen oder mittleren Rand des gesunden BMI bin und gerne an den unteren Rand will, dann ist das ebenfalls keine Magersucht. Auch der Wunsch abzunehmen muss im Kontext interpretiert werden: Für einen Übergewichtigen ist es äußerst sinnvoll, für einen Normalgewichtigen vollkommen in Ordnung, und für einen Untergewichtigen ist es schädlich. Hier gibt es aber klare medizinische Kriterien. Es gilt eben nicht das Augenmaß des Betrachters oder was dieser normal, zu dünn oder attraktiv *findet*.

Die Vorstellung, dass Magersucht sozusagen nur »die andere Seite der Medaille« ist und man vom Übergewicht ganz schnell in die Magersucht »rutscht«, ist ebenfalls ein Mythos. Zunächst einmal sind die Zahlen schon ganz andere: Auf 60 Prozent Übergewichtige kommen 0,3 Prozent Magersüchtige. Wenn es um die Konsequenzen geht, ist es sogar noch extremer: In den USA entfallen jährlich etwa 0,00673 Prozent der Todesfälle auf Magersucht (Hewitt et al., 2001), während etwa 5 bis 27 Prozent der Todesfälle auf Überernährung und Übergewicht zurückgehen (Mokdad et al., 2014; Masters et al., 2013).

Wo Übergewicht bereits die Norm stellt, ist Magersucht eine extrem seltene Erkrankung. Allein daran wird klar, dass den beiden Phänomenen keineswegs derselbe Mechanismus zugrunde liegt, sodass es austauschbar wäre, woran man erkrankt. Übergewicht basiert im Prinzip darauf, dass wir unseren Instinkten nach Vorratsspeicherung zu sehr folgen. Jahrtausende der Evolution haben uns so geprägt, möglichst viel Fettiges und Süßes zu konsumieren. Wir erleben Essen als angenehm, belohnend und positiv. Nicht-Essen hingegen läuft allen körperlichen Instinkten zuwider, insbesondere wenn sich der Körper auf niedrigem Gewicht befindet.

Während unser Körper bei Übergewicht zwar leidet und krank ist, sagt uns unser Instinkt dennoch »Los, das Stück Kuchen können wir noch brauchen!«, weil der Körper evolutionär keine Grenze nach oben kennt und nie an den Punkt gelangt, an dem er von sich aus gegensteuert. Im Untergewicht dagegen fängt der Körper massiv an zu kämpfen, der Hunger wird unerträglich, auch wenn es teilweise zu rauschartigen Fastenhochs kommt. Dennoch fängt der Körper an, alles auf »Essen!« auszurichten, die Gedanken kreisen nur noch um Nahrung, es kommt zu Heißhungerattacken und Schwäche, und der Körper signalisiert deutlich, dass es ein Problem gibt. Der Magersüchtige muss sozusagen permanent gegen Überlebenssignale ankämpfen.

Die dahinterstehenden Probleme, die jemanden dazu bringen, derartig stark gegen den körperlichen Lebenswillen zu kämpfen, werden sicher nicht durch ein paar coole Fotos schlanker Models ausgelöst.

Studien zeigen, dass Magersucht im Gegensatz zu beispielsweise Bulimie nicht kulturell begründet ist und unabhängig vom gesellschaftlich-sozialen Standard oder Ideal besteht (Keel & Klump, 2003). In Untersuchungen mit Essgestörten fanden Forscher (Oppenheimer et al., 1985) darüber hinaus, dass zwei Drittel der Erkrankten über sexuelle Missbrauchserlebnisse in ihrer Vergangenheit berichteten und diese als belastend erlebten.

Eine meiner Freundinnen arbeitete mehrere Jahre in einer Wohngemeinschaft für essgestörte junge Frauen und ist derzeit Spezialistin für Essstörungen in einer Beratungsstelle. Ihre praktischen Erfahrungen mit den Betroffenen spiegeln diese Ergebnisse wider: Ein hoher Prozentsatz ihrer Klientinnen litt neben der Essstörung auch an posttraumatischen Belastungsstörungen nach sexuellen Übergriffen oder entstammt stark dysfunktionalen Familien.

Die Annahme, Magersucht »passiert einfach« oder man könnte durch eine Unachtsamkeit »reinrutschen«, stellt eine enorme Verharmlosung der komplexen Poblematik dar. Ebenso wie der Glaube, eine Schmähung wie »Echte Frauen haben Kurven, nur Hunde spielen mit Knochen!« könnte betroffene Mädchen und Frauen vor Anorexia Nervosa bewahren oder sie gar heilen.

Die Symptomatik der Magersucht besteht in den meisten Fällen nicht darin, dass ein extrem untergewichtiges Ideal als attraktiv erlebt wird. Vielmehr ist es meist so, dass die Betroffenen eine normal schlanke Figur an anderen Menschen durchaus attraktiv finden, jedoch eine stark gestörte Selbstwahrnehmung aufweisen. Obwohl sie bereits untergewichtig sind, erleben sie sich als »fett«. So bestätigen sie etwa durchaus ihren schlanken Freundinnen oder Betreuerinnen eine gute Figur, obwohl diese objektiv wesentlich mehr wiegen als sie selbst. Übungen zur Behandlung der Magersucht fokussieren daher meist auf die Korrektur der Wahrnehmungsstörung. So gibt es etwa Übungen, in denen die Patientinnen Kleidungsstücke ihrer normalgewichtigen Umgebung probieren und erkennen, dass sie an ihnen locker sitzen.

In einem Forum las ich neulich die Geschichte eines Mannes, der seine magersüchtige Freundin mit einem Trick dazu brachte, ihren Körper anders zu sehen. Er machte ein Foto ihres flachen Bauches, anonymisierte es, sodass sie sich selbst nicht erkennen konnte, und bat sie, dieses Foto einzuschätzen. Ihre Antwort lautete, dass dieser Bauch ihr Ideal sei, da er wunderbar flach sei und nicht so dick wie ihr eigener. Als ihr Freund ihr sagte, dass sie ihren eigenen Bauch bewertet hatte, reagierte sie erst schockiert – aber dann aufgerüttelt. Die Erfahrung heilte zwar nicht unmittelbar ihre Wahrnehmungsstörung, war aber ein erster Schritt in die Richtung, die eigenen Proportionen wieder objektiver zu sehen.

Die Wahrnehmungsstörung hinter Anorexia Nervosa ist nicht, wie viele denken, ein *Fishing for Compliments*, sondern die Betroffenen erleben dies als enorm belastend und sehen sich selbst als abstoßend. Diese Wahrnehmung liegt außerhalb der bewussten Kontrolle der Betroffenen, und gut gemeinte Interventionen der Umgebung wie etwa »Du bist doch nicht dick!« werden nicht als glaubhaft erlebt.

Der Irrglaube, Magersucht wäre etwas, das man sich aussucht oder betreibt wie eine gerade trendige Diät, wird häufig auch in den Medien noch zusätzlich genährt. Wenn etwa Stars wie Meghan Trainor oder Jennifer Lawrence darüber sprechen, wie sie *Magersucht ausprobiert* haben, aber es »nicht durchgehalten« hätten, werden solche Aussagen gern ebenfalls aus ihrem Kontext gerissen und als *Fat Acceptance* gefeiert, obwohl es hier um den persönlichen Kampf gegen den Hollywood-Druck auf weibliche Körpermaße ging. Würde wirklich jemand Erwachsenes sagen: »Ich habe Magersucht ausprobiert, gemerkt, dass das doof ist, und dann lieber meinen Körper akzeptiert!«, müsste man den Betreffenden darauf hinweisen, dass er sich wohl bestenfalls Magersüchtige zum Vorbild genommen und versucht hätte, sich absichtlich auf deren Gewicht runterzuhungern. Und dass manche »Vorbilder« womöglich auch nur ungesund schlank waren, ohne tatsächlich unter Anorexie zu leiden. In einem solchen Fall würde es tatsächlich reichen, extremes Dünnsein uncool zu finden, um sich von der selbst gebastelten Essstörung zu befreien. Bei tatsächlicher Magersucht funktioniert dies nicht.

Denn Anorexia Nervosa ist eben keine Mode, ausgelöst durch dünne Models und die Abwertung von Übergewicht. Diejenigen, die an der Erkrankung leiden oder gefährdet sind, werden von solchen »Interventionen« in keiner Weise erreicht werden.

Das Ergebnis solcherlei Gegenkampagnen zu Magersucht ist vielmehr, dass tatsächlich Betroffene noch weiter von der Gesellschaft abgespalten werden, da es noch leichter fällt, sich zu distanzieren. Magersüchtige sind keineswegs unfähig zu denken und erkennen durchaus die Doppelmoral, die dahintersteckt, wenn Übergewicht als etwas Positives dargestellt wird. Zu Recht sagen sie, dass es offensichtlich nicht um die Gesundheit geht, wenn mit einem ungesunden »Ideal« geworben wird, und umso leichter fällt es dann, die Erkrankung mit Aussagen wie: »Denen geht es gar nicht um meine Gesundheit, die wollen nur, dass ich genauso fett werde wie sie!« zu rationalisieren. Sobald mit Extremen gekämpft wird, kann sich ein Extrem damit rechtfertigen, immer noch besser als das andere Extrem zu sein. Seien es nun Übergewichtige, die »lieber dick als ein Knochengestell« sind, oder Magersüchtige, die »wenigstens keine ekligen Fettschwabbel« sind. Es fällt viel schwerer, zu begründen, warum ein gesunder Mittelweg schlechter ist als das eigene Extrem.

Übergewichtige werden schon genug diskriminiert!

Im letzten Jahr bloggte ich gelegentlich Texte und Comics über Übergewicht. Thematisch waren diese an die Inhalte dieses Buches angelehnt, und einige der Comics in diesem Buch sind so zuvor im Blog erschienen. Daraufhin gab es vorrangig zwei Reaktionen: Einige Leser schrieben, dass sie dadurch ermutigt worden waren und endlich Veränderungen umgesetzt hätten. Andere schrieben mir wütende Mails, die Behauptung, jeder könne schlank sein, würde Dicke diskriminieren. Man müsse vielmehr Toleranz fördern, indem man darauf hinweist, dass manche Menschen eben nicht anders könnten. Der Tenor war: »Dicke haben es schon schwer genug, und jetzt diskriminierst du sie auch noch, indem du so tust, als könnten sie abnehmen!«

Ich bin durchaus der Meinung, dass von der Gesellschaft als »dick« wahrgenommene Menschen Diskriminierung ausgesetzt sind. Diese Meinung wird auch durch Untersuchungen wie Assoziationstests gestützt. Bei diesen wird die Reaktionsgeschwindigkeit verglichen, wenn positive Worte wie »schön« oder »glücklich« oder negative Worte wie »schlecht« oder »böse« entweder mit schlanken oder mit dicken Silhouetten gepaart werden.

Auf diese Art kann man die unbewusste Einstellung von Menschen enthüllen. Auch wenn sie auf Nachfrage sagen würden, dass sie nichts gegen Übergewicht haben und dies sogar selbst glauben, kann es sein, dass sie auf schöne Worte, die mit schlanken Figuren gepaart sind, schneller reagieren. Das Ergebnis eines solchen Tests findet sich auf der Internetseite der Harvard-Universität unter »Project-Implicit«: Dort bevorzugen etwa 70 Prozent der Menschen schlanke Menschen, 19 Prozent haben keine Präferenz, und nur 11 Prozent assoziieren mit dicken Menschen Positiveres. Das zeigt, dass wir »schlank« gesellschaftlich durchaus mit positiveren Eigenschaften gleichsetzen.

Die *Daily Mail* veröffentlichte die Ergebnisse einer Studie, die nachweist, dass der bloße Anblick von übergewichtigen Menschen Gefühle von Ekel und Unwohlsein verursachen kann, ähnlich wie der Anblick von verdorbenem Essen. Dies sei so, weil unser Gehirn im Verlauf der Evolution gelernt habe, äußere Zeichen von Krankheit zu erkennen und zu meiden, weil Viren und Bakterien unsichtbar sind. Menschen, die große Furcht vor Krankheiten haben, empfinden auch die größte Abneigung vor Übergewichtigen.

Dies klingt erst einmal hart und tatsächlich so, als habe man es als Übergewichtiger enorm schwer in unserer Gesellschaft.

Dazu etwas Anekdotisches: Ich kannte eine Userin in einer Social Community, die mir durch schweren Dickenhass auffiel und andauernd hetzte, wie dumm, faul und undiszipliniert diese »explodierten Wale« doch seien und wie eklig fette Menschen generell. Irgendwann sah ich verschiedene Bilder von Frauen im Bikini, die mindestens Adipositas Grad 1 oder 2 hatten, die von der betreffenden Userin kommentiert wurden. Ich machte mich auf das Schlimmste gefasst – und las dann ihre empörten Sätze: Dass es eine Unverschämtheit sei, wenn jemand diese »möglicherweise etwas molligen« Frauen als »dick« bezeichnet. Das seien ja wohl ganz normale Frauen mit ein paar Rundungen.

Diese Anekdote ist in meinen Augen beispielhaft. Es gibt in der Tat Vorurteile gegen Dicke, aber »dick« hat sich in unserer gesellschaftlichen Wahrnehmung so weit verschoben, dass meist nur die stark Adipösen die Vorurteile ins Gesicht kriegen.

Natürlich gibt es dann diejenigen, die mit BMI 28, 30 oder 32 wissen, dass sie übergewichtig sind, und sich von diesen Sprüchen getroffen fühlen. Die lesen oder hören dann etwas über »eklige explodierte Wale« und fühlen sich angesprochen, da sie ja wissen, dass sie gemäß der Kriterien in die Kategorie der »Übergewichtigen« fallen. Tatsächlich sind sie aber gar nicht gemeint, und die Umwelt ist dann oftmals erstaunt, wenn jemand gekränkt reagiert, denn: »*Du* bist doch nicht dick! *Dich* habe ich doch gar nicht gemeint!«

Discovery News bestätigt diese Wahrnehmung mit einer Untersuchung, der zufolge Diskriminierung aufgrund von Übergewicht »überraschend selten« ist. Von den Normalgewichtigen berichten weniger als ein Prozent von Diskriminierung. Auch bei den »leicht Übergewichtigen« wurde nur einer von über siebzig Menschen auf sein Übergewicht angesprochen. Erst in der Gruppe der Adipösen wird Gewichtsdiskriminierung häufiger, im Schnitt berichteten 15,6 Prozent von Diskriminierung, jedoch mit starkem Schwerpunkt bei den Adipösen in der schwersten Adipositaskategorie (35,9 Prozent). Die Forscher weisen außerdem darauf hin, dass es zu einer Wahrnehmungsverzerrung kommt, wenn etwa ein Star wie Miley Cyrus als »fett« bezeichnet wird und dies durch die Medien geht, obwohl sie täglich hunderte Male (und in verschiedensten Sprachen) als »schön«, »sexy« oder »heiß« bezeichnet wird und darüber niemand berichtet.

Puhl et al. (2008) kamen auf ähnliche Ergebnisse und trennten darüber hinaus nach Geschlecht. Frauen haben demzufolge eine wesentlich höhere Wahrscheinlichkeit, Gewichtsdiskriminierung zu erfahren, insbesondere leicht adipöse Frauen, die dreimal so häufig betroffen sind wie leicht adipöse Männer. Bei Männern scheint das als normal wahrgenommene Gewicht noch ein gutes Stück höher zu liegen als bei Frauen. Dies hängt sicher auch teilweise damit zusammen, dass bei Männern der Anteil an Muskelmasse biologisch höher ist und dasselbe Körpergewicht etwas schmaler wirkt, da Muskeln schwerer sind als Fett. Auch in dieser Studie wurde die Diskriminierungserfahrung jedoch erst mit einem BMI im stark adipösen Bereich tatsächlich massiv.

Doch was ist eigentlich mit »Diskriminierung« oder »Fat Shaming«, wie es in den USA genannt wird, gemeint? Die Definition hiervon kann nämlich sehr unterschiedlich ausfallen. In Studien wurden als Beispiele etwa genannt:

1. »Teenager machten Muh-Geräusche.«
2. »Der Zahnarzt machte sich Sorgen, ich könnte seinen Stuhl beschädigen.«
3. »Vor einer Party ging ich zu McDonalds, damit auf der Party später niemand denkt, ich esse mehr, als ich sollte.«
4. »Die Mutter meines Freundes gab mir nichts zu essen und sagte, ich sei so dick, weil ich faul sei.«
5. »Mein ehemaliger Chef sah mich in einem Restaurant mehrmals an und tat so, als kenne er mich nicht. Ich habe fünf Jahre für ihn gearbeitet, und er hat dicke Leute immer gehasst.«
6. »Habe den Tag im Garten verbracht und dank dieser Umfrage gemerkt, wie viel Zeit ich alleine verbringe.«

Eigentlich fallen nur die Beispiele 1 und 4 tatsächlich unter Gewichtsdiskriminierung. Nummer 3, 5 und 6 sind keine tatsächlichen Vorfälle, sondern vielmehr Ideen der Befragten, was andere Menschen vielleicht oder wahrscheinlich über sie gedacht haben könnten, und damit eher Ausdruck von Unsicherheit oder Selbstzweifeln. Nummer 2 hingegen ist schlicht Realität.

Immer wieder wird auf Studien verwiesen, die zeigen sollen, dass Fat Shaming dicke Menschen nur noch dicker macht. So seien Zusammenhänge zwischen Gewichtszunahme und der Anzahl von erlebten Gewichtsdiskriminierungen festgestellt worden. Dies lege die Annahme nahe, dass stark diskriminierte Übergewichtige aus Frust noch mehr äßen.

Ich denke, es handelt sich hier lediglich um Zusammenhänge und nicht um Ursachen. Sieht man sich die »Diskriminierungsvorfälle« an, könnte man ebenso gut die These aufstellen, dass Menschen, die mehr Probleme mit ihrem Übergewicht haben, auch häufiger Diskriminierungen sehen (wo vielleicht gar keine existieren). Dass diese Menschen möglicherweise auch eine höhere Wahrscheinlichkeit haben, weiter zuzunehmen, ist nicht erstaunlich: Menschen, die sich sehr mit ihrem Dicksein identifizieren, werden es eher als Angriff erleben, wenn jemand ihr Gewicht erwähnt, und gleichzeitig bringen sie weniger wahrscheinlich die Selbstwirksamkeit auf, die es zum Abnehmen braucht.

Dass etwa ein Gewichtslimit für bestimmte Geräte existiert, ist nicht Fat Shaming, sondern Fakt. Wie gesagt, wurden auch meine Comics von einigen als diskriminierend empfunden, obwohl diese lediglich Fakten darstellten.

Man muss an der Stelle zwischen tatsächlicher Diskriminierung und (teils verständlicher) Empfindlichkeit trennen. Es ist niemals in Ordnung, Menschen zu beleidigen oder zu beschimpfen, etwa durch Muh-Geräusche. Grundsätzlichen Respekt sollte man jedem Menschen entgegenbringen, und hierbei ist es egal, ob derjenige »was dafür kann« oder nicht. Egal inwieweit Dinge in der eigenen Verantwortung liegen oder angeboren sind, es ist nicht in Ordnung, Menschen zu beleidigen oder zu beschimpfen.

Auf der anderen Seite finde ich es ein Unding, in welche Richtung sich unsere »politische Korrektheit« beim Thema Übergewicht entwickelt. Wir sind bereits so weit, dass Aussagen wie »Übergewicht ist gesundheitsschädlich« oder »Übergewicht entsteht durch Überessen« als Diskriminierung angesehen werden. In der politischen Übergewichtsbewegung (Fat Acceptance) ist bereits die geäußerte Absicht, abnehmen zu wollen, und erst recht eine entsprechende Erfolgsmeldung eine Diskriminierung. Ja, sogar das Wort »Übergewicht« ist diskriminierend, da es suggeriere, es gäbe objektiv ein »zu viel« an Gewicht.

Im letzten Jahr habe ich selbst die Erfahrung gemacht, dass sich Menschen durch meine Blogs inspirieren ließen, ihr Übergewicht anzugehen. Sie erlebten es als motivierend, die Wahrheit zu lesen. Einige gaben an, es habe im ersten Moment durchaus wehgetan und sie getroffen, aber dies sei als Anstoß nötig gewesen, um tatsächlich etwas zu ändern. Viele sagten, sie hätten durchaus schon länger das schlechte Gewissen im Hinterkopf gehabt, aber die Umwelt habe ihnen auch vermittelt, dass es keinen Grund gäbe, etwas zu ändern, und das hätten sie eben nur zu gerne geglaubt.

Unser immer vorsichtiger werdender Eiertanz um verletzte Gefühle sorgt dafür, dass wichtige Wahrheiten nicht mehr ausgesprochen werden. Fat Shaming mag kurzfristig Gefühle verletzen, aber Fat Acceptance tötet. Fat-Acceptance-Aktivistinnen wie Ragen Chastain werden an Schulen und Universitäten geladen, um dort über »Body-Positivity«, den positiven Umgang mit Übergewicht, zu sprechen. Man stelle sich vor, eine Zigarettenfirma würde an Schulen Kurse anbieten darüber, wie okay das Rauchen ist. Es ist undenkbar, dass eine Schule auf die Idee käme, dass so etwas eine gute Initiative wäre, und falls doch, würde dies zu einem massiven Aufruhr bei den Eltern und den Medien führen.

Ich denke, wir sollten unseren Umgang mit Übergewicht dringend wieder ändern. Die Definition von »Diskriminierung« oder »Fat-shaming« sollte sich wieder auf das beschränken, was tatsächlich unangemessen ist, wie etwa Beleidigungen, Beschimpfungen oder grenzüberschreitende Einmischungen von Fremden. Wenn hingegen Ärzte, Freunde oder Familienmitglieder ernsthaft und zugewandt Sorge äußern oder auf die Gesundheitsrisiken von Übergewicht und die Möglichkeit der Gewichtsreduktion hinweisen, ist dies keine Diskriminierung, sondern Fürsorge.

Dieses extreme Schlankheitsideal ist erst heutzutage »in«!

Marilyn Monroe hat es irgendwie geschafft, posthum eine Ikone der Fat Acceptance-Bewegung zu werden – und das, obwohl sie Übergewicht schrecklich fand und ein Zitat von ihr lautet: »Es gibt nichts Positives am Fettsein. Das Leben ist schöner, wenn man schlank und schön ist. Ich war noch nie fett, und ich werde es auch nie sein.« Ironischerweise wird ihr heute ein Zitat in den Mund gelegt, das ganz anders klingt: »An alle Mädchen, die sich zu dick finden, weil sie keine Größe 0 tragen: Du bist schön, die Gesellschaft ist die, die hässlich ist.« Dumm nur, dass es zu Marilyns Zeit noch gar keine »Größe 0« gab.

Marilyn hat ihren Status durch eine Kombination mehrerer Faktoren erreicht:

- Es existiert ein Strandfoto von ihr, auf dem sie schwanger und daher leicht(!) rundlich ist.
- Sie galt als Sex-Ikone.
- Die damaligen Kleidergrößen waren anders bezeichnet, sodass sie nach der *damaligen* Konfektionsbezeichnung Größe 42 trug.

Diese Faktoren werden zu einer Fantasie verknüpft, die bekräftigen soll, dass damals in den fünfziger Jahren »übergewichtige« Frauen wie Marilyn als Sex-Ikone galten. Schließlich trägt die durchschnittliche Frau heute »Größe fünfziger Jahre Sexsymbol«. Wenn das kein Beweis dafür ist, dass sich das Schönheitsideal radikal gewandelt hat!

Tatsächlich war Marilyn laut Angaben ihres Ausweises und ihres Kleidermachers etwa 166 cm groß, wog 53,5 kg – und hatte damit einen BMI von 19,5, was dem BMI heutiger Hollywoodstars entspricht. Ihre Maße waren ca. 89 – 56 – 89. Laut deutscher Größentabelle wäre sie damit von der Oberweite eine Größe 38, die Hüfte lediglich eine 34, und ihre Taille war sogar schmaler als Größe 32.

Das Informations- und Nachrichtenunternehmen Bloomberg L. P. berichtete 2011 auf seiner Website von einer Auktion, bei der eines von Marilyn Monroes Kleidern versteigert wurde. Dem anwesenden Durchschnittsmodel mit Kleidergröße 32 passte das Kleid nicht, da sich der Reißverschluss in der Taille nicht schließen ließ. Monroe wäre damit auch nach heutigen Maßstäben extrem schlank, und ich vermute, mit einer Taille von 56 cm würde sie heute als »schlechtes Vorbild« gesehen werden, das Jugendliche mit einem unrealistischen Ideal in die Essstörung treibt.

Die schleichende Anpassung der Kleidergrößen ist übrigens als »Vanity Sizing« bekannt. Sie entsteht dadurch, dass die Kleiderhersteller wissen, dass Kundinnen geschmeichelt sind, in kleinere Größen zu passen, und eher bereit sind, einen Artikel zu kaufen, wenn er mit einer 38 ausgezeichnet ist als mit einer 40 oder 42. Die Washington Post hat eine Grafik zusammengestellt, die zeigt, dass eine US-Größe 8 (entspricht etwa unserer 38) im Jahr 1958 noch eine Taillenweite von etwa 60 cm bedeutete. Im Jahr 2001 war diese bereits etwa bei 69 cm und 2011 sogar bei 75 cm. Kleidergrößen sind also generell ein schlechter Maßstab für Gewichtsveränderungen, da sie zum einen zwischen den Herstellern stark variieren und zum anderen über die Jahre hinweg generell wachsen.

Doch zurück zu den Idealen vergangener Jahrzehnte: Auch weitere berühmte Hollywoodstars früherer Jahre waren nämlich keineswegs übergewichtig, obwohl sie teilweise als »Vollweib«, »üppig« oder »mit Rundungen« galten:

- Liz Taylor (1,60 m/54 kg – BMI 21,1)
- Catherine Deneuve (1,68 m/61 kg – BMI 21.6)
- Rita Hayworth (1,68 m/53 kg – BMI 18,8)
- Raquel Welch (1,68 m/53 kg – BMI 18,8)
- Brigitte Bardot (1,70 m/56 kg – BMI 19,4)
- Audrey Hepburn (1,70 m/47 kg – BMI 16,3)
- Grace Kelly (1,70 m/53 kg – BMI 18,3)
- Sophia Loren (1,73 m/64 kg – BMI 21,4)
- Ingrid Bergmann (1,75 m/63 kg – BMI 20,2)

Audrey Hepburn wäre heute mit ihrem stark untergewichtigen BMI vermutlich nicht einmal auf eine Bühne gelassen worden. Vergleichen wir dies mit heutigen Sexsymbolen, die von der FHM 2014 zu den erotischsten Frauen gekürt wurden:

- #10 Scarlett Johansson (1,60 m/57 kg – BMI 22,3)
- #9 Nicole Scherzinger (1,65 m/54 kg – BMI 19,8)
- #8 Lucy Mecklenburgh (1,68 m/54 kg – BMI 19,1)
- #7 Beyonce Knowles (1,69 m/61 kg – BMI 21,4)
- #6 Mila Kunis (1,63 m/52 kg – BMI 19,6)
- #5 Kaley Cuoco (1,70 m/57 kg – BMI 19,7)
- #4 Emily Ratajkowski (1,70 m/54 kg – BMI 18,7)
- #3 Rihanna (1,73 m/56 kg – BMI 18,7)
- #2 Michelle Keegan (1,63 m/54 kg – BMI 20,3)
- #1 Jennifer Lawrence (1,75 m/63 kg – BMI 20,6)

Der Unterschied ist nicht besonders groß. Spannend ist aber eben, dass es sich nicht sehr von den Stars früherer Jahrzehnte unterscheidet, und doch lese und höre ich gerade von (älteren) Männern oft, dass sie auf »Vollweiber« wie Raquel Welch oder Brigitte Bardot stehen, denn das »seien noch Frauen gewesen«, »da war noch was dran« im Gegensatz zu den »Hungerhaken von heute«. Diese Aussagen sind mir tatsächlich schon mehrfach in ähnlicher Form begegnet: Die *Vollweiber von damals* gegen die *Hungerhaken von heute*.

Liegt das möglicherweise daran, dass diese Frauen damals ganz anders wahrgenommen wurden? Vielleicht haben sie sich schlichtweg nicht so stark von den damaligen Durchschnittsfrauen unterschieden, was die Statur anging, nur waren sie eben sanduhrförmiger mit schmalerer Taille und größerem Busen, während die Durchschnittsfrau eher … nun ja, durchschnittlich war. Also wurden sie in Abgrenzung zur »Normalfrau« eben als »Vollweib« oder »mit Rundungen« gesehen, wohingegen heute der auffälligste Unterschied darin besteht, dass sie 20 kg weniger wiegen als die Durchschnittsfrau und daher das hervorstechendste Merkmal ihre Schlankheit ist.

Oft wird noch weiter in der Zeit zurück argumentiert, etwa mit Rubens oder sonstigen Darstellungen dickerer Frauen in der Kunst. Nun bin ich keine Kunstwissenschaftlerin, mir gehen aber dabei immer folgende Dinge durch den Kopf:

- Wer wurde gemalt? Konkrete Portraits gab es meist für reiche Menschen, denn der durchschnittliche Bürger konnte sich keinen Maler leisten. Nun waren reiche Menschen aber zu früheren Zeiten auch die Einzigen, die es sich leisten konnten, sich Übergewicht überhaupt zuzulegen. Hier gibt es mit Sicherheit bereits eine Verzerrung.
- Wenn Übergewicht ein Statussymbol war, dann muss das nicht notwendigerweise bedeuten, dass es auch tatsächlich als maximal »schön« empfunden wurde, es war lediglich Teil der Selbstdarstellung. Es galt etwa auch als bäuerlich, sich zu waschen. Der Adel nutzte Parfüm, um den Geruch zu überdecken, weil nur arme

Menschen es nötig hatten, sich mit Wasser zu waschen. Bedeutet das nun, dass Schweißgeruch in Kombination mit starkem Parfüm ein Geruchsideal ist und unsere Nase maximal erfreut?

- Viele Darstellungen von idealen Frauen, etwa der Venus von Milo, entsprechen absolut unserem heutigen Ideal. Die Venus von Milo hat sichtbare Bauchmuskeln, was einem sehr geringen Körperfettwert entspricht. Es stellt sich auch die Frage, ob ein Künstler eine Auftragsarbeit anfertigt, ein gesellschaftliches Ideal abbildet oder ein Werk schafft, das seinem eigenen Geschmack entspricht. Es gibt Kunsthistoriker, die sagen, Rubens habe bevorzugt dickere Frauen gemalt, um darzustellen, was er für ein guter Künstler war, da Cellulite und Fettpolster schwerer abzubilden sind als ein schlanker Körper ohne große Schattierungen (Sweet, 2014). Auch heute gibt es ganz unterschiedliche Darstellungen unterschiedlicher Körper. Die berühmte Fotografie von Albert Einstein ist zwar sehr verbreitet, das bedeutet aber keineswegs, dass unser Männlichkeitsideal ein älterer Mann mit abstehendem Haar und herausgestreckter Zunge ist. Zu glauben, dass jede Darstellung einer Person unbedingt das herrschende Schönheitsideal abbildet, ist wohl auch etwas einseitig gedacht. Womöglich ging es einigen Malern auch darum, die Dekadenz der herrschenden Klasse durch Darstellung von Übergewicht abzubilden. Anhand einiger Bilder nun rückwirkend rekonstruieren zu wollen, wie frühere Ideale gewesen sein könnten, dürfte zwar ansatzweise möglich, aber niemals vollständig sein.
- Zeiten ändern sich. Wie bereits am Anfang thematisiert, war es zu früheren Zeiten positiver als heute, den kurzfristigen Vorteil eines Fettvorrates am Körper zu haben, denn eine Hungersnot konnte jederzeit den Tod bedeuten. Ausreichend Energievorrat am Körper war damit zwar nach wie vor langfristig chronisch schädlich, aber

der kurzfristige Vorteil überwog. Heute ist das etwas anderes, da in unserer Gesellschaft das Risiko gering ist, plötzlich monatelang Hunger zu leiden und auf 20 oder 30 Kilo Fettreserven angewiesen zu sein. Warum sollte sich da nicht auch das Ideal anpassen? Im Übrigen wurde auch schon in früheren Zeiten der negative Effekt von Übergewicht beobachtet. Die folgenden Passagen entstammen einem Buch aus dem Jahr 1859 von George Capron, eine Leitlinie für Hausärzte, von mir aus dem Englischen übersetzt:

»Fett wird oft zur Krankheit. Das Fettgewebe unter der Haut wird in bestimmten Fällen so dick wie das eines Schweines. [...] Der Druck verengt die Brust und verursacht Schwierigkeiten beim Atmen. Das Herz und die großen Blutgefäße werden ebenfalls verengt, und der Puls wird schwach und langsam. Fettsein verursacht Unempfindlichkeit und eine Disposition zum Schlafen und im Extremfall Schlaganfall und Tod. Weder Herz noch Lunge haben Raum, sich auszudehnen, die Durchblutung ermattet, und die Bewegungen der lebenswichtigen Organe werden unterdrückt.

[...] Fettsein wird üblicherweise verursacht durch einen hohen Lebensstandard und Gebrauch von Alkohol. Der Arbeiter und der Aktive werden selten fett. Menschen mit einfachem Leben, die alle Annehmlichkeiten des Lebens genießen können, ohne sich anstrengen oder schuften zu müssen, sind sehr anfällig dafür, korpulent zu werden. Pflege und Sport machen Menschen schlank, während Ruhe und Genuss mit Sicherheit fett machen. Die Heilung liegt damit in jedermanns eigener Macht. Es gibt einen großen Unterschied zwischen einer kräftigen Person und einer fetten Person. Zu viele Muskeln schaden niemandem, wohingegen zu viel Fett die Zellen vergrößert und zu Krankheit führt. Um Fett zu reduzieren, müssen Menschen die Menge und Reichhaltigkeit ihres Essens verringern und eine solche Menge an Sport oder körperlicher Arbeit aufnehmen wie schlanke Menschen.«

Eine Zeitungsanzeige von 1905 ist ähnlich direkt:

Sie richtet sich mit großen Lettern »TO FLESHY PEOPLE« (deutsch etwa: An beleibte Menschen) und verspricht unter anderem: »Wenn Sie Ihr Gewicht auf das gewünschte Maß reduziert haben, können Sie dies halten. Sie werden nicht wieder korpulent. Ihr Gesicht und Ihre Figur werden wohlgeformt sein, Ihre Haut klar und schön, Sie werden sich Jahre jünger fühlen. Erkrankungen des Herzens und anderer lebenswichtiger Organe werden geheilt. Doppelkinn, schwerer Bauch, schwabbelige Wangen und andere unstreitige Beweise Ihrer Adipositas werden schnell beseitigt sein.«

Nun haben sicher einige Leser schon alte Zeitungsanzeigen gesehen, die für ein Mittel werben, mit dem sich leicht Gewicht zulegen lässt. Wenn man bei der Google-Bildersuche »vintage ad fat« eingibt, er-

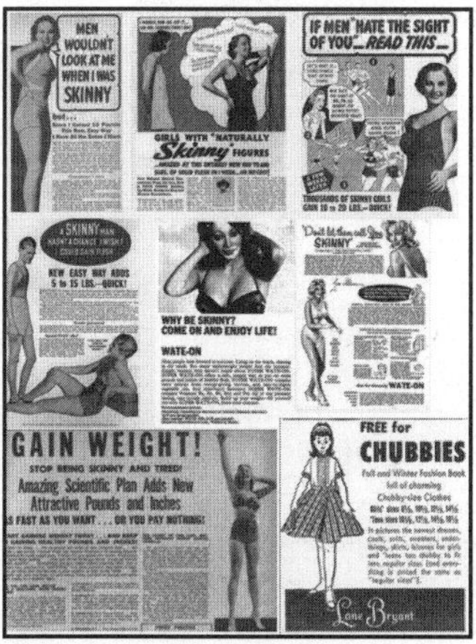

MEN WOULDN'T LOOK AT ME WHEN I WAS SKINNY
GIRLS WITH "NATURALLY Skinny" FIGURES
IF MEN "HATE THE SIGHT OF YOU"... READ THIS...
THOUSANDS OF SKINNY GIRLS GAIN 10 to 20 LBS.—QUICK!
NEW EASY WAY ADDS 5 to 15 LBS.—QUICK!
WHY BE SKINNY? COME ON AND ENJOY LIFE!
WATE-ON
SKINNY
WATE-ON
GAIN WEIGHT!
STOP BEING SKINNY AND TIRED!
Amazing Scientific Plan Adds New Attractive Pounds and Inches
FAST AS YOU WANT ... OR YOU PAY NOTHING!
FREE for CHUBBIES
Fall and Winter Fashion Book
full of charming
Chubby-size Clothes
Lane Bryant

scheinen zig alte Zeitungsannoncen, darunter etwa die Hälfte Werbung fürs Zunehmen:

Die dazugehörigen Slogans sind darauf gemünzt, Dünnsein als unattraktiv und ungesund hinzustellen und behaupten, mit 5 bis 15 Pfund mehr wäre man schöner, gesünder, glücklicher. Eine solche Anzeige scheint undenkbar in unserer Zeit. Wenn man sich allerdings die »Nachher«-Fotos ansieht, dann wird klar, dass es sich hierbei noch immer um das handelt, was wir heute als schlank betrachten. Die Anzeige unten richtet sich an »Mollige«. *Das* also wurde damals als mollig betrachtet. Und es ist keineswegs so, dass Übergewicht damals gefeiert wurde. Die andere Hälfte der Anzeigen richtet sich nämlich an Übergewichtige mit der Aussage, dass Abnehmen sie schöner, gesünder und glücklicher machen wird:

Dass es früher Anzeigen zum Zunehmen gab, ist also keineswegs Beweis dafür, dass Übergewicht geschätzt wurde. Es ist nur ein weiterer Beweis für das Verschieben des Durchschnittsgewichtes. Damals wie heute war der gesunde Normalbereich der attraktivste. Da es

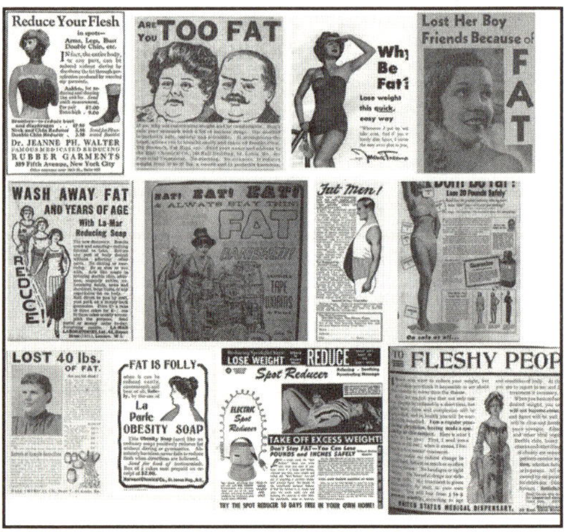

früher in Zeiten von Krieg, Wirtschaftskrise und Nahrungsknappheit für manche schwer war, Untergewicht zu vermeiden, gab es einen Markt für Dickmacher-Bonbons oder sonstige Mittel zum Zunehmen. Heute, bei 60 Prozent Übergewichtigen und 1 Prozent Untergewichtigen, besteht schlichtweg kein Markt mehr für diese Mittel.

Der *Spectator* verglich 2013 in einem Artikel die damals aktuellen Zahlen zum Übergewicht mit denen aus den späten sechziger Jahren. Während in einer Umfrage von 1967 über 90 Prozent der Übergewichtigen im Jahr davor etwas getan hatten, um ihr Gewicht zu reduzieren, waren es in einer Umfrage aus 2010 nur knapp die Hälfte der Befragten.

Dieser Unterschied zeigt noch einmal eindrucksvoll, wie stark wir in unserer heutigen Wahrnehmung der Vergangenheit danebenliegen. Übergewicht war weit seltener und wurde weit schneller und weit negativer gesehen, als dies heute der Fall ist.

Männer mögen es, wenn an einer Frau was dran ist!

Auch dieses Kapitel beschäftigt sich etwas einseitig mit dem Schönheitsideal bezüglich Frauen, was allerdings der Realität geschuldet ist.

Derzeit fällt mir eine starke Tendenz auf in Richtung »Männer müssen füllige/dicke/übergewichtige Frauen begehren«, kombiniert mit der Abwertung schlanker Frauen oder von Männern, die zugeben, schlanke Frauen attraktiv zu finden. Da wird entweder die Heterosexualität in Frage gestellt (Sprüche wie »Studien haben ergeben, dass neun von zehn Männern auf Frauen mit Rundungen stehen. Der Rest steht auf andere Männer«) oder angedeutet, der eine stehe vielleicht gar nicht auf erwachsene Frauen, sondern vielmehr auf Kinder. Die feministische Initiative ARGE dicke Weiber (Angabe auf der Homepage: »Gruppe dicker Frauen für körperliche Vielfalt und positive Selbstbilder der ›Wiener Fat Acceptance‹«) schreibt etwa in ihrem Flugblatt:

»Betrachten wir die Norm, die wir alle anstreben sollen, einmal genauer: das Traummaß 90-60-90.
90 cm Brustweite entspricht Größe 38
60 cm Taille entspricht Kindergröße 134 durchschnittlich für ein 8- bis 9-jähriges Kind
90 cm Hüfte entspricht Größe 34 oder Kindergröße 16
Die Traumvorstellung ist also ein Mädchenkörper mit Busen. Diese Traumvorstellung ist eine pädokriminelle Männerphantasie.«

In einer Gesellschaft, in der der Vorwurf, pädophil zu sein, mit zu den massivsten gehört, die man machen kann, wird hier durchaus starker Druck ausgeübt. Aber auch die Darstellung, eine schlanke Frau wäre keine »richtige Frau«, sondern unerotisch oder kindlich, ist in höchstem Maße abwertend und repressiv. Mit meinem jetzigen, mittleren Normalgewicht habe ich die Maße 90 – 66 – 93 und bin damit offenbar bereits in der Nähe, »einen Mädchenkörper mit Busen« zu haben.

Auch der Hit von Meghan Trainor »All about that Bass« ist ein Beispiel dafür, wie populär die Aufwertung von Übergewicht als erotisch und sexy durch gleichzeitige Abwertung von Schlankheit geworden ist. Die deutsche Übersetzung einiger Textzeilen:

»Jungs mögen es, wenn sie nachts ein wenig mehr Hintern zum Festhalten haben.«
»Verstehst du, ich will keine klapperdürre Silikon-Barbiepuppe sein [. . .] Ich sorge dafür, dass ›kurvig‹ wieder angesagt ist. Los, erzähl das den dünnen Schlampen. Nein, ich mach nur Spaß, ich weiß, du denkst, dass du fett bist. Aber ich bin hier, um dir zu sagen, jeder Zentimeter von dir ist perfekt.«

Dem angeblichen Schlankheitsterror wird hier mit einer Abwertung von Dünnsein begegnet. Verkauft wird es als Hymne für ein gutes Körperbild. Indem diese Abwertungen von schmaleren Figuren als Kampf gegen Magersucht deklariert werden, soll jegliche Kritik im Keim erstickt werden, denn es dient schließlich einer guten Sache. In Wahrheit ist Diskriminierung in keine Richtung eine gute Sache und niemals hilfreich oder unterstützend. Und leider schaden sich die Betreffenden oft am heftigsten selbst, wenn zum Beispiel Adipöse diese Phantasie zum Schutz vor Veränderungen benutzen, die aus gesundheitlichen Gründen dringend angeraten wären.

Wer sagt, Übergewicht wäre nicht attraktiv, ist gegen Körperakzeptanz!

Das ist ein kleines Zwischenkapitel, denn es ist ein häufiger Einwand: Der Vorwurf, man sei gegen ein gutes Körperbild und wolle das Selbstbewusstsein Übergewichtiger (noch weiter) untergraben, kommt häufig, wenn man Aussagen wie die oben genannten kritisiert oder (wie im Weiteren) darstellt, dass Dicksein kein allgemeines Schönheitsideal ist.

Ich bin absolut für Körperliebe und Selbstakzeptanz. Allerdings verstehe ich unter den Begriffen etwas völlig anderes als Menschen, die sie verwenden, um Dicksein regelrecht zu bewerben. Einen dicken Körper zu akzeptieren und zu lieben, sei es nun der eigene und der eines Mitmenschen, ist ein menschlicher Zug und ganz sicher nicht verdammenswert. Aber Menschen dazu zu ermutigen und ihnen auf diesem Weg einzureden, es gäbe keine gesundheitlichen Gründe, lieber Gewicht zu reduzieren, ist aus meiner Sicht geradezu verwerflich, weil man so Menschen belügt und dazu bringt, sich und andere zu belügen – und das in nicht wenigen Fällen auf lebensgefährliche Weise.

Wenn ich jemanden oder etwas liebe, dann geht das mit dem Wunsch einher, das Bestmögliche für diese Person zu tun oder den Gegenstand, der mir etwas bedeutet, so gut wie möglich zu pflegen. Wir haben kein Problem damit, darauf hinzuweisen, dass gewisse Dinge gefährlich und schädlich sind. Wir sagen Rauchern, dass Rauchen ungesund ist. Wir sagen Drogensüchtigen, dass Drogen ungesund sind. Wir bestehen darauf, dass Menschen sich im Auto anschnallen und Kinder Fahrradhelme tragen.

Es ist nicht in Ordnung, Raucher oder Drogensüchtige zu beleidigen und zu beschimpfen, aber wir als Gesellschaft haben kein Problem damit, ihre Gewohnheit als für die Betreffenden schlecht, ungesund und gefährlich darzustellen. Eine Heroin-Acceptance-Bewegung, die darauf besteht, dass zerstochene und vernarbte Arme erotischer sind als gesunde Arme, würde kaum Fuß fassen. Und auf der anderen Seite wird gefeiert, dass eine Mainstream-Modelagentur ein Model mit einem morbid adipösen BMI unter Vertrag nimmt. Sie wird geschminkt, in eine Corsage gezwängt und mit Photoshop so bearbeitet, dass ihre Figur möglichst attraktiv wirkt. Die Botschaft wird dann als »body positive« dargestellt. Inwiefern unterscheidet sich dies von dem hypothetischen Versuch, das Selbstbewusstsein von Heroinabhängigen zu stärken?

Grundsätzlich sollte das Selbstbewusstsein von *jedem* gestärkt werden. Aber nicht darauf bezogen, ungesunde und schädliche Verhaltensweisen als cool darzustellen.

Manche Menschen scheinen der Ansicht zu sein, Selbstbewusstsein dürften nur perfekte Menschen haben, und daher müsse man eben so tun, als wäre alles, was man tut, genau richtig und perfekt. Echtes Selbstbewusstsein und Selbstakzeptanz bedeutet allerdings, dass man sich auch negativer Verhaltensweisen bewusst ist und akzeptiert, kein rundherum perfekter Mensch zu sein – und das Wissen, dass man auch gar kein rundherum perfekter Mensch sein *muss,* um sich lieben zu dürfen.

Ich denke, dieses Bewusstsein braucht man auch, um an sich arbeiten zu können. Ich muss erst einmal akzeptieren, dass es Bereiche gibt, die nicht perfekt sind, anstatt sie zu ignorieren oder zu verleugnen. Fettlogik ist im Bereich von Übergewicht super dazu geeignet, sich selbst *nicht* zu akzeptieren. Wenn die Gene, die Umwelt, die Schilddrüse oder sonstiges »schuld« sind, dann muss ich nicht akzeptieren, dass ich eine Schwäche habe.

Insofern bin ich vollkommen und uneingeschränkt dafür, dass jeder Mensch, auch und besonders übergewichtige Menschen, sich lieben, akzeptieren und selbstbewusst sind – nur bitte ohne das an ihrer »dicken Identität« festzumachen, sondern an der Person.

Dazu passt eine Studie von Carraca et al. (2011). Darin wurden adipöse Frauen während eines Abnehmprogramms begleitet, das auch Arbeit am Körperbild beinhaltete. Es stellte sich dabei als förderlich heraus, das Körperbild insgesamt zu verbessern, besonders aber dessen Wichtigkeit zu reduzieren.

Ich denke, das ist der Knackpunkt: Kampagnen, die auf »ein gutes Körperbild« fokussieren, indem sie versuchen, dick als möglichst sexy und toll zu präsentieren, vermitteln an sich als implizite Botschaft, dass es unglaublich wichtig ist, wie andere Menschen das Übergewicht sehen. Hilfreicher für die Menschen ist allerdings, wenn sie sich bewusst werden, dass die Meinung anderer über ihr Gewicht nicht die entscheidende ist. Die Liebe zum Körper und das Körpergefühl hängen ja nicht nur daran, wie dieser Körper von der Umwelt gesehen wird und ob die Menschen einen hübsch, attraktiv oder sexy finden. Viel entscheidender ist – oder sollte sein –, wie sich der Körper anfühlt, ob man sich darin wohlfühlt. Natürlich ist es für die meisten auch wichtig, wie man wahrgenommen wird, es wäre illusorisch, das komplett abzustreiten, trotzdem ist der Körper keine Leinwand, die wir herumtragen, damit andere ihre Bilder darauf projizieren. Körpergefühl meint, wie sich mein Körper für mich anfühlt, und nicht, wie es sich anfühlt, was andere in uns sehen.

Für mich änderte sich das Körpergefühl komplett im Laufe der letzten Jahre. Mit 150 Kilo, Schmerzen und Immobilität fühlte sich der Körper oft an wie eine Last, wie ein Problem oder etwas, das einen sorgt und herunterzieht. Nun war Körperakzeptanz auch vor dem Abnehmen für mich kein wichtiges Thema, ich stand eher neutral zu meinem Körper und habe ihn weder gehasst noch toll gefunden. Aber je fitter ich wurde und je besser sich mein Körper anfühlte, desto eher nahm ich meinen Körper als Teil von mir wahr, integriert in meinem Selbst, das weiß, dass es auf ihn angewiesen ist und sich gleichzeitig verantwortlich für ihn fühlt. Die wirkliche Körperakzeptanz und ein gutes Körpergefühl kamen, nachdem ich die bewusste Entscheidung getroffen und umgesetzt hatte, etwas für meinen Körper zu tun und Verhalten, das ihm schadet, abzustellen. Als der Körper sich daraufhin tatsächlich gut anfühlte und nicht nur als Problemfall, der an allen Enden und Ecken irgendwo kaputtgeht und Baustellen hat.

Ich denke, es ist schwer, sich in einem Körper wohlzufühlen, der belastet ist oder Schmerzen hat. Gerade Menschen, die chronisch krank sind, und Schmerzpatienten kennen das Problem, dass zu dem physischen Leiden sich oft ein regelrechter Hass dem Körper gegenüber gesellt und dieser als Feind wahrgenommen wird. Zumindest war dies häufig Thema in der Arbeit mit Schmerzpatienten, und die Therapie beinhaltet dann meist auch Bausteine, die darauf zielen, den Körper wieder als etwas Schönes wahrzunehmen, etwa mit Massagen oder Duftölen.

Den eigenen Körper zu lieben und ein gutes Körpergefühl zu haben, fällt wesentlich leichter, wenn sich dieser Körper tatsächlich real so gut wie möglich anfühlt. Dieses reale Körpergefühl ändert sich auch dann nicht, wenn fünfzig Menschen einem sagen, wie gut oder wie schlecht man in ihren Augen aussieht.

Nach dieser kurzen Exkursion wieder zum Thema, ob Übergewicht erotisch ist. Die Zeitschrift *Psychology Today* hat dem Thema 2014 einen langen Artikel gewidmet. Die Autoren berichten, dass Studien auf der ganzen Welt in unterschiedlichsten Kulturen ergaben, dass Männer alle ein ähnliches Ideal präferieren: kurvig.

Hier ist klarzustellen, dass obwohl »kurvig« zum Euphemismus für »dick« geworden ist, damit keinesfalls Übergewicht gemeint ist. Es geht um die klassischen weiblichen Kurven mit Schwerpunkt auf einer schmalen Taille. Die ideale Taille hat 60 bis 70 Prozent des Hüftumfanges.

Das durchschnittliche Playmate oder Pornosternchen hat einen BMI von 18,5, also genau am unteren Rand des Normalgewichts (ähnlich auch wie die meisten Hollywoodstars früher und heute) und die durchschnittlichen Maße 89 – 58 – 89. Die schmale Taille ist dabei das einzige Extrem, Busen und Hüfte sind »normal kräftig«.

Männer stehen also im Schnitt durchaus auf »Kurven« und nicht auf das extrem dünne, untergewichtige Laufstegmodel. Während zwei Drittel der Laufstegmodels (nicht zu verwechseln mit den Models, die für das Normalpublikum in TV und auf Plakaten gezeigt werden) einen BMI unter 17 haben, hat nur etwa eines aus 17 Playmates einen derartig untergewichtigen BMI. Auch die zehn erotischsten Frauen des britischen Männermagazins FHM haben alle einen BMI über 18,5.

Im Jahr 2012 untersuchten Faries und Bartholomew den Einfluss von Körperfett und Fettverteilung auf die weibliche Attraktivität. Männliche und weibliche Probanden sollten dazu Körperscans von Frauen bewerten. Sowohl Frauen als auch Männer fanden im Schnitt die Figuren mit dem niedrigsten Körperfettanteil (15-20 Prozent) am attraktivsten, und je höher der Körperfettwert wurde, desto mehr sank die Attraktivitätsbeurteilung. Eine schmale Taille im Verhältnis zu einer breiteren Hüfte wurde ebenfalls von beiden Geschlechtern bevorzugt. Wang et al. (2015) führten eine ähnliche Studie in unterschiedlichen Kulturen durch und ließen Männer und Frauen in drei europäischen, drei asiatischen und drei afrikanischen Ländern ebenfalls Körperscans bewerten. Auch hier war das Ergebnis so, dass ein geringerer BMI und Körperfettanteil als maximal attraktiv eingeschätzt und auch die schmale Taille bevorzugt wurde. Der Körperfettanteil war jedoch der wichtigste Faktor.

Für eine im Schnitt maximal attraktive Figur bei Frauen sind daher zwei Dinge hauptsächlich ausschlaggebend:

- Unteres Normalgewicht bzw. ein niedriger Körperfettanteil
- Eine schmale Taille im Vergleich zur Hüfte

Zufällig also auch das, was mit den geringsten Gesundheitsrisiken behaftet ist. Und es bedeutet, dass eine übergewichtige Frau mit Sanduhrfigur natürlich ähnlich attraktiv sein kann wie eine schlanke Frau mit eher gerader Figur, aber während Knochenstruktur und Fettverteilung nicht zu beeinflussen sind und die grundsätzliche Figur damit kaum der eigenen Kontrolle unterliegt (höchstens durch das Trainieren der darunterliegenden Muskeln, etwa der Vergrößerung der Pomuskeln), kann das Gewicht vollständig kontrolliert werden.

Dem Argument, dass das alles nur medial geprägt ist, steht gegenüber, dass auch blinde Männer eine schmale Taille bevorzugen (Karremanns et al., 2009).

Im angezogenen Zustand legen Männer den Schwerpunkt übrigens auf das Gesicht, wenn es um die Einschätzung der Attraktivität geht. Ist der Körper gut sichtbar, etwa im Badeanzug, wiegen Körper und Gesicht etwa gleich schwer auf die Gesamtattraktivität (Bleske-Rechek et al., 2014). Im angezogenen Zustand ist darüber hinaus der BMI wichtiger, wohingegen im Badeanzug das Taille-Hüft-Verhältnis für die Attraktivität eine größere Rolle spielt.

Dass das Gesicht großen Einfluss auf die Gesamtattraktivität hat, ist allerdings erneut nicht unabhängig vom Gewicht. Dessen Attraktivität hängt nämlich ebenfalls sehr stark vom Anteil des Fettgewebes ab (Fisher et al., 2014).

Wenn ich abnehme, finde ich mich endlich schön.

Da verwende ich erst ein ganzes Kapitel darauf, dass Normalgewicht attraktiver ist, und stelle dann die schöne Aussicht, dass man sich schöner fühlt, sobald man abgenommen hat, als einen Aspekt von Fettlogik dar? Nun: Ja.

Ich bin nämlich auch überzeugt, dass eine diesbezügliche falsche Hoffnung ziemlich häufig eine Quelle von Enttäuschung und Frust ist und zum Abbrechen der Diät führt. Nicht umsonst habe ich vorrangig die gesundheitlichen und allgemeinen Vorteile eines gesunden Gewichtes darzustellen versucht und den Schwerpunkt nicht auf das Optische gelegt. Wenn ich dennoch auch darüber schreibe, dann deshalb, weil es für manche eben eine große Motivation ist, attraktiv zu sein, und daran ist auch nichts Schlechtes.

Ich persönlich finde den gesundheitlichen Aspekt wichtiger, aber das liegt auch daran, dass ich die Konsequenzen bereits spürte. Mit zwanzig hatte ich andere Prioritäten (was in meinem Fall unter anderem der Grund war, dass ich damals wieder zugenommen hatte).

Attraktivität ist nun mal in unserer Gesellschaft ein wichtiger Faktor, und da Attraktivität oft durch Anzeichen von Gesundheit (wie glänzende Haare, aufrechte Körperhaltung und straffe Muskulatur, reine Haut oder gesunde Zähne) verursacht wird, geht beides auch gewissermaßen Hand in Hand. Es wäre also lächerlich, nun oberlehrerhaft den Zeigefinger zu schwingen und zu sagen: »Aussehen zählt nicht, du musst aus den *richtigen* (also: *meinen*) Gründen abnehmen.«

Es ist ganz bestimmt nicht falsch, oberflächlich oder dumm ist, sich ein besseres Körpergefühl, Selbstliebe oder Selbstbewusstsein zu erhoffen, indem man abnimmt. Ich wurde oft gefragt – ich glaube, es war sogar die Frage, die mir am häufigsten gestellt wurde –, was sich an meinem Körpergefühl durch die massive Gewichtsabnahme verändert hat.

Das ist gar nicht so einfach. Mein Aussehen war mir nie besonders wichtig. Ich konnte »Germany›s next Topmodel« mit einer Tafel Schokolade vor dem Fernseher sehen und mich dabei super fühlen. Ich fand meinen 150-Kilo-Körper nicht eklig, abstoßend oder hässlich. Als ich anfing abzunehmen, hat sich allerdings der Blick auf meinen Körper geändert. Ich habe zum ersten Mal kritischer hingeschaut, habe Dinge bewusst wahrgenommen, die ich bis dahin ignoriert oder verdrängt hatte: dass mein Bauch über die Schenkel hing und ich Hautfalten hatte, wo keine sein sollten, die aneinanderreiben und zwischen denen sich im Sommer Schweiß bildete. Und dass Bereiche unschön verbeult oder asymmetrisch waren (je mehr Fettgewebe, desto eher ist es asymmetrisch verteilt, beispielsweise war mein linkes Knie wesentlich dicker als das rechte). Dass normale Körperpartien wie Schlüsselbeinknochen gar nicht sichtbar waren.

Mir wurde zum ersten Mal bewusst, dass unsere Oberschenkel von Natur aus nicht dazu ausgebildet sind, beim Gehen aneinanderzureiben. Das war wirklich eine Erkenntnis, die Wochen brauchte, um richtig zu sacken: Oberschenkel sollten nicht aneinanderreiben. Es wäre vollkommen unlogisch, dass unser Körper beim normalen Gehen (früher gingen die Menschen im Schnitt 35 km am Tag) Scheuerstellen kriegt. Als ich das realisierte, achtete ich in Fußgängerzonen eine Weile gezielt auf Oberschenkel und stellte fest, dass der Großteil aneinanderreibt. Ich rede hier übrigens nicht vom »Thigh Gap«, also einer Lücke zwischen den Schenkeln, auch wenn man die Füße zusammenstellt. Ich rede vom normalen Stehen oder Gehen, wenn die Beine hüftbreit auseinander sind. Dass das Reibegeräusch beim Gehen fehlt, fiel mir übrigens das erste Mal mit etwa 70 Kilo auf.

Als mir diese Dinge klar wurden, fingen sie an, mich zu stören. Ich war mir meines Bauches bewusst, wenn er auf den Schenkeln lag. Ich zupfte an Hautfalten herum oder schaute im Spiegel kritisch meine Beine an, wenn sie aneinandergepresst zusammenstanden. Dennoch fühlte ich mich zu der Zeit nicht schlecht, denn ich war mir vollkommen sicher, dass dies temporäre Dinge sein würden, und immer wenn ich an meinem Körper herumkritisierte, dann schwang in meinem Hinterkopf stets ein »noch« mit. *Noch* reiben die Beine. *Noch* wölbt sich der Bauch über die Schenkel. *Noch* kann ich meine Schlüsselbeinknochen nicht sehen. Ich redete damals teilweise abwertend über meinen Körper, was ich früher nie getan hatte.

Das hatte viel mit meiner veränderten Einstellung zu meinem Körper(fett) zu tun. Früher war ich gewissermaßen mein Fett. »Dick« war Teil meiner Identität und etwas, das mich ausmachte. Wenn jemand Übergewicht kritisierte, fühlte ich *mich* kritisiert. Das hat sich in der Zeit radikal gewandelt. Mein Fettgewebe wurde zu einem reinen Energiespeicher, der zu voll war. Ich fühlte mich nicht mehr »dick«, sondern mehr »vorläufig noch Trägerin von übermäßigem Fett«. Das hängt sicher damit zusammen, dass meine persönliche Fettlogik hauptsächlich in dem Glauben bestand, ich wäre genetisch, familiär, von Natur aus dick und Dicksein gewissermaßen eine Eigenschaft von mir. Als ich die Fettlogik hinterfragte und begriff, dass Dicksein lediglich ein (erweitertes) Verhalten von mir war, konnte ich es vollkommen anders sehen und wesentlich neutraler dazu stehen.

Dies war insgesamt etwas sehr Positives, schlug jedoch kurzzeitig auch in ein Extrem. Ich sah mir bewusst OP-Fotos und Videos adipöser Menschen an und das Fettgewebe im Bauchraum. Ich sah mir

Fettlebern und verfettete Herzen an, und für eine kurze Zeit empfand ich Ekel bei dem Gedanken an das gelbe, aufgeblähte Gewebe, das da in mir war. Die biologischen Prozesse zu verstehen und zu begreifen, wofür Fettgewebe gut ist, half mir dann zum Glück, Fett wieder neutral zu sehen. Ich weiß nicht, inwiefern mein Prozess beispielhaft ist, aber Schilderungen über Selbstkritik und ein sich temporär verschlechterndes Körperbild haben mir viele berichtet, die ebenfalls abgenommen haben oder dabei waren. Ich denke, es ist eine normale Entwicklung, dass man im Verlauf eines Veränderungsprozesses zunächst unzufriedener wird, und ich denke auch, dass es diese Unzufriedenheit braucht, um überhaupt etwas zu ändern.

Das Selbstbewusstsein kommt in dem Moment hauptsächlich über innere Faktoren, über Stolz auf bestimmte (Teil)ziele, über Freude an neuen Erfahrungen und am Veränderungsprozess und auch über die Erkenntnis, Dinge ändern zu können – weniger über das sofortige Gefühl, nun schöner oder attraktiver zu sein. Für die Umwelt kann dies teilweise sicher verstörend sein, denn diese sieht ja zunächst nur eine positive Änderung und kann nicht verstehen, warum die Person nun selbstkritischer oder unzufriedener ist. Selbstkritik wird dann vielleicht manchmal sogar als beleidigend empfunden (vor allem, wenn das Gegenüber ähnlich übergewichtig oder noch übergewichtiger ist) oder auch als plumpes *Fishing for Compliments*.

Ein weiterer Faktor war für mich der Muskelaufbau. Mit zwanzig hatte ich zwar stark abgenommen, aber komplett ohne Sport, weshalb ich schlank, aber auch sehr »schlaff« war. Damals war das Körpergefühl ein ganz anderes als heute. Damals tat mir auch der Hintern beim Sitzen weh, aber ich dachte, das sei eben so, wenn man schlank ist. Heute ist mein Hintern mit Muskeln gepolstert und schmerzt auch nicht beim Sitzen.

Hintergrund ist, dass ich dreißig äußerst unsportliche Jahre verbracht habe und nun zum ersten Mal spürbar über Muskeln verfüge. Ich wusste nicht, wie sich Muskeln anfühlen. Was ich früher für (ausgeprägte) Muskeln gehalten hatte, wenn ich an Armen und Beinen herumdrückte, war wohl der Großteil Fett. Ich war schockiert von der Härte, die Muskelmasse ausmacht. Mein Körper fühlte sich plötzlich komplett anders an. Eines Nachts ging ich im Halbschlaf zur Toilette und erschrak furchtbar, als ich mich mit der Hand auf meinen Schenkel abstützte und sich dieser wahnsinnig fremd und vollkommen unvertraut anfühlte. Ich lag oft morgens im Bett und fühlte meine Oberschenkel oder meine Rippen und hatte Mühe, diesen Kontrast zu der früheren Weichheit zu begreifen. Einerseits war ich stolz und freute mich, andererseits war es ungewohnt und fühlte sich für mich falsch an. Es dauerte mehrere Monate, um mit der Veränderung »mitzukommen«.

Das klingt jetzt vielleicht, als hätte ich extremes Bodybuilding betrieben, habe ich aber nicht. Nur war einfach der Kontrast zu früher so stark. Mit einem Körperfettanteil von etwa 19 Prozent bin ich für eine Frau im fitten Bereich, aber keineswegs extrem muskulös. Doch das Fehlen dieser zentimeterdicken Fettschicht über meinem gesamten Körper war für mich einfach ungewohnt und erschien mir deshalb extremer. Muskeln zu sehen und vor allem zu spüren war für mich ein sehr großer Quell für ein positives Körpergefühl, insbesondere wenn ich den Kontrast zu meinem zwanzigjährigen, unfit-schlanken Selbst vor Augen habe.

Damals war ich zwar froh, nicht mehr dick zu sein, hatte aber kein wesentlich besseres Körpergefühl. Diesmal kamen der Stolz und der positive Bezug für mich weniger über das Optische, sondern über die entdeckte Leistungsfähigkeit und das damit verbundene Gefühl, sehr wohl sportlich zu sein, wenn ich es denn wollte. Neue Sportarten zu testen und direkt erfolgreich bestimmte Bewegungen und Übungen zu absolvieren oder gleich mehrere Kilometer zu laufen, als ich das erste Mal nach zehn Jahren zu joggen versuchte, gab mir weit mehr als mein schlankeres Spiegelbild.

Und wie ist es jetzt? Nun, nachdem ich im Bereich meines Zielgewichts bin und dies einige Monate halte, laufen teilweise noch dieselben Prozesse ab. Ich bin mir meines Körpers bewusster als früher, sehe häufiger in den Spiegel, insgesamt aber wesentlich positiver. Meine Haut ist nicht ganz straff an verschiedenen Stellen wie Busen, Bauch und Oberschenkel. Nicht so schlimm, dass ich ernsthaft an eine OP dächte, aber auch nicht toll. Ich habe mir verschiedene Ziele gesetzt – psychologisch gilt die Regel, dass es leichter fällt, ein positives Ziel zu erreichen als ein Negativziel zu vermeiden.

Das Ziel »Ich will nicht wieder zunehmen« wäre das denkbar schlechteste, um das Gewicht zu halten, da unser Unterbewusstsein keine Negativbotschaften versteht. Sagt man: »Ich will keine Angst haben«, ist das Unterbewusstsein mit »Angst« beschäftigt. Sagt man hingegen: »Ich will gelassen sein«, ist das Unterbewusstsein mit »Gelassenheit« beschäftigt. Ähnlich ist es also auch mit dem Gewichtsziel. Ich will zwar nicht weiter abnehmen, aber das bedeutet nicht, dass ich keine weiteren Ziele habe. Dabei sind das eher Fixpunkte, auf die ich hinstrebe, und wenn es nicht klappt, ist das kein Drama.

Sixpack und straffer Bauch wären toll. In der Lage sein, einen Halbmarathon zu laufen und eine Kletterstrecke der Stufe 10 zu schaffen, auch. Der Wunsch, einen Sixpack zu haben, ist mir beim Schreiben etwas peinlich, da ich mir vorstelle, dass nun einige Leser sagen »Oooooooooberflächlich« – aber für mich ist es Ansporn und Motivation. Ich muss dann an Ernestine Shephard denken, eine 1936 geborene Bodybuilderin (unbedingt googeln und Bildersuche nutzen), die mit fast achtzig den Körper einer Zwanzigjährigen hat. Das ist auch mein Ziel: mit sechzig oder siebzig besser auszusehen und fitter zu sein als mit zwanzig.

Solche Ziele werden schnell als negativ wahrgenommen, weil man dahinter leicht Selbsthass vermuten kann. Aber ich hasse mich keineswegs. Ich habe auch in anderen Bereichen ehrgeizige Ziele, aber ich hasse unseren Garten nicht, weil ich überlege, wie ich ihn im Frühjahr gestalten werde. Ich halte mich auch nicht für inkompetent, wenn ich eine Fortbildung mache, und ich finde dieses Buch nicht komplett dämlich, wenn ich es Korrektur lese und einige Zeilen ergänze oder Rechtschreibfehler korrigiere.

Ziele sind motivierend. Sich überhaupt Ziele zu setzen ist ein Zeichen guten Selbstwertgefühls und Selbstbewusstseins. Das sage ich als Psychotherapeutin, die häufig genug erlebt, wie schwer sich Patienten am Anfang einer Therapie oft damit tun, Ziele zu setzen, wenn sie sich noch gar nicht vorstellen können, dass es ihnen jemals besser gehen könnte.

Solange es nicht um einen Leistungsaspekt geht, bei dem das Erreichen des Ziels nicht mehr dem eigenen Nutzen, sondern dem (eingebildeten) *Wert* dient, sind Ziele toll. Der Unterschied: Ein positives Ziel hat damit zu tun, dass man etwas *für sich* erreichen möchte – ein Leistungsziel damit, dass man darüber etwas *werden* will. (»Ich muss unbedingt mit 1,0 abschneiden, sonst bin ich ein Versager.« Oder: »Ohne Oberschenkellücke werde ich nie attraktiv sein und nie einen Freund finden.«)

Mich betrifft das zum Glück nicht …

Ich habe lange überlegt, wo dieses Kapitel am besten passt. Irgendwo bei den Gesundheitsrisiken von Übergewicht? Vielleicht. Aber ich setze es bewusst fast ans Ende, denn es richtet sich an diejenigen, die dieses Buch bis hierher gelesen haben und (noch immer?) der Ansicht sind, dass es hier nicht um sie geht, sondern um die »tatsächlich Übergewichtigen«.

Unter den Blinden ist der Einäugige König, so heißt es. Und wenn die Mehrheit der Menschen übergewichtig ist, dann ist der Normalgewichtige König. Wir vergleichen uns ständig mit den Menschen um uns herum, und wenn die Mehrheit dieser Menschen stark außer Form ist, dann fühlt man sich mit »ein bisschen außer Form« schon nahezu fit. Gut, man könnte vielleicht nicht spontan fünf Kilometer joggen, und wenn der Fahrstuhl ausfällt und man in den sechsten Stock laufen muss, ist man oben vielleicht etwas außer Atem, aber das ist doch normal, oder? Die Kollegen warten schließlich unten, bis der Mechaniker fertig ist, und beklagen sich schon, wenn sie auf dem weiter entfernten Parkplatz parken müssen. Klar, ein paar Muskeln mehr könnten nicht schaden, und eigentlich wollte man sich ja schon lange für diesen Zumba-Kurs anmelden … der Flyer liegt sogar noch irgendwo … müsste man echt nochmal suchen und dann vielleicht mal anrufen, um zu fragen, ob noch ein Platz frei ist. Aber Dienstagabend ist schlecht, da treffen sich die Kollegen ja meistens noch auf ein Bier nach der Arbeit, da wäre es schon doof, wenn man sich einen festen Termin reinlegen würde. Und ja, eigentlich wäre gesünder zu essen echt mal sinnvoll, vielleicht endlich mal eine Weile auf Zucker und Weißmehl verzichten und schauen, ob man dann wirklich mehr Energie hat, wie alle sagen. Das wäre schon gut. Nur nicht, wenn noch drei Packungen Muffins und Kekse zu Hause rumstehen. Aber sobald die weg sind, wird gesund gekauft. Ganz sicher.

Im Englischen existiert der Begriff »Skinny fat«, der sich auf Menschen bezieht, die ein normales Gewicht, aber zu viel Körperfett und zu wenig Muskelmasse haben. Bereits im Kapitel über den BMI hatte ich darauf hingewiesen, dass etwa 40 Prozent der Normalgewichtigen einen zu hohen Körperfettanteil aufweisen. Diese Menschen haben ziemlich genau dieselben Risikofaktoren wie Übergewichtige. Im Vergleich zu Normalgewichtigen mit normalem Körperfettwert zeigt ihr Blutbild erhöhte Entzündungsmarker, schlechte Blutzucker- und Blutfettwerte und einen höheren Blutdruck (Kang et al., 2014).

Manche gehen sogar davon aus, dass »Skinnyfats« *mehr* Risikofaktoren haben als Übergewichtige (was einen Teil des Adipositas-Paradox ebenfalls miterklären könnte), weil sie zusätzlich zum erhöhten Körperfett nicht einmal die erhöhte Muskelmasse besitzen, die das Herumtragen von Übergewicht mit sich bringt. Oliveros et al. (2014) weisen etwa darauf hin, dass Patienten mit Herzerkrankungen, die »skinny fat« sind, die höchste Sterblichkeit vor allen anderen Übergewichts-Risikogruppen aufweisen.

Das Internetportal TheScienceofEating verweist auf eine Studie, derzufolge einer von vier Normalgewichtigen metabolisch adipös ist und Prädiabetes, Diabetes oder schlechte Blutwerte hat. Das sind angesichts der Studien, denen zufolge 40 bis 50 Prozent der Normalgewichtigen »zu fett« sind, sogar noch relativ wenige.

Sie definieren »*skinny fat*« durch folgende Charakteristiken:

- Schlank in Kleidung, aber nackt zeigen sich schwabbelige Stellen
- Sehr schmale Gelenke
- Schwache, wenig muskulöse Arme
- Fettrollen über dem Hosenbund, Bauch und untere Brust sind die hauptsächlichen Fettpolster
- Eingefallene Schultermuskeln
- weite Taille
- eingesunkene Brust

Ein hohes Risiko, »skinny fat« zu werden, haben Menschen mit Essstörungen (durch unzureichende Nährstoffversorgung und Muskelabbau), ältere Menschen, Vegetarier, die sich unausgewogen ernähren, Kranke sowie Menschen, die sehr viel Ausdauersport und keinerlei Kraftsport machen. Also Menschen, die ihre Muskeln entweder nicht ausreichend benutzen oder nicht genügend Nährstoffe für deren »Wartung« zuführen. Männistö et al. (2014) nennen darüber hinaus noch das Rauchen und erhöhten Alkoholkonsum als Risikofaktoren für »skinny fat«. Bereits im Kapitel über das Rauchen wurde angesprochen, dass die hormonellen Einflüsse dafür sorgen, dass besonders bevorzugt Bauchfett bei Rauchern eingelagert wird.

In dem Kapitel über die Gesundheitsrisiken von Übergewicht war ersichtlich, dass auch der obere Rand des Normalgewichts oft bereits mit höherem Risiko für Erkrankungen einhergeht. Dies hängt ganz sicher mit der steigenden Anzahl der Skinny-fat-Menschen zusammen, die zwar ein normales Gewicht haben, aber im Verhältnis zur wenigen Muskelmasse zu viel Körperfett. Hier muss nicht unbedingt Gewicht reduziert, aber Fett ab- und Muskeln aufgebaut werden, wenn das Krankheitsrisiko gesenkt werden soll. »Skinny fat« ist ein relativ neues Phänomen, das erst in den letzten paar Jahren allmählich in den Fokus der medizinischen Forschung rückt, sodass es bisher noch kaum Studien dazu gibt. Eindeutig scheint jedoch zu sein, dass diese bisher weitestgehend unbekannte Gruppe ein sehr hohes Krankheitsrisiko hat.

Davon abgesehen habe ich bereits meine eigene Erfahrung als zwanzigjährige Skinnyfat und als dreißigjährige fitte Person geschildert und kann nur noch einmal betonen, dass dies zwei völlig unterschiedliche Welten sind. »Skinny fat« unterscheidet sich nicht so stark von Übergewicht oder Adipositas, wie man meinen möchte. Natürlich ist es auf keinen Fall gleichzusetzen. Die Gewichtsreduktion alleine hat schon enorm viel für das körperliche Wohlbefinden gebracht. Es soll nur heißen, dass das nicht das Ende der Skala ist. Ein untrainierter, dünner Mensch kann nochmal ähnlich viel herausholen wie ein trainierter Übergewichtiger, der 15 Kilo abspeckt. Beides kann einen enormen Fitnesssprung bringen und sich stark auf die allgemeine Leistungsfähigkeit auswirken.

Dummerweise sind Skinny-fat-Menschen in unserer Gesellschaft einem starken Druck ausgesetzt, skinny fat zu bleiben. »Du bist doch schon schlank!« ist meist die entsetzte Reaktion der Umwelt, wenn jemand sich entscheidet, trotz Normalgewicht an sich zu arbeiten. Der Grund ist natürlich, dass es den anderen ein schlechtes Gewissen macht. Wenn ein (stark) Übergewichtiger anfängt abzunehmen, dann kann das gerade noch toleriert werden, denn solange der Großteil der Umwelt noch weniger dick ist, ist das Selbstbild dadurch nicht gefährdet. *Der* ist ja *wirklich* zu dick (also dicker als man selbst), aber wenn eine schlankere Person zu verstehen gibt, dass sie an sich arbeiten will, könnte sie ihrer Umwelt auch direkt sagen, dass alle zu fett und unsportlich sind.

Dieses Phänomen ist mir besonders aufgefallen, als ich in Foren nach Vorher-Nachher-Bildern gestöbert habe. Da gab es immer wieder Menschen, die bereits ein relativ normales Gewicht als Ausgangspunkt hatten und dann lediglich 5 Kilo abgenommen und Muskeln aufgebaut haben. Das Nachher-Bild sah entsprechend toll aus, aber

Lob gab es kaum. Stattdessen eher Vorwürfe, dass die Person doch vorher schon gut ausgesehen hätte, dass es übertrieben wäre oder das Vorher-Bild viel attraktiver gewesen sei. Die besten Bewertungen erhielten Fotos von extrem stark Übergewichtigen, die auf ein oberes Normal- oder leichtes Übergewicht abgenommen hatten.

Ich finde dieses Kapitel daher besonders wichtig, weil es sehr viele Menschen betrifft und diese meist zwar durchaus so ein Nagen im Hinterkopf haben, dass man ja vielleicht mal *könnte* oder *sollte*, aber dann von ihrer Umwelt direkt oder auch indirekt (durch den Vergleich) dazu motiviert werden, dieses Nagen zu ignorieren. Wir können damit leben, dass wir diese naturschlank-sportverrückten Bekannten haben, die immer schon sportlich waren. Aber bitte nicht unser Skinny-fat-Freund, der unser Gewissen beruhigt, weil er genauso unsportlich ist wie wir, und das, »obwohl er schlank ist«, denn das ist unser liebster Vergleich.

Skinny-fats sind damit eine besondere Zielgruppe dieses Buches und gleichzeitig schwer zu erreichen, denn während die meisten (stark) Übergewichtigen eine Ahnung davon haben, dass es ein Problem gibt, ist den Normalgewichtigen meist nicht mal im Ansatz bewusst, dass sie zu einer Risikogruppe gehören könnten. Im Gegenteil, sie sind ja überdurchschnittlich fit in der Wahrnehmung unserer Gesellschaft. Diese spezielle Form von Fettlogik aus den Köpfen der Leute zu bekommen ist eine der schwierigsten Aufgaben, denn kaum ein Skinny-fat wird von sich aus zu solch einem Buch greifen, da es ihn schließlich »nicht betrifft«. Das ist schade, denn wie gesagt kann ich aus eigener Erfahrung den Vergleich ziehen, und der Unterschied in Energie, Körpergefühl und Lebensqualität zwischen skinny fat und fit ist enorm.

Also: Als Übergewichtiger Fett zu reduzieren ist sinnvoll. Doch Muskelaufbau ist ebenfalls wichtig, weil er noch ein weiteres, riesiges Plus an Gesundheit und Lebensqualität bringt!

Das Gewicht zu halten ist das Schwierigste!

Dieses Kapitel schreibe ich nachträglich und verabschiede mich damit nun feierlich von dieser speziellen Fettlogik-Behauptung, die sich auch bei mir ganz unbemerkt festgesetzt hatte. Klar, ich bin sogar in einem ganzen Kapitel darauf eingegangen, dass keineswegs 95 Prozent der Menschen sowieso wieder bei ihrem ursprünglichen Gewicht landen, und ich habe in mehreren Zusammenhängen ausführlich erläutert, dass es keine magischen Stoffwechseldinge gibt, die einen automatisch wieder zunehmen lassen.

Aber dieses »Das Gewicht halten ist das Schwierigste« hing dennoch ein wenig wie ein Damoklesschwert über meinem Denken. Ich weiß noch, wie ich mit zwanzig nach meiner drastischen Abnahme das Gefühl hatte, panisch gegen das Zunehmen anzupaddeln und dabei eigentlich keine Chance zu haben. Immer wenn jemand mich auf meinen Gewichtsverlust ansprach, war mir das ganz unangenehm und ich wiegelte ab: »Mal abwarten, das Halten ist ja das Schwierige …« Ich hatte ständig die Sorge, was passieren würde, wenn ich wieder zunehme und alle darüber lästern. Diese Gespräche kannte ich ja nur allzu gut vom familiären Kaffeetisch, wenn es darum ging, wer gerade ab- oder wieder zugenommen hatte. Ich versuchte also bereits im Vorfeld, Schadensbegrenzung zu betreiben, indem ich mich ganz bescheiden und demütig auf das Jojo-Schicksal gefasst machte.

Dieses Mal, ohne meine Fettlogik samt all ihrer unzutreffenden

Weisheiten, war ich mir sicher, mein Gewicht halten zu können. Gleichzeitig rechnete ich damit, dass es dennoch nicht einfach werden würde. Ich war mir sicher, dank meines Wissens und meiner Motivation bezüglich meines Knies ausreichend gerüstet zu sein für die Herausforderung.

Mittlerweile, nach einem Jahr im Normalgewicht, wird mir allmählich klar, wie fettlogisch dieser Gedanke hinsichtlich der »Herausforderung« war. Einige Infos in den vorherigen Kapiteln habe ich erst nachträglich ergänzt und war mir in den letzten Monaten noch nicht darüber bewusst. Etwa der Teil über die Gehirnchemie, die dafür sorgen kann, dass Sport für jemanden mit Übergewicht wesentlich unangenehmer ist. In den letzten Monaten habe ich Schritt für Schritt meine Leidenschaft für Sport entdeckt. Begonnen hat diese, wie man dem Buch sicher entnehmen kann, mit Krafttraining. Es war ein tolles Gefühl, so direkt zu sehen, wie sich Kraft und Muskelmasse bilden und wie der Körper buchstäblich formbar ist. Eine ganz neue Erfahrung für mich. Nach dem Krafttraining kam dann immer mehr die Liebe zum Ausdauersport, die allerdings tatsächlich erst einsetzte, als ich bereits nah an meinem Zielgewicht war. Plötzlich steigerte sich meine Leistungsfähigkeit in rasantem Tempo, und recht sprunghaft kam ich von »Juhu, ich habe zwanzig Minuten am Stück auf dem Crosstrainer geschafft!« zu »Wie, die Stunde ist schon rum?«.

Es gab mehrere kleine Aha-Effekte, die für mich wahnsinnig bedeutsam waren. Etwa als ich das erste Mal in einer Situation, in der ich total gestresst war, dachte, dass ich jetzt erst mal eine Stunde Rad fahre, um mich zu entspannen. Das hätte ich früher nie für möglich gehalten. Ich hatte schon meine Zweifel, dass das bei anderen tatsächlich der Wahrheit entsprach (und dachte: Okay, du *sagst* zwar, dass Sport dich entspannt, aber … bist du sicher, dass du dir das nicht nur einredest?), aber selbst wenn ich gerade grundsätzlich glaubte, dass für manche Menschen Sport entspannend ist, war ich hundertprozentig davon überzeugt, dass das bei mir vollkommen ausgeschlossen war.

Mittlerweile gehört Sport zu meinem Alltag. Mein Auto habe ich abgeschafft und erledige nun alles mit dem Rad. Da wir auf dem Land und auf einem Berg wohnen, ist es bereits gutes Training, Einkäufe mit dem Rad zu erledigen oder in die Stadt zu fahren. Mein großes Hobby, Serien schauen, habe ich an Sport geknüpft, sodass ich nun nur noch beim Sport Serien schaue. Während ich früher locker eine Staffel meiner Lieblingsserie an einem Wochenende verschlungen habe, habe ich jetzt nebenbei den schönen Nebeneffekt, das Vergnügen zu dosieren.

Durch die viele Bewegung ist mein Kalorienverbrauch mittlerweile im Schnitt sogar höher als zu meiner Zeit mit 150 Kilo.

Das hört sich jetzt vielleicht an, als wäre in Wahrheit also alles ganz einfach, aber so ist es nun auch nicht unbedingt. Ich muss damit leben, dass mein Appetit deutlich höher ist als der von anderen Menschen (»Naturschlanken«). Wie bereits in den Kapiteln zu Genen und Co. angerissen, gibt es da deutliche Unterschiede. Nun gehöre ich auch eher zu denen, die durch Sport hungrig werden. An inaktiven Tagen fällt es mir so wesentlich leichter, *nur* etwa 1800 kcal zu mir zu nehmen, während mir an Sporttagen manchmal auch 3000 kcal irgendwie wenig erscheinen. Ich muss also trotzdem weiter darauf achten, mir nicht dauerhaft ein Kalorienplus einzuverleiben. Hier hat sich im Prinzip nichts verändert zu meiner Zeit mit 150 Kilo, denn auch wenn sich das merkwürdig anhören mag, hatte ich auch damals oft das Gefühl, ich würde mich beim Essen total zurückhalten. Ich hätte also schon immer mehr essen können, als ich dann tatsächlich aß.

Dadurch, dass ich nach wie vor Kalorien zähle, ist mir allerdings mittlerweile bewusst, dass ich tatsächlich sehr viel esse, sodass sich mein Gefühl dahingehend stark gewandelt hat. Auch dadurch, dass ich einiges umgestellt habe, ist die Essensmenge deutlich größer. Ich esse zwar nach wie vor noch Süßigkeiten, wenn mir danach ist, aber insgesamt ist alles deutlich mehr auf gesunde Lebensmittel ausgerichtet. Interessanterweise war das kein bewusster Prozess, um Kalorien zu sparen, sondern ein Resultat davon, dass ich besser spürte, wie welche Nahrung meinen körperlichen Zustand beeinflusst. Wenn ich mir ein üppiges Sonntagsfrühstück mit Croissants und Brötchen so wie früher gönne, bin ich anschließend meist viel zu schlapp und träge für Sport oder sonstige Aktivität. Ähnlich geht es mir, wenn ich zu viel Süßkram esse. Das ist mir früher nie so aufgefallen, weil ich ohnehin meist energielos und inaktiv war. Jetzt sind mir die Leckerbissen dieses unangenehme Gefühl oft nicht wert, und ich esse eher einen Apfel, wenn ich noch Sport machen will. Süßigkeiten und große Essen sind eher Ausnahmen, die dann auch meist in die Abendstunden fallen, wenn ich anschließend nichts mehr vorhabe.

Ich werde oft gefragt, ob ich eigentlich weiter dauernd Kalorien zähle. Mittlerweile haben mir einige Leser meines Blogs oder eBooks das Feedback gegeben, dass sie nach dem Abnehmen irgendwann wieder auf das Zählen verzichten und intuitiv ihr Gewicht halten konnten. Oder auch weiter intuitiv abnehmen. Das macht mich etwas neidisch, denn ich arbeite noch daran. Ich zähle nach wie vor Kalorien, wenn auch etwas lockerer als zuvor. Hin und wieder schätze ich nur oder trage auch mal Sport und anschließendes Essen nicht ein, wenn ich meine, dass sich das ungefähr ausgleichen müsste. Aber wenn ich ganz darauf verzichte, merke ich, wie schnell ich mir wieder die klassischen Wahrnehmungsverzerrungen anlache, dass mir Portionen viel zu klein erscheinen oder ich Dinge vergesse, die ich gegessen habe. Oder eben einfach mehr esse. Und genau deshalb arbeite ich persönlich weiter mit Kalorienzählen. Gerade weil ich teilweise wirklich heftige Wasserschwankungen von 4 bis 5 kg habe, hilft es mir auch, wenn ich weiß, wie die Kalorienbilanz aussieht. Es gab schon Wochen, in denen mein Gewicht plötzlich auf über 67 kg geklettert ist, nur um dann innerhalb weniger Tage auf unter 62 kg zu fallen. Da ist es ganz beruhigend, die Kalorienbilanz im Hinterkopf zu haben.

Langfristig fände ich es schön, irgendwann hin zum intuitiven Essen zu kommen und nicht mehr auf das Hilfsmittel Kalorienzählen angewiesen zu sein. Andererseits empfinde ich das Zählen auch nicht als große Einschränkung oder Qual, da es im Prinzip nur fünf bis zehn Minuten Zeit in Anspruch nimmt und ich darüber hinaus auch ungefähr sehe, wie es um meine Proteinaufnahme steht. Da mir das Kalorienzählen hilft, das Gewicht so zu halten, wie es im letzten Jahr geklappt hat, nehme ich die paar Minuten zusätzlich gern in Kauf. Sollte ich in einigen Monaten oder Jahren doch genervt sein von der Zählerei und es bis dahin noch nicht von alleine hingekriegt haben, werde ich vermutlich einige Konzepte wie Programme zum intuitiven Essen oder intermittierendes Fasten ausprobieren und sehen, ob etwas davon für mich passt.

Mein Fazit nach einem Jahr ist, dass das Halten des Gewichts für mich einfacher ist als das Abnehmen. Zum einen, weil Aktivität und Bewegung wesentlich angenehmer sind, zum anderen, weil ich mehr essen kann. Körperlich wird es den meisten so gehen, aber es gibt natürlich auch noch die psychische Seite. Und da kann ich mir vorstellen, dass falsche Erwartungen wie »Nach der Diät kann ich wieder normal essen (normal im Sinne von denselben Kalorienüberschuss wie zuvor)« oder über automatische Folgen des Schlankseins zu Enttäuschungen führen und so das Gewicht-Halten erschweren. Also wie im Kapitel »Wenn ich schlank wäre, wären alle Probleme weg« thematisiert.

Ich für mich habe auch festgestellt, dass es ein guter Schritt war, bis zu meinem persönlichen Ideal abzunehmen, also bis zu einer Figur, mit der ich mir selbst am besten gefalle. Ich hatte zwischendurch als niedrigstes Gewicht etwa 61 kg (BMI 19,9), und da ich recht gut aufgebaute Muskeln hatte, war mein Körperfettanteil niedrig, irgendwo unter 18 Prozent. Mir persönlich wurde es dann an manchen Stellen zu knochig. 63 bis 65 kg stellten sich als der Bereich heraus, in dem ich mich körperlich am wohlsten fühle und der mir optisch an mir gefällt. Tatsächlich so einen »Wohlfühlbereich« zu finden hat mir in jedem Fall beim Halten des Gewichts geholfen. Mit zwanzig war ich *skinny fat* zwischen 67 und 72 kg gependelt, ohne wirklich zufrieden mit meinem Körper zu sein. Die Motivation, das Gewicht zu halten, war wohl auch deshalb nicht so groß, weil ich mich damit auch nicht enorm viel wohler gefühlt habe als mit meinem vorherigen Gewicht.

Ein wichtiger Faktor für ein entspanntes Gewicht-Halten ist aus meiner Sicht neben einem persönlich angepassten Wohlfühl-Zielbereich ein passender Lebensstil, mit dem man sich langfristig wohlfühlt und bei dem man nicht permanent das Gefühl hat, zu kämpfen.

Etwas, was mir ständig begegnet, sind Jojo-Unken, die mir sagen, dass ich nur mal abwarten soll, dann nehme ich wieder zu. Anfangs hieß es: »Warte mal ein paar Monate«, dann: »Warte mal ein Jahr«, und mittlerweile heißt es: »Warte mal drei Jahre.« Irgendwann heißt es dann vermutlich: »Warte mal fünf oder zehn Jahre«, und wie eine Kommentatorin schön schrieb: »Wenn du dir in fünfzig, sechzig Jahren die Hüfte brichst und plötzlich viel weniger Kalorien brauchst, da bewegungsunfähig, und dir dann denkst, ach, ich bin jetzt neunzig Jahre alt, ich hatte ein gutes Leben und bin bereit zu gehen. Die letzten paar Wochen oder Monate achte ich halt nicht mehr auf die Kalorien, das ist jetzt egal – und wenn du dann fünf Kilo vor deinem Tod zunimmst, wird hundertpro ein arthritischer Finger hochgehen, und eine Stimme wird krächzen: ›Kuck an, Jojo-Effekt! Das hab ich ja schon vor sechzig Jahren gesagt! IRGENDWANN TRIFFT ES JEDEN!‹«

Wenn jemand, der das Gewicht-Halten schwierig oder einschränkend findet, sich einreden lässt, das muss so sein, und er kann nur zwischen »schlank mit dem Gefühl von Einschränkung« und »dick, aber zufrieden« wählen, hat es am Ende tatsächlich schwer, das Gewicht zu halten. Denn solches Denken hält einen dann effektiv davon ab, auf Fehlersuche zu gehen, *warum* es einem schwerfällt. Es gibt ja x unterschiedliche Arten, sein Gewicht zu regulieren, und wenn man einen Weg als anstrengend empfindet, kann man einen anderen ausprobieren – also im Prinzip dasselbe wie mit dem Abnehmen selbst. Wer meint, er muss mittels Verzicht auf Kohlenhydrate abnehmen, weil das der einzig wahre Weg ist, und es als reine Qual empfindet, auf Obst und Pasta zu verzichten, der kommt vielleicht zu dem Schluss, dass Abnehmen selbst eine Qual ist, obwohl er mit andern Methoden recht problemlos Gewicht verlieren würde, ohne auf die Pasta zu verzichten.

Langer Rede, kurzer Sinn: Diese Befürchtung aus dem Reich der Fettlogik hatte die Aufräumaktion zunächst überlebt, indem sie sich klammheimlich in einer Ecke versteckt hat, aber ihre Zeit ist abgelaufen, und sie fliegt jetzt raus.

[Antifettlogik] Jetzt wüsste ich trotzdem noch gerne ein paar Tricks!

Das meiste ist zwar schon in den bisherigen Kapiteln verteilt, aber da es mehrfach als Wunsch geäußert wurde und es schon fast Pflicht ist, wenn eine Psychotherapeutin übers Abnehmen schreibt, hier noch ein paar wissenschaftlich-psychologische Hilfen – oder zumindest mögliche Hilfen, denn es sind immer statistische Aussagen, und jeder muss selbst herausfinden, was davon für sie oder ihn passt.

Zunächst einmal ganz grundsätzlich: Ich bin in diesem Buch absichtlich nicht zu sehr ins Detail gegangen, was meine eigene Gewichtsreduktion anging. Ich habe mehrfach geschrieben, dass ich zu Beginn meiner Diät ein halbes Jahr 500 kcal täglich zu mir genommen habe. Dies war meiner speziellen Situation geschuldet. Da ich keinen Sport machen konnte und unter relativ großem Zeitdruck stand, entschied ich mich für eine starke Kalorienreduktion. Zu dieser Zeit fiel mir das erstaunlich leicht, aber dennoch bedeutete es, dass ich für diese sechs Monate sehr wenig und auch sehr »langweilig« aß. Hauptsächlich Geflügel mit etwas Gemüse oder Magerquark mit Proteinpulver und natürlich Vitamin- und Mineralstoffergänzungen. Das *kann* man natürlich machen, ist aber in den meisten Fällen und für die meisten Menschen ein unnötiges Extrem. Eine 1000- oder 1200-kcal-Ernährung bedeutet für die meisten Menschen bereits ein relativ großes Defizit und eine Abnahme von über einem Kilo pro Woche. Gleichzeitig bieten 1000 kcal wesentlich mehr Abwechslung im Speiseplan, als bei 500 kcal möglich ist.

Um mit 500 kcal auf eine ausreichende Proteinversorgung zu kommen, war ich gezwungen, fast ausschließlich sehr fett- und kohlenhydratarm zu essen. Sogar Obst war in dieser Zeit nährwerttechnisch nicht drin. Wenn man an den Punkt gelangt, an dem man sich ganz sündig eine besondere Leckerei gönnt, sich beispielsweise ein Stück Mango aus dem Obstsalat des Ehemannes klaut, zeigt das, dass man doch sehr eingeschränkt isst. Als ich anfing, die Kalorienzahl langsam zu erhöhen, fand ich 1000 bis 1200 kcal bereits sehr angenehm.

Aber ich habe noch aus einem anderen Grund meinen Speiseplan nicht ausgebreitet: Ich finde es wichtig, dass jeder für sich selbst das Passende findet, und ich halte nichts davon, einen Weg vorzustellen, der dann für ganz unterschiedliche Charaktere passen soll.

Generell gibt es unterschiedliche Diätformen:

1. Zählen: Unter Zähl-Diäten fallen diejenigen, bei denen es keine konkrete Ernährungsform gibt, aber eben eine Beschränkung in der Kalorienaufnahme. Diesen Weg kann man selbstverantwortlich gehen, indem man Kalorien zählt, oder man folgt einem Programm wie Weight Watchers. Solche Programme haben das Kalorienzählen lediglich auf Punkte vereinfacht, sodass es weniger kompliziert (aber auch weniger genau) ist. Der Vorteil dieser Diäten ist, dass man nach wie vor alles essen kann, also sehr flexibel ist. Ein Nachteil ist, dass es manche als umständlich empfinden.
2. Lebensmittel-Einschränkung: Hierunter fallen die Diäten, die sozusagen indirekt, über die Änderung der Lebensmittel, dafür sorgen, dass man weniger isst. Man zählt also nicht bewusst, aber durch die Auswahl der Nahrung erhöht sich die Chance, dass man automatisch weniger Hunger hat und weniger isst. Meist werden dabei (einfache) Kohlenhydrate und/oder verarbeitete Lebensmittel begrenzt und entweder sehr proteinreich oder ballaststoffreich ge-

gessen. LowCarb-Diäten wie Ducan, Atkins oder Paleo fallen darunter oder auf der anderen Seite Rohkost, Vollwertkost oder manche vegane Diät (vegan sind aber auch viele Süßigkeiten und Zucker, daher ist Veganismus nicht automatisch kalorienarm). Wenn bestimmte Nahrungsmittel weggelassen werden, essen viele Menschen insgesamt automatisch weniger. Einerseits sättigen die »erlaubten« Lebensmittel meist wesentlich mehr, andererseits hat auch die begrenzte Auswahl bereits einen Effekt. Je mehr Auswahl wir haben, desto mehr essen wir, und umgekehrt sorgt eine begrenztere Nahrungspalette eben dafür, dass man weniger zu sich nimmt. Vorteil dieser Diäten ist, dass man mit ihnen abnehmen kann, ohne sich von der Menge her eingeschränkt zu fühlen. Nachteil ist, dass manche sich durch das »Verbot« bestimmter Lebensmittel aber eben doch in der Auswahl stark eingeschränkt fühlen. Abgesehen davon gibt es Menschen, bei denen das »automatisch weniger Appetit« nicht funktioniert. Ich kann beispielsweise Unmengen an Rohkost verdrücken und würde auch mit Obst und Gemüse zunehmen. Da ich Käse liebe, könnte ich auch unter Low-Carb-Ernährung noch problemlos mit pfundweise Käse ein Kalorienplus »erzielen«.

3. Essens-Regeln: Darunter fallen Diäten, die über bestimmte Regeln die Kalorienaufnahme begrenzen. Also beispielsweise intermittierendes Fasten, bei dem entweder täglich nur ein kleines Zeitfenster zum Essen gelassen wird (z. B. von acht bis zwölf Uhr mittags) oder regelmäßige Fastentage eingelegt werden (z. B. dienstags und freitags nur Wasser und Gemüsebrühe). Theoretisch würde hier auch Unsinn wie Trennkost hineinfallen. Es werden also bestimmte Regeln und Strukturen aufgestellt, die einen in irgendeiner Form einschränken. Der Vorteil daran ist, dass es vielen Menschen leichter fällt, sich an klare Regeln zu halten. Nachteil ist auch hier, dass

sich manche Menschen nicht »austricksen« lassen. Auch hier wäre es für mich etwa problemlos möglich, in vier Stunden über 2000 kcal zu essen, sodass eine reine Zeitbegrenzung mich nicht automatisch schlanker machen würde.

4. Hilfsmittel: Gemeint ist hiermit alles, was es physisch schwerer macht, (viel) zu essen. Theoretisch fällt hier also auch eine Magenverkleinerung hinein. Oder »Magenfüller« wie etwa Konjakmehl oder Chiasamen, welche im Magen aufquellen und ein Sättigungsgefühl erzeugen. Vorteil ist auch hier, dass es für manche Menschen keine bewusste Einschränkung darstellt. Nachteil ist, dass gerade weniger extreme Maßnahmen oft nicht wirken und Menschen weiterhin zu viele Kalorien zu sich nehmen.
5. Pläne: Ernährungspläne basieren natürlich ebenfalls auf Kalorienreduktion, aber sie sind eben nicht flexibel und selbst gestaltet, sondern vorgegeben. Sei es, dass man an einem Programm wie der Brigitte-Diät teilnimmt, sich vorgefertigte Essenspakete bestellt oder sich vom Ernährungsberater etwas zusammenstellen lässt. Vorteil ist, dass diese Pläne meist sehr durchdacht sind und mit kreativen und abwechslungsreichen Gerichten auffahren. Sie nehmen zudem viel Planungsarbeit ab, und vielen fällt es leichter, sich an einen konkreten Plan zu halten. Nachteil ist, dass sie fremdbestimmt und oft sehr aufwendig sind, entweder finanziell oder zeitlich. Oder beides.
6. Mahlzeitenersatz: Diese Diätform umfasst alles, bei dem das reguläre Essen ersetzt wird. Entweder in Form von Shakes (etwa bei der Markert Diät oder Slimfast) oder durch Dinge wie Saft (Saftfasten) oder etwa Kohlsuppe und anderes. Der Vorteil liegt in der relativen Einfachheit. Nachteil: Essen wird so meist langweilig, eher unangenehm, und die Nahrungsaufnahme einseitig. Oft entstehen Mängel aufgrund der Einseitigkeit, und zumindest meiner Erfahrung

nach hängen einem die immer gleichen Shakes, Säfte oder Suppen innerhalb weniger Tage derartig zum Hals heraus, dass man beim bloßen Gedanken daran bereits Würgereiz bekommt.

7. Verbrauch erhöhen: Bei dieser Art abzunehmen versucht man das Defizit über mehr Bewegung zu erzielen und die Ernährung nicht wesentlich zu ändern. Mit täglich einer Stunde intensivem(!) Sportprogramm kommt man durchaus auf eine Gewichtsreduktion von einem Pfund pro Woche, wenn man ansonsten »normal« isst. (Wer vor der Diät allerdings konstant zugenommen hat, muss sich im Klaren sein, dass er möglicherweise mit dem Sportprogramm lediglich die Gewichtszunahme stoppt, wenn das Essverhalten nicht geändert wird.)

Welche Diätform die beste ist, lässt sich nicht pauschalisieren. Es gibt natürlich Formen, die grundsätzlich sinnvoller oder erfolgversprechender sind, dennoch gibt es auch immer wieder speziellere Charaktere, die mit einer ganz eigenen Diätform die besten Ergebnisse erzielen. Persönlich halte ich etwa von Saftfasten sehr wenig, da ich es vollkommen unbefriedigend finde, Kalorien zu trinken. Und doch las ich vor einigen Wochen über eine Frau, die damit massiv abgenommen hat, nachdem sie bereits mit zahlreichen anderen Methoden gescheitert war. Auch sehe ich nicht ein, Geld für ein Programm wie Weight Watchers auszugeben, wenn ich dasselbe auch gratis (und genauer) selbst tun kann, indem ich Kalorien zähle. Andererseits verstehe ich, wenn Menschen lieber etwas Geld investieren, um ein einfacheres Punktesystem erhalten und zusätzlich die Möglichkeit, an Gruppen teilzunehmen.

Eine Möglichkeit, für sich den besten Weg zu finden, besteht aus meiner Sicht darin, zunächst eine Analyse des Problems zu machen. Ich würde jedem empfehlen, für eine Woche ein Essenstagebuch zu führen. Idealerweise ein exaktes, also mit Abwiegen der Lebensmittel.

Diese Daten über die Kalorienaufnahme bieten eine gute Grundlage, um zu überlegen, wo die Problembereiche sind. In manchen Fällen findet sich dann vielleicht tatsächlich eine einfache Lösung. Viele kalorienreiche Zwischenmahlzeiten als Problembereich ließe sich etwa mit einer Begrenzung der Mahlzeiten (z. B. über intermittierendes Fasten) oder durch Ernährungsumstellung (Süßigkeiten weg, stattdessen Rohkost) angehen. Zu große Portionen könnten durch Änderung der Zusammenstellung der Mahlzeit (mehr Protein oder Ballaststoffe in Form von Gemüse) angegangen werden, da dann die Sättigung schneller einsetzt.

Wer bereits Erfahrung mit diversen Methoden hat, kann ausgehend davon überlegen, was gut funktioniert hat und was weniger, und darauf basierend für sich ein Programm erstellen. Wer vollkommen ratlos ist, kann durchaus in unterschiedliche Methoden hineinschnuppern. Eine Möglichkeit wäre, verschiedene Diätarten auszuprobieren, beispielsweise ein paar Tage Kalorien zu zählen, einige Tage LowCarb zu essen, Mahlzeiten mit Shakes zu ersetzen oder ein bestimmtes Programmangebot zu testen.

Wer ganz abenteuerlustig ist, kann sich beispielsweise eine Anzahl an möglichen Programmen aussuchen und dann morgens nach dem Aufstehen per Zufall eines davon auswählen (etwa mit Würfeln oder Kärtchen-Ziehen).

Ich halte es generell für unabdingbar, sich zumindest Grundlagen zur Ernährung anzulesen, also beispielsweise die Nährwerte diverser Lebensmittel einmal nachzuschlagen, den eigenen Energie- und Proteinbedarf zu errechnen und das eigene Essverhalten zu analysieren. Nicht nur in Hinblick auf Kalorien, sondern auch auf Ausgewogenheit der Nährstoffe. Ernährung ist eines der wichtigsten Dinge in unserem Leben, denn sie hat direkten Einfluss auf unsere Lebensqualität. Mängel in der Ernährung beeinträchtigen unsere akute Leistungsfähigkeit, aber auch unseren langfristigen körperlichen und geistigen Zustand.

Einige Stunden Arbeit, um sich Wissen über Ernährung (und Sport) anzueignen, können zu den besten Investitionen für die eigene Lebensqualität gehören.

Jeder, der abnehmen will, sollte seinen eigenen Weg finden, es gibt nicht den einen Trick, die eine Regel oder die eine Ernährungsform, der man folgen muss. Es geht darum, *für sich* einen optimalen Weg zu finden, das grundsätzlich simple Konzept (weniger Kalorien rein als raus) umzusetzen.

Im Folgenden noch einige kleinere, grundsätzliche Tipps, die unterstützend sein können:

1. »Je mehr Menschen ich davon erzähle, desto eher halte ich durch« ist ein Mythos.

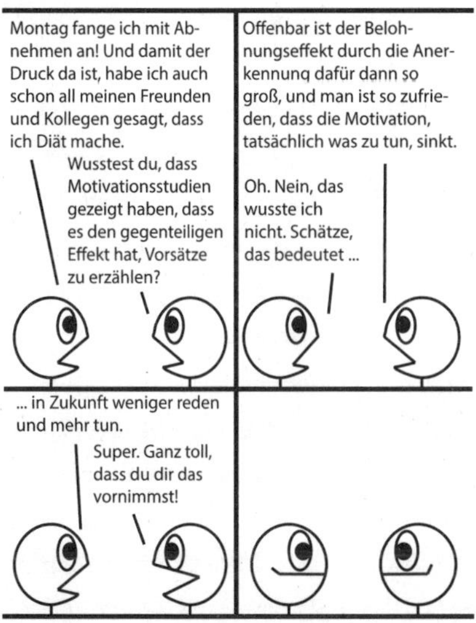
Montag fange ich mit Abnehmen an! Und damit der Druck da ist, habe ich auch schon all meinen Freunden und Kollegen gesagt, dass ich Diät mache.
Wusstest du, dass Motivationsstudien gezeigt haben, dass es den gegenteiligen Effekt hat, Vorsätze zu erzählen?
Offenbar ist der Belohnungseffekt durch die Anerkennung dafür dann so groß, und man ist so zufrieden, dass die Motivation, tatsächlich was zu tun, sinkt.
Oh. Nein, das wusste ich nicht. Schätze, das bedeutet ...
... in Zukunft weniger reden und mehr tun.
Super. Ganz toll, dass du dir das vornimmst!

2. Positive Fantasien und Realität. Am motivierendsten ist offenbar eine positive Zielfantasie in Kombination mit der harten Realität (Oettingen, 1996). Die harte Realität in Form von regelmäßigem Wiegen oder Messen, je nachdem, was man persönlich bevorzugt, ist nicht schwer herzustellen. Meine Motivationsfantasie war der erste Besuch bei meiner Familie – nach fast einem Jahr Abnehmen ohne ihr Wissen. Ich stellte mir vor, wie schockiert und begeistert meine Mutter sein würde. Es war dann übrigens fast so, wie ich es mir vorgestellt hatte. Zuletzt kannte sie mich mit 150 Kilo, beim Wiedersehen wog ich fast genau die Hälfte. Sie starrte mich etwa zwei Minuten komplett sprachlos an und war danach vollkommen begeistert. Diese Fantasie hatte mich sehr motiviert, gleichzeitig hatte ich mich täglich gewogen und die Kurve verfolgt, um zu errechnen, wie sich mein Gewicht bis zu dem Besuch voraussichtlich entwickeln würde.

3. Konkrete Vorsätze. Um »am Ball zu bleiben«, hat es sich (nicht nur) für mich bewährt, klar ausformulierte Vorsätze zu fassen. Anstelle von vagen Aussagen wie »Ich will mehr Sport machen« oder »Ich will jetzt öfter joggen« eher: »Jeden Abend vor der Tagesschau mache ich eine Viertelstunde Oberkörpertraining« oder »Jeden Dienstag und Donnerstag nach der Teamsitzung gehe ich direkt ins Fitnessstudio«. Wenn man Dinge so konkret an einen externen Auslöser knüpft, wird dem Hirn die Entscheidung (und die Suche nach Ausreden) sozusagen abgenommen, und es stellt sich einfacher ein Automatismus ein, der dazu führt, dass man nicht mehr hin und her überlegt, ob oder ob nicht, sondern es direkt tut.

4. Stimuluskontrolle. Klingt einfach, ist aber extrem effektiv: Verführungen nicht in Reichweite haben und stattdessen Dinge, die man tun will, in Sichtweite stellen. Keine Süßigkeiten daheim zu haben und extra gehen zu müssen, ist eine wesentlich höhere Hürde. Und wenn der Crosstrainer statt mit Klamotten zugedeckt in der Ecke jederzeit zugänglich vor dem Fernseher steht, ist die Überwindung wesentlich niedriger. Ich habe gute Erfahrung mit selbst gemachtem Popcorn als »Süßigkeit« (so wie ich es esse, nämlich fett- und zuckerfrei, ist es eigentlich ziemlich gesund und ballaststoffreich), es muss nämlich erst etwas umständlich zubereitet werden. Wissenschaftler haben darüber hinaus herausgefunden, dass Selbstkontrolle eine begrenzte Ressource ist. Wenn man also bereits mehrfach widerstehen musste, langt man beim nächsten Mal schneller zu, schlicht weil die *Widerstandskraft* schwindet (Muraven et al., 1998). Es ist also sinnvoll, die Verführungen zu begrenzen.

5. Alternativen vorbereiten. Es kann hilfreich sein, schon im Vorfeld eine Liste möglicher Aktivitäten zu erstellen, auf die man in bestimmten Situationen zurückgreifen kann als Alternative zum (Über)essen (z. B. im Falle von Anspannung: ein Bad nehmen, ein gutes Buch lesen, Lieblingsserie schauen, Spazierengehen, Entspannungsübungen wie Meditation oder Yoga).

6. Nährstoffhaushalt im Blick haben. Regelmäßige Blutuntersuchungen machen lassen, ggf. Zusatzpräparate und ausreichend Proteine einnehmen. Ein Mangel führt schnell zu Energieverlust, sodass man dauernd müde ist und keine Reserven mehr für Aktivitäten hat. Zum anderen kann ein Nährstoffmangel zu Wassereinlagerungen und damit zu Frust auf der Waage führen.

7. Protein. Eiweißreiche Mahlzeiten sättigen mehr, daher kann man leichter mit seinen Gelüsten umgehen, wenn es gelingt, proteinreiche Alternativen zum normalen Essen zu finden. Dass proteinreiche Ernährung bei gesunden Menschen die Nieren übermäßig belasten würde, ist bereits mehrfach widerlegt, etwa von Manninen (2004), der in einer ausführlichen Analyse bisheriger Studien keinerlei Beweise für Nieren- oder andere Schäden bei doppeltem bis dreifachem Konsum der empfohlenen Proteinmenge fand. Im Gegenteil erwies sich eine proteinreiche Ernährung als blutdrucksenkend und langfristig positiv mit Knochendicke assoziiert.

8. Ein Krafttraining-Basisprogramm. Geht völlig gratis mittels Youtube-Videos, sonstiger Anleitungen oder eben grundlegender Übungen wie Kniebeugen oder Liegestütze. Dabei sollte auf Muskelaufbau fokussiert werden, also immer wenn die Übung so einfach wird, dass man auch mehr als acht bis fünfzehn Wiederholungen problemlos schafft, die Übung mit (zusätzlichen) Gewichten erschweren, anstatt sie öfter zu machen. Statt dreihundert Kniebeugen also lieber drei mal zwölf Kniebeugen mit 10 Kilo Gewicht in der Hand. Dabei ist es wichtig, nicht jeden Tag dieselben Muskeln intensiv zu trainieren, sondern den trainierten Partien einen Ruhetag zwischen den Trainingseinheiten zu gönnen. In der Ruhezeit wächst der Muskel, und zu viel Training kann Muskelwachstum sogar verzögern.

9. Fünfzehn Minuten spazieren gehen. In mehreren Studien, etwa von Oh und Taylor (2012) oder Ledochowski (2015), zeigte sich fünfzehnminütiges zügiges Gehen als hoch effektiv, um Gelüste nach Schokolade oder anderen Süßigkeiten zu reduzieren. Nicht nur im akuten Fall, sondern auch präventiv sorgten fünfzehn Minuten Gehen dafür, dass in den nächsten Stunden weniger Lust auf Süßes bestand.

10. Tetris. Tetris? Ja, Tetris. Skorka et al. (2014) ermittelten in einer Untersuchung, dass auch einige Minuten Tetris-Spielen die Lust nach Süßigkeiten dämpft. Das liegt nach Meinung der Forscher daran, dass das visuelle Arbeitsgedächtnis beim konzentrierten Spiel abgelenkt ist und sich daher nicht mit Bildern von Süßkram zu beschäftigen. Wenn man Tetris nicht mag, funktionieren aber vermutlich auch andere visuell ansprechende Spiele oder Beschäftigungen.

11. Kleine zusätzliche Bewegungsroutinen. Perfekt sind kurze, aber intensive Anstrengungen, die den Kreislauf einmal schnell hochjagen. Wer also nicht die Zeit hat, länger Sport zu machen, tut schon viel, indem er fünf bis zehn Minuten intensiv die Treppe auf und ab rennt oder auf der Stelle joggt.

12. Grüner Tee. Unabhängig vom reinen Abnehmen ist Grüntee sehr gesundheitsfördernd: Er senkt den Blutdruck, ist gut fürs Herz, hilft gegen Stress und Depressionen, stärkt die Abwehrkräfte und gibt Energie. Kein Wundermittel, um schlank zu werden, aber der Tee kann durchaus helfen, die Grundlagen zu verbessern.

13. Wasser. Als einziges Negativ-Kalorien-Lebensmittel verbrennt es zwar nicht unendlich viele Kalorien, aber es ist gesund und hilft, dass nicht versehentlich Durstsignale als Hungersignale gelesen werden. Offenbar kann es hier zu »Verwechslungen« kommen, da der Hypothalamus (ein Bereich des Zwischenhirns) sowohl Appetit als auch Durst reguliert. Dehydration kann Signale auslösen, die dann fälschlich für Hunger gehalten werden. Laut Sprecherin der American Academy of Nutrition and Dietetics, Alissa Rumsey, ist es daher empfehlenswert, morgens direkt nach dem Aufstehen ein Glas Wasser zu trinken und bei Heißhunger zuerst einige Schlucke Wasser zu trinken und einige Minuten abzuwarten. Darüber hinaus verhindert viel Trinken die Bildung von Wassereinlagerungen.

14. Für Kalorienzähler gehören Küchenwaage (gibt es für ein paar Euro) und Kalorienzählprogramm zur Grundausstattung. Ich persönlich nutze die Seite fddb.info und bin damit sehr zufrieden. Wenn man sich ein Nutzerprofil anlegt, wird direkt der Kalorienbedarf berechnet (ich empfehle, grundsätzlich die Einstellung »gar kein Sport« zu nehmen, das ist das Sicherste).

15. Regelmäßiges Wiegen. Wann und wie man sich wiegt, ist Geschmackssache, wichtig ist nur, möglichst eine Routine beizubehalten, denn über den Tag hinweg schwankt das Gewicht stark. Ich persönlich wiege mich abends vor dem Schlafengehen, weil ich den Tag nicht mit einem Blick auf die Waage anfangen will und der Gedanke, mich gleich auf die Waage zu stellen, mich oft davor bewahrt, mir noch unnötigerweise einen späten Snack zu gönnen. Ich bevorzuge übrigens tägliches Wiegen, gerade wegen der starken Schwankungen. Würde ich mich nur einmal pro Woche wiegen und hätte ausgerechnet dann einen Ausreißer nach oben, würde mich das mehr stören, als wenn ich wüsste, dass ich gestern noch 1 Kilo weniger hatte und es sich um Wasser handeln muss.

16. Gewohnheiten. Mit geringerem Gewicht sind stabile Essensgewohnheiten verknüpft: Schlanke und Menschen, die stark abgenommen hatten, haben meist eine Essensroutine, der sie überwiegend im Alltag folgen. Das passt auch zu den Studien, denen zufolge eine allzu reichhaltige Auswahl zum Überessen verführt. Das bedeutet natürlich nicht, dass man nun nur noch von Magerquark und Salat leben muss, aber es ergibt durchaus Sinn, eine bestimmte Alltagsernährung zu suchen, die einem schmeckt und die man regelmäßig so zu sich nimmt.

17. Noch mal Gewohnheiten. Studien wie etwa von Neal et al. (2011) zeigen, dass wir gewohnheitsmäßig zu viel essen, selbst wenn es uns gar nicht besonders schmeckt. Regelmäßige Kinogänger etwa aßen im Kino auch schlecht zubereitetes Popcorn, obwohl sie dies in anderer Umgebung verschmähten. Ein ähnlicher Effekt trat ein, wenn statt der dominanten die nicht dominante Hand zum Essen benutzt wurde. Wann immer also die Gewohnheit unterbrochen wird, essen wir wesentlich bewusster, genießen mehr und nehmen weniger Kalorien auf. Es ist somit sinnvoll, öfter die Umgebung zu wechseln, mit der anderen Hand zu essen, den Tisch anders zu dekorieren, eben alles, was die gewohnte Essenssituation leicht verändert.

18. Emotionale Unterstützung. Die Umwelt wird vielleicht nicht immer unterstützend sein, aber es hilft, mit Menschen zu reden, die Ähnliches durchmachen oder eine ähnliche Einstellung vertreten. Persönlich habe ich sehr von der Reddit-Seite http://www.reddit.com/r/fatlogic profitiert. In dem Forum geht es darum, klassische »Fettlogik« zu kritisieren. Das Forum hat mich einerseits zum Titel dieses Buches inspiriert und andererseits in mehrfacher Hinsicht stark motiviert. Auch im realen Leben kann es sich empfehlen, sich Unterstützung zu suchen, wenn Freunde oder Bekannte nicht hilfreich sind. Also auf die Suche gehen nach Sportpartnern, am besten Menschen, die schon fitter sind als man selbst.

Der letzte Punkt war auch ein Grund, warum ich dieses Buch unbedingt schreiben wollte und weswegen ich nicht nur auf die körperlich-psychologischen Mechanismen eingegangen bin, sondern mich auch ausführlich über gesellschaftliche Entwicklungen geäußert habe. Es wird vermutlich zu Situationen kommen, in denen die Umwelt nicht nur nicht unterstützend ist, sondern einen sogar aktiv sabotiert oder einem Steine in den Weg legt. Zum einen soll dieses Buch dabei helfen, Mythen und Manipulationen zu erkennen (»Du isst zu wenig, um abzunehmen!«). Zum anderen soll es unterstützen, wann immer die Umwelt es nicht tut. Zu diesem Zweck habe ich auch die dazugehörige Website eingerichtet:

https://fettlogik.wordpress.com/

Sie soll allen Lesern die Möglichkeit bieten, zu kritisieren, zu ergänzen oder sich auszutauschen. Es ist jederzeit willkommen, Beiträge einzureichen, Fragen zu stellen oder einfach in den Kommentaren zu debattieren. Ich bemühe mich, die Website aktiv zu moderieren und mit aktuellen wissenschaftlichen Entwicklungen zum Thema Gewicht und Gesellschaft auf dem neusten Stand zu halten. Auch eigene Themen oder Erlebnisse, die den Rahmen dieses Buches gesprengt hätten, sowie konkretere Infos zu meiner eigenen Abnahme (Ernährung, Rezepte, Sportprogramm) werden dort behandelt. Ich würde mich freuen, wenn daraus eine aktive Gemeinschaft entsteht, die interessante Diskussionen liefert und sich gegenseitig Rückhalt bietet, um den Wirkungsbereich dieses Buches noch zu erweitern.

Quellenverzeichnis

ABC-News (2013) Early Puberty Tops List of Surprising Obesity Effects. Online unter: http://abcnews.go.com/Health/obesity-tied-early-puberty/story?id=20788754#3

Adams, K.F, Schatzkin, A., Harris, T.B., Kipnis, V., Mouw, T., Ballard-Barbash, R., Hollenbeck, A. & Leitzmann, M.F. (2006) Overweight, obesity, and mortality in a large prospective cohort of persons 50 to 71 years old. New England Journal of Medicine. 355(8), 763 – 78.

Al-Adsani, H., Hoffer, L.J. & Silva, J.E. (2013) Resting Energy Expenditure is Sensitive to Small Dose Changes in Patients on Chronic Thyroid Hormone Replacement. The Journal of Clinical Endocrinology & Metabolism. 82(4), 1118 – 1125.

Alpert, S.S. (2005) A limit on the energy transfer rate from the human fat store in hypophagia. Journal of theoretical Biology. 233(1), 1 – 13.

Amatruda, J., Statt, M. & Welle, S. (1993) Total and resting energy expenditure in obese women reduced to ideal body weight. Journal of Clinical Investigation, 92, 1236 – 1242.

American Heart Association (2013) 2013 AHA/ACC/TOS Guideline for the Management of Overweight and Obesity in Adults. Online unter: http://circ.ahajournals.org/content/early/2013/11/11/01.cir.0000437739.71477.ee

Anderson, J.W., Konz, E.C., Frederich, R.C. & Wood C.L. (2001) Long-term weight-loss maintenance: a meta-analysis of US studies. American Journal of Clinical Nutrition. 74(5), 579 – 584.

Appleton, S.L., Seaborn, C.J., Visvanathan, R., Hill, C.L., Gill, T.K., Taylor, A.W. & Adams, R.J. (2013) Diabetes and cardiovascular disease outcomes in the metabolically healthy obese phenotype: a cohort study. Diabetes Care. 36(8), 2388 – 2394.

Archer, E., Hand, G.A. & Blair S.N. (2013) Validity of U.S. Nutritional Surveillance: National Health and Nutrition Examination Survey Caloric Energy Intake Data, 1971 – 2010. PLoS ONE 8(10): 10.1371/annotation/c313df3a-52bd-4cbe-af14-6676480d1a43. doi: 10.1371/annotation/c313df3a-52bd-4cbe-af14-6676480d1a43

Archer, E., Hand, G.A., Hébert, J.R., Lau, E.Y., Wang, X., Shook, R.P., Fayad, R., Lavie, C.J. & Blair, S.N. (2013) Validation of a Novel Protocol for Calculating Estimated Energy Requirements and Average Daily Physical Activity Ratio for the US Population: 2005 – 2006. Mayo Clinic Proceedings. 88(12), 1398 – 1407.

Armitage, C.J., Wright, C.L., Parfitt, G., Pegington, M., Donnelly, L.S. & Harvie, M.N. (2014) Self-efficacy for temptations is a better predictor of weight loss than motivation and global self-efficacy: Evidence from two prospective studies among overweight/obese women at high risk of breast cancer. Patient Education and Counseling. 95(2), 254 – 258.

Arnold, M., Pandeya, N., Byrnes, G., Renehan, A.G., Stevens, G.A., Ezzati, M., Ferlay, J., Miranda, J., Romieu, I., Dikshit, R., Forman, D. & Soerjomataram, I. (2014) Global burden of cancer attributable to high body-mass index in 2012: a population-based study. The Lancet Oncology, Early Online Publication, 26 November 2014

BBCNews (2014) Skirt size increase linked to breast cancer risk, says study Online unter: http://www.bbc.com/news/health-29351249

BBCNews (2015) Parents rarely spot child obesity. Online unter: http://www.bbc.com/news/health-32069699

Bell, J.A., Hamer, M., Sabia, S., Singh-Manoux, A., Batty, G.D. & Kivimaki, M. (2015) The Natural Course of Healthy Obesity Over 20 Years. Journal of the American College of Cardiology. 65(1), 101 – 102.

Bellisle, F. & Drewnowski, A. (2007) Intense sweeteners, energy intake and the control of body weight. European Journal of Clinical Nutrition. 61, 691 – 700.

Bellisle, F, McDevitt, R. & Prentice, A.M. (1997) Meal frequency and energy balance. The British Journal of Nutrition. 77(1), 57 – 70.

BFR (2014) Bewertung von Süßstoffen und Zuckeraustauschstoffen. Online unter: http://www.bfr.bund.de/cm/343/bewertung_von_suessstoffen.pdf

Bennett, W.L., Wang, N., Gudzune, K.A., Dalcin, A.T., Bleich, S.N., Appel, L.J. & Clark, J.M. (2015) Satisfaction with primary care provider involvement is associated with greater weight loss: Results from the practice-based POWER trial. Patient Education and Counseling. 98(9), 1099 – 1105.

Berman, M.G., Kross, E., Krpan, K.M., Askren, M.K., Burson, A., Deldin, P.J., Kaplan, S., Sherdell, L., Gotlib, I.H. & Jonides, J. (2012) Interacting with nature improves cognition and affect for individuals with depression. Journal of Affective Disorders. 140(3), 300 – 305.

Berrington de Gonzalez, A., Hartge, P., Cerhan, J.R., Flint, A.J., Hannan, L., MacInnis, R.J., Moore, S.C., Tobias, G.S., Anton-Culver, H., Beane Freeman, L., Beeson, W.L., Clipp, S.L., English, D.R., Folsom, A.R.,

Freedman, D.M., Giles, G., Hakansson, N., Henderson, K.D., Hoffman-Bolton, J., Hoppin, J.A., Koenig, K.L., Lee, I.M., Linet, M.S., Park, Y., Pocobelli, G., Schatzkin, A., Sesso, H.D., Weiderpass, E., Willcox, B.J., Wolk, A., Zeleniuch-Jacquotte, A., Willett, W.C. & Thun, M.J. (2010) Body-Mass Index and Mortality among 1.46 Million White Adults. New England Journal of Medicine. 363, 2211 – 2219.

Black, J.A., Park, M., Gregson, J., Falconer, C.L., White, B., Kessel, A.S., Saxena, S., Viner, R.M. & Kinra, S. (2015) Child obesity cut-offs as derived from parental perceptions: cross-sectional questionnaire. Online unter: http://bjgp.org/content/65/633/e234

Black, R.N., Spence, M., McMahon, R.O., Cuskelly, G.J., Ennis, C.N., McCance, D.R., Young, I.S., Bett, P.M. & Hunter, S.J. (2006) Effect of Eucaloric High- and Low-Sucrose Diets With Identical Macronutrient Profile on Insulin Resistance and Vascular Risk – A Randomized Controlled Trial. Diabetes. 55(12), 3566 – 3572.

Bleske-Rechek, A., Kolb, C.M., Steffes Stern, A., Quigley, K. & Nelson, L.A. (2014) Face and Body: Independent Predictors of Women's Attractiveness. Archives of Sexual Behavior. 43(7), 1355 – 1365.

Bloomberg (2011) Myth of Zaftig Marilyn: Virginia Postrel. Online unter: http://www.bloomberg.com/news/articles/2011-06-24/hollywood-auction-ends-myth-of-zaftig-marilyn-virginia-postrel

BMJ (2014) Higher sugar intake linked to raised risk of cardiovascular mortality, study finds. Online verfügbar: http://www.bmj.com/content/348/bmj.g1352

Burton, S., Creyer, E.H., Kees, J. & Huggins, K. (2006) Attacking the Obesity Epidemic: The Potential Health Benefits of Providing Nutrition Information in Restaurants. Journal of Public Health. 96 (9), 1669 – 1675.

Bralic, I., Tahirovic, H., Matanic, D., Vrdoljak, O, Stojanović-Špehar, S., Kovaĉic, V. & Blažeković-Milakovic, S. (2012) Association of early menarche age and overweight/obesity. Journal of Pediatric Endocrinology and Metabolism, 25, 57 – 62.

Brehm, S.S., Kassin, S.M. & Fein, S. (2002) Social Psychology. Fifth Edition. Boston: Houghton Mifflin Company

Byrne, C.E., Accurso, E.C., Arnow, k.D., Lock, J. & Le Grange, D. (2015) An exploratory examination of patient and parental self-efficacy as predictors of weight gain in adolescents with anorexia nervosa. International Journal of Eating Disorders. DOI: 10.1002/eat.22376

Calle, E.E, Thun, M.J., Petrelli, J.M., Rodriguez, C., & Heath, C.W. (1999) Body-Mass Index and Mortality in a Prospective Cohort of U.S. Adults. New England Journal of Medicine, 341, 1097 – 1105.

Cameron, J.D, Cyr, M.J. & Doucet, E. (2010) Increased meal frequency does not promote greater weight loss in subjects who were prescribed an 8-week equi-energetic energy-restricted diet. The British Journal of Nutrition. 103(8), 1098 – 1101.

Carels, R.A., Rossi, J., Borushok, J., Taylor, M.B., Kiefner-Burmeister, A., Cross, N., Hinman, N. & Burmeister, J.M. (2015) Changes in Weight Bias and Perceived Employability Following Weight Loss and Gain. Obesity Surgery. E-pub.

Carpenter, K.M., Hasin, D.S., Allison, D.B. & Faith, M.S. (2000) Relationships between obesity and DSM-IV major depressive disorder, suicide ideation, and suicide attempts: results from a general population study. American Journal of Public Health. 90(2), 251 – 257.

Carraça, E.V., Silva, M.N., Markland, D., Vieira, P.N., Minderico, C.S., Sardinha, L.B. & Teixeira, P.J. (2011) Body image change and improved eating self-regulation in a weight management intervention in women. International Journal of Behavioral Nutrition and Physical Activity. 8(75),

Carrillo, A.E. & Flouris, A.D. (2011) Caloric restriction and longevity: Effects of reduced body temperature. Ageing Research Reviews. 10(1), 153 – 162.

CBC News (2015) Diet research built on a ›house of cards‹? Nutrition studies depend on people telling the truth. But they don't. Online verfügbar: http://www.cbc.ca/news/health/diet-research-built-on-a-house-of-cards-1.2968704

CDC: Heart health concerns for NFL Players. Online unter: http://www.cdc.gov/niosh/pgms/worknotify/pdfs/NFL_Notification_01.pdf

Champagne, C.M., Bray, G.A., Kurtz, A.A., Monteiro, J.B., Tucker, E., Volaufova, J. & Delany, J.P. (2002) Energy intake and energy expenditure: a controlled study comparing dietitians and non-dietitians. Journal of the American Dietetic Association. 102(10),1428 – 1432.

Chang, Y, Kim, B., Yun, K.E., Cho, J., Zhang, Y., Rampal, S., Zhao, D., Jung, H., Choi, Y., Ahn, J., Lima, J.A.C., Shin, H., Guallar, E. & Ryu, S. (2014) Metabolically-Healthy Obesity and Coronary Artery Calcification. Journal of the American College of Cardiology. 63(24), 2679 – 2686.

Chastein, R. (2013) My big fat finished marathon. Online verfügbar: http://www.thefrisky.com/2013-12-09/true-story-my-big-fat-finished-marathon/

Chavarro, J.E., Toth, T.L., Wright, D.L., Meeker, J.D. & Hauser, R. (2010) Body mass index in relation to semen quality, sperm DNA integrity, and serum reproductive hormone levels among men attending an infertility clinic. Fertility and Sterility. 93(7), 2222 – 2231.

Chiolero, A., Faeh, D., Paccaud, F. & Cornuz, J. (2008) Consequences of smoking for body weight, body fat distribution, and insulin resistance. American Journal of Clinical Nutrition. 87(4), 801 – 809.

Chirinos, J.A., Gurubhagavatula, I., Teff, K., Rader, D.J., Wadden, T.A., Townsend, R., Foster, G.D., Maislin, G., Saif, H., Broderick, P., Chittams, J., Hanlon, A.L. & Pack, A.I. (2014) CPAP, Weight Loss, or Both for Obstructive Sleep Apnea. New England Journal of Medicine. 370, 2265 – 2275.

Choi, H.K, Atkinson, K., Karlson, E.W. & Curhan, G. (2005) Obesity, Weight Change, Hypertension, Diuretic Use, and Risk of Gout in MenThe Health Professionals Follow-up Study. Archives of Internal Medicine. 165(7), 742 – 748.

Christakis, N.A. & Fowler, J.H. (2007) The Spread of Obesity in a Large Social

Network over 32 Years. The New England Journal of Medicine (357), 370 – 379.

Church, T.S., Thomas, D.M., Tudor-Locke, C., Katzmarzyk, P.T., Earnest, C.P., et al. (2011) Trends over 5 Decades in U.S. Occupation-Related Physical Activity and Their Associations with Obesity. PLoS ONE 6(5): e19657.

Citymarathon (2015) Deutschland macht (kein) Sport. Online unter: http://citymarathon.blog.de/2009/05/25/deutschland-macht-sport-6175492/

Clark, A.M., Thornley, B., Tomlinson, L., Galletley, C. & Norman, R.J. (1998) Weight loss in obese infertile women results in improvement in reproductive outcome for all forms of fertility treatment. Human Reproduction, *13(6), 1502 – 1505.*

Clarke, P., Engelaer, F. & Bauman, A. (2012) Olympians live longer than the general population … but cyclists have no survival advantage over golfers. Online unter: http://www.bmj.com/press-releases/2012/12/13/olympians-live-longer-general-population-cyclists-have-no-survival-advanta

ClevelandClinic (2013) Obesity: A Risk Factor for Alzheimer's. Online verfügbar: http://health.clevelandclinic.org/2013/10/obesity-a-risk-factor-for-alzheimers/

CNN (2010)Twinkie diet helps nutrition professor lose 27 pounds. Online verfügbar: http://edition.cnn.com/2010/HEALTH/11/08/twinkie.diet.professor/

CNN (2012) Weight loss may reverse artery clogging, study suggests. Online verfügbar: http://edition.cnn.com/2010/HEALTH/03/01/weight.loss.reverse.artery.clogs/

Colditz, G.A., Willett, W.C., Rotnitzky, A. & Manson, J.E. (1995) Weight Gain as a Risk Factor for Clinical Diabetes Mellitus in Women. Annals of Internal Medicine. 122(7), 481 – 486.

Crocker, M.K., Stern, E.A., Sedaka, N.M., Shomaker, L.B., Brady, S.M., Ali, A.H., Shawker, T.H., Hubbard, V.S. & Yanovski J.A. (2014) Sexual Dimorphisms in the Associations of BMI and Body Fat with Indices of Pubertal Development in Girls and Boys. The Journal of Clinical Endocrinology & Metabolism. 99(8), 1519 – 1529.

Crowley, N., Borckardt, J., Budak, A.R., Byrne, T.K. & Thomas, S. (2011) Predicting Weight Loss Success One Year After Gastric Bypass Surgery Using the Inventory of Binge Eating Situations. Online verfügbar: http://www.muschealth.com/nutrition/documents/Distiguished%20Dietitian%20Award%20Entries/GPposter%20abstract.pdf

Cuddy, A. (2012) Your body language shapes who you are. Online unter: https://www.youtube.com/watch?v=Ks-_Mh1QhMc

Cummings, J.M. & Rodning, C.B. (2000) Urinary Stress Incontinence Among Obese Women: Review of Pathophysiology Therapy. International Urogynecology Journal. 11(1), 41 – 44.

da Luz, F.Q., Hay, P., Gibson, A.A., Touyz, S.W., Swinbourne, J.M., Roekenes, J.A. & Sainsbury, A. (2015) Does severe dietary energy restriction increase binge eating in overweight or obese individuals? A systematic review. Obesity Reviews. 16(8), 652 – 665.

DailyMail (2007) Scientists discover why thin people dislike fat people. Online verfügbar: http://web.archive.org/web/20090321045533/http://www.dailymail.co.uk/news/article-471711/Scientists-discover-people-dislike-fat-people.html

DailyMail (2015) Are you a drinkorexic? Rising number of women are swapping food calories for alcoholic ones, experts warn. Online unter: http://www.dailymail.co.uk/health/article-2947890/Are-drinkorexic-Rising-number-women-swapping-food-calories-alcoholic-ones-experts-warn.html

DailyMail (2015) Lean meat, papaya and apples: The ten guilt-free foods that burn MORE calories than they contain. Online unter: http://www.dailymail.co.uk/femail/food/article-2961282/The-ten-guilt-free-foods-burn-calories-contain.html

DailyMail (2015) Mother whose daughter died after taking diet pills she bought online reveals she had been bullied at school for being ginger and pleads for others ›not to take the nasty drug‹. Online unter: http://www.dailymail.co.uk/news/article-3048862/Mother-daughter-died-buying-diet-pills-online-makes-impassioned-plea-not-nasty-drug.html

Dagfinn, A., Saugstad, O.D., Henriksen, T. & Tonstad, S. (2014) Maternal Body Mass Index and the Risk of Fetal Death, Stillbirth, and Infant DeathA Systematic Review and Meta-analysis. Journal of the American Medical Association. 311(15), 1536 – 1546.

De Laet, C., Kanis, J.A., Odén, A., Johanson, H., Johnell, O., Delmas, P., Eisman, J.A., Kroger, H., Fujiwara, S., Garnero, P., McCloskey, E.V., Mellstrom, D., Melton 3rd, L.J., Meunier, P.J., Pols, H.A.P., Reeve, J., Silman, A. & Tenenhouse, A. (2005) Body mass index as a predictor of fracture risk: A meta-analysis. Osteoporosis International. 16(11), 1330 – 1338.

Dhabuwala, A., Cannan, R.J. & Stubbs, R.S. (2000) Improvement in Co-Morbidities Following Weight Loss From Gastric Bypass Surgery. Obesity Surgery. 10(5), 428 – 435.

Diabetes Prevention Program Research Group (2009) 10-year follow-up of diabetes incidence and weight loss in the Diabetes Prevention Program Outcomes Study. The Lancet. 374(9702) 1677 – 1686.

Discovery (2014) Weight Discrimination Is Surprisingly Rare, Study Finds. Online verfügbar: http://news.discovery.com/human/psychology/weight-discrimination-is-surprisingly-rare-study-finds-141007.htm

DiscoveryMagazine (2006) DNA Is Not Destiny: The New Science of Epigenetics: Discoveries in epigenetics are rewriting the rules of disease, heredity, and identity. Online verfügbar: http://discovermagazine.com/2006/nov/cover

Dixon, J.B., Dixon, M.E. & O'Brien,P.E. (2003) Depression in Association With Severe Obesity Changes With Weight Loss. Archives of Internal Medicine. 163(17), 2058 – 2065.

Dobrosielski, D.A., Patil, S., Schwartz, A.R., Bandeen-Roche, K. & Stewart, K.J. (2014) Effects of Exercise and Weight Loss in Older Adults with Obstructive Sleep Apnea. Medicine and Science in Sports and Exercise. 47(1), 20 – 26.

Donahoo, W.T., Levine, J.A. & Melanson, E.L. (2004) Variability in energy expenditure and its components. Current Opinion in Clinical Nutrition and Metabolic Care. 7(6), 599 – 605.

Doyne, E.J., Ossip-Klein, D.J., Bowman, E.D., Osborn, K.M., McDougall-Wilson, I.B. & Neimeyer, R.A. (1987) Running versus weight lifting in the treatment of depression. Journal of Consulting and Clinical Psychology, Vol 55(5), 748 – 754.

Dulloo, A.G., Duret, C., Rohrer, D., Girardier, L., Mensi, N., Fathi, M., Chantre, P. & Vandermander, J. (1999) Efficacy of a green tea extract rich in catechin polyphenols and caffeine in increasing 24-h energy expenditure and fat oxidation in humans. American Journal of Clinical Nutrition. 70(6), 1040 – 1045.

Duncan, D.T., Hansen, A.R., Wang, W., Yan, F., & Zhang J. (2015) Childhood Obesity. 11(4): 384-393. doi:10.1089/chi.2014.0104.

Eckel, R.H. & Krauss, R.M. (1998) American Heart Association Call to Action: Obesity as a Major Risk Factor for Coronary Heart Disease. Circulation. 97, 2099 – 2100.

Eneli, I.U., Skybo, T. & Camargo, C.A. (2008) Weight loss and asthma: a systematic review. Thorax. 63, 671 – 676.

Evening Standard (2012) Almost one third of London men are too fat to see their own genitals, study finds. Online unter: http://www.standard.co.uk/news/health/almost-one-third-of-london-men-are-too-fat-to-see-their-own-genitals-study-finds-8191932.html

Fabricatore, A.N., Wadden, T.A., Higginbotham, A.J., Faulconbridge, L.F., Nguyen, A.M., Heymsfield, S.B. & Faith, M.S. (2011) Intentional weight loss and changes in symptoms of depression: a systematic review and meta-analysis. International Journal of Obesity. 35, 1363 – 1376.

Faries, M.D. & Bartholomew, J.B. (2012) The role of body fat in female attractiveness. Evolution and Human Behaviour. 33, 672 – 681.

Feelguide (2015) New Research Discovers That Depression Is An Allergic Reaction To Inflammation. Online verfügbar: http://www.feelguide.com/2015/01/06/new-research-discovers-tha-depression-is-an-allergic-reaction-to-inflammation/

Fernandes, M.F., Matthys, D., Hryhorczuk, C., Sharma, S., Mogra, S., Alquier,T. & Fulton, S. (2015) Leptin Suppresses the Rewarding Effects of Running via STAT3 Signaling in Dopamine Neurons. Cell Metabolism. DOI: http://dx.doi.org/10.1016/j.cmet.2015.08.003

Ferrada, P., Anand, R.J., Malhotra, A. & Aboutanos, M. (2014) Obesity Does Not Increase Mortality after Emergency Surgery. Journal of Obesity, vol. 2014, Article ID 492127, 3 pages, 2014. doi:10.1155/2014/492127.

Finlayson, G., Caudwell, P., Gibbons, C., Hopkins, M., King, N. & Blundell, J. (2011) Low Fat Loss Response after Medium-Term Supervised Exercise in Obese Is Associated with Exercise-Induced Increase in Food Reward. Journal of Obesity. Online unter: http://www.ncbi.nlm.nih.gov/pmc/articles/PMC2945657/

Fisher, C. I., Hahn, A.C., DeBruine, L.M. & Jones, B.C. (2014) Integrating shape cues of adiposity and color information when judging facial health and attractiveness. Perception 43(6), 499 – 508.

Flegal, K.M., Kit, B.K., Orpana, H. & Graubard, B. I. (2013) Association of All-Cause Mortality With Overweight and Obesity Using Standard Body Mass Index CategoriesA Systematic Review and Meta-analysis. *Journal of the American Medical Association* 309(1), 71 – 82.

Galuska, D.A., Will, J.C., Serdula, M.K. & Ford, E.S. (1999) Are Health Care Professionals Advising Obese Patients to Lose Weight? Journal of the American Medical Association. 282(16), 1576 – 1578.

Geier, A.B., Rozin, P. & Doros, G. (2006). Unit bias. A new heuristic that helps explain the effect of portion size on food intake. Psychological Science, 17, 521 – 525.

Geiss, L.S., Wang, J., Cheng, Y.J., Thompson, T.J., Barker, L., Li, Y., Albright, A.L. & Gregg, E.W. (2014) Prevalence and Incidence Trends for Diagnosed Diabetes Among Adults Aged 20 to 79 Years, United States, 1980 – 2012. JAMA. 312(12), 1218 – 1226.

GlamAmor (2012) Sizing up old Hollywood. Online unter: http://www.glamamor.com/2013/08/sizing-up-old-hollywood-heights-weights.html

Golay, A., Allaz, A.F., Ybarra, J., Bianchi, P., Saraiva, S., Mensi, N., Gomis, R. & de Tonnac, N. (2000) Similar weight loss with low-energy food combining or balanced diets. International journal of obesity and related metabolic disorders. 24(4), 492 – 496.

Golay, A., Eigenheer, C., Morel, Y., Kujawski, P., Lehmann, T. & de Tonnac, N. (1996) Weight-loss with low or high carbohydrate diet? International journal of obesity and related metabolic disorders. 20(12), 1067 – 1072.

Goldstein, D.J. (1992) Beneficial health effects of modest weight loss. International Journal of Obesity and Related Metabolic Disorders:

Journal of the International Association for the Study of Obesity 16(6), 397 – 415.

Grodstein, M., Goldman, M.B. & Cramer, D.W. (1994) Body Mass Index and Ovulatory Infertility. *Epidemiology*, 5(2), 247 – 250.

Guh, D.P., Zhang, W., Bansback, N., Amarsi, Z., Birmingham, C.L. & Anis, A.H. (2009) The incidence of co-morbidities related to obesity and overweight: a systematic review and meta-analysis. BMC Public Health. 9:88.

Gudbergsen, H. (2012) Weight loss is effective for symptomatic relief in obese subjects with knee osteoarthritis independently of joint damage severity assessed by high-field MRI and radiography. Osteoarthritis and Cartilage. 20(6), 495 – 502.

Gunstad, J., Strain, G., Devlin, M.J., Wing, R., Cohen, R.A., Paul, R.H., Crosby, R.D. & Mitchell, J.E. (2010) Improved memory function 12 weeks after bariatric surgery. Surgery for obesity and related diseases. 7(4), 465 – 472.

Guyenet, S. (2014) Why Do We Overeat? A Neurobiological Perspective. Vortrag online verfügbar: https://www.youtube.com/watch?v=Mp2p4TdLn_8

Hakala, K., Stenius-Aarniala, B. & Sovija_rvi, A. (2000) Effects of Weight Loss on Peak Flow Variability, Airways Obstruction, and Lung Volumes in Obese Patients With Asthma. Chest. 118(5), 1315 – 1321.

Hammoud, A.O., Wilde, N., Gibson, M., Parks, A., Carrell, D.T. & Meikle, A.W. (2008) Male obesity and alteration in sperm parameters. Fertility and Sterility. 90(6), 2222 – 2225.

Hari, J. (2015) The Likely Cause of Addiction Has Been Discovered, and It

Is Not What You Think. Online verfügbar: http://www.huffingtonpost.com/johann-hari/the-real-cause-of-addicti_b_6506936.html

Hauner H., Bramlage, P., Lösch, C., Schunkert, H., Wasem, J., Jöckel, K. & Moebus, S. (2008) Übergewicht, Adipositas und erhöhter Taillenumfang. Regionale Prävalenzunterschiede in der hausärztlichen Versorgung. Deutsches Ärzteblatt. 105(48), 827-33; DOI: 10.3238/arztebl.2008.0827

Haupt, A., Thamer, C., Staiger, H., Tschritter, O., Kirchhoff, K. & Machicao, F. (2009). Variation in the FTO gene influences food intake but not energy expenditure. Experimental and Clinical Endocrinology & Diabetes. 117(4), 194 – 197.

HealthDay (2013) As Years Spent Obese Rise, So Do Heart Risks. Verfügbar unter: http://consumer.healthday.com/vitamins-and-nutritional-information-27/obesity-health-news-505/as-years-spent-obese-rise-so-do-heart-risks-678335.html

Herz, A. (1997) Endogenous opioid systems and alcohol addiction. Psychopharmacology. 129(2), 99 – 111.

Hewitt, P.L., Coren, S. & Steel, G.D. (2001) Death from anorexia nervosa: age span and sex differences. Aging & Mental Health. 5(1), 41 – 6.

Hofstetter, A., Schutz, Y., Jéquier, E. & Wahren, J. (1986) Increased 24-hour energy expenditure in cigarette smokers. New England Journal of Medicine. 314(2), 79 – 82.

Hollands, G.J., Shemilt, I., Marteau, T.M., Jebb, S.A., Lewis, H.B., Wei, Y., Higgins, J. & Ogilvie, D. (2015) Portion, package or tableware size for changing selection and consumption of food, alcohol and tobacco. Wiley Online Library: http://onlinelibrary.wiley.com/enhanced/doi/10.1002/14651858.CD011045.pub2#pdf-section

Hoshi, A. & Inaba, Y. (1995) [Risk factors for mortality and mortality rate of sumo wrestlers]. Japanese Journal of Hygiene. 50(3), 730 – 736.

Högström, G., Nordström, A. & Nordström, P. (2014) High aerobic fitness in late adolescence is associated with a reduced risk of myocardial infarction later in life: a nationwide cohort study in men. Online verfügbar: http://dx.doi.org/10.1093/eurheartj/eht527

Hurst, R.T., Burke, R.F., Wissner, E., Roberts, A., Kendall,C.B., Lester, S.J., Somers, J., Goldman, M.E., Wu, Q. & Khandheria, B. (2010) Incidence of Subclinical Atherosclerosis as a Marker of Cardiovascular Risk in Retired Professional Football Players. The American Journal of Cardiology. 105(8), 1107 – 1111.

Janowitz, D., Wittfeld, K., Terock, J., Freyberger, H.J., Hegenscheid, K., Völzke, H., Habes, M., Hosten,N., Friedrich, N., Nauck, M., Domanska, G. & Grabe, H.J. (2015) Association between waist circumference and gray matter volume in 2344 individuals from two adult community-based samples. NeuroImage.122(15), 149 – 157.

Jebb, S.A., Goldberg, G.R., Coward, W.A., Murgatroyd, P.R. & Prentice, A.M. (1991) Effects of weight cycling caused by intermittent dieting on metabolic rate and body composition in obese women. International Journal of Obesity. 15(5), 367 – 374.

Jeffrey, R.W., Wing, R.R. & French, S.A. (1992) Weight cycling and cardiovascular risk factors in obese men and women. American Journal of Clinical Nutrition. 55(3), 641 – 644.

Jeukendrup, A.E. (2011) Nutrition for endurance sports: Marathon, triathlon, and road cycling. Journal of Sports Sciences, 29:sup1, S91-S99, DOI: 10.1080/02640414.2011.610348

Johansson L, Solvoll K., Bjørneboe G.E. & Drevon C.A. (1998) Under-

and overreporting of energy intake related to weight status and lifestyle in a nationwide sample. American Journal of Clinical Nutrition. 68 (2), 266 – 274.

Jonsson, S., Hedblad, B., Engström, G., Nilsson, P., Berglund, G. & Janzon, L. (2002) Influence of obesity on cardiovascular risk. Twenty-three-year follow-up of 22,025 men from an urban Swedish population. International Journal of Obesity and Related Metabolic Disorders: Journal of the International Association for the Study of Obesity 26(8), 1046 – 1053.

Johnstone, A. M., Murison, S. D., Duncan, J. S., Rance, K. A., Speakman, J. R. & Koh, Y. (2005). Factors influencing variation in basal metabolic rate include fat-free mass, fat mass, age, and circulating thyroxine but not sex, circulating leptin, or triiodothyronine. American Journal of Clinical Nutrition. 82(5), 941 – 948.

Johnston, B.C., Kanters, S., Bandayrel, K., Wu, P., Naji, F., Siemieniuk, R.A., Ball, G.D.C., Busse, J.W., Thorlund, K., Guyatt, G., Jansen, J.P. & Mills, E.J. (2014) Comparison of Weight Loss Among Named Diet Programs in Overweight and Obese Adults A Meta-analysis. Journal of the American Medical Association. 312(9), 923 – 933.

Josefsson, T., Lindwall, M. & Archer, T. (2014) Physical exercise intervention in depressive disorders: Meta-analysis and systematic review. Scandinavian Journal of Medicine & Science in Sports 24(2), 259 – 272.

Kang, S., Kyung, C., Park, J.S., Kim, S., Lee, S., Kim, M.K., Kim, H.K., Kim, K.R., Jeon, T.J. & Ahn, C.W. (2014) Subclinical vascular inflammation in subjects with normal weight obesity and its association with body Fat: an F-FDG-PET/CT study. Cardiovascular Diabetology. 13(70)

Karremans, J.C., Frankenhuis, W.E. & Arons, S. (2010) Blind men prefer a low waist-to-hip ratio. Evolution & Human Behavior. 31(3), 182 – 186.

Keel, P.K. & Klump, K.L (2003) Are Eating Disorders Culture-Bound Syndromes? Implications for Conceptualizing Their Etiology. Psychological Bulletin. 129(5), 747 – 769.

Kimura, K., Ozeki, M., Juneja, L. & Ohira, H. (2007): L-Theanine reduces psychological and physiological stress responses. *Biological Psychology* 74(1), 39 – 45.

King, N.A. & Blundell, J.E. (1995) High-fat foods overcome the energy expenditure induced by high-intensity cycling or running. European Journal of Clinical Nutrition. 49(2), 114 – 123.

Kitahara, C.M., Flint, A.J., Berrington de Gonzalez, A., Bernstein, L., Brotzman, M., MacInnis, R.J., Moore, S.C., Robien, K., Rosenberg, P.S., Singh, P.M., Weiderpass, E., Adami, H.O., et al. (2014) Association between Class III Obesity (BMI of 40-59 kg/m^2) and Mortality: A Pooled Analysis of 20 Prospective Studies. PLoS One. DOI: 10.1371/journal.pmed.1001673

Kort, J.D., Winget, C., Kim, S.H. & Lathi, R.B. (2014) A retrospective cohort study to evaluate the impact of meaningful weight loss on fertility outcomes in an overweight population with infertility. Fertility and Sterility. 101(5), 1400 – 1403.

Kramer, C.K., Zinman, B. & Retnakaran, R. (2013) Are Metabolically Healthy Overweight and Obesity Benign Conditions?: A Systematic Review and Meta-analysis. Annals of Internal Medicine 159(11), 758 – 769.

Kristensen, J., Vestergaard, M., Wisborg, K., Kesmodel, U. & Secher, N.J. (2005) Pre-pregnancy weight and the risk of stillbirth and neonatal death. International Journal of Obstetrics & Gynaecology. 112(4), 403 – 408.

Kroke, A., Klipstein-Grobusch, K., Voss, S., Mosender, J., Thielecke, F., Noack, R., Boeing, H. (1999) Validation of a self-administered food-frequency questionnaire administered in the European prospective investigation into cancer and nutrition (EPIC) study: comparison of energy, protein, and macronutrient intakes estimated with the doubly-labeled water, urinary nitrogen, and repeated 24-h dietary recall methods. *American Journal of Clinical Nutrition.* 70, 439 – 447.

Kuhnle, G.C., Tasevska, N., Lentjes, M., Griffin, J.L., Sims, M.A., Richardson, L., Aspinall, S.M., Mulligan, A.A., Luben, R.N. & Khaw, K-K. (2015) Association between sucrose intake and risk of overweight and obesity in a prospective sub-cohort of the European Prospective Investigation into Cancer in Norfolk (EPIC-Norfolk). Public Health Nutrition. DOI: http://dx.doi.org/10.1017/S1368980015000300

Ledochowski, L., Ruedl, G., Taylor, A.H. & Kopp, M. (2015). Acute Effects of Brisk Walking on Sugary Snack Cravings in Overweight People, Affect and Responses to a Manipulated Stress Situation and to a Sugary Snack Cue: A Crossover Study. PLOS Online unter: http://journals.plos.org/plosone/article?id=10.1371/journal.pone.0119278

Lichtman, S.W., Pisarska, K., Berman, E.R., Pestone, M., Dowling, H., Offenbacher, E., Weisel, H., Heshka, S., Matthews, D.E. & Heymsfield, S.B. (1992) Discrepancy between self-reported and actual caloric intake and exercise in obese subjects. The New Englad Journal of Medicine. 327 (37), 1893 – 1898.

Locke, E.A., Latham, G.P. (1990). A Theory of Goal-Setting and Task Performance. Englewood Cliffs, NJ: Prentice Hall

Locke, E.A., Latham, G.P. (2002). Building a Practically Useful Theory of Goal Setting and Task Motivation. American Psychologist, 57 (9): 705 – 717.

Mangner, N., Scheuermann, K., Winzer, E., Wagner, I., Hoellriegel, R., Sandri, M., Zimmer, M., Mende, M., Linke, A., Kiess, W., Schuler, G., Körner, A. & Erbs, S. (2014) Childhood ObesityImpact on Cardiac Geometry and Function. Journal of the American College of Cardiology. 7(12), 1198 – 1205.

Manninen, A.H. (2004) High-Protein Weight Loss Diets and Purported Adverse Effects: Where is the Evidence? *Journal of the International Society of Sports Nutrition.* 1, 45 – 51.

Männistö, S., Harald, K., Kontto, J., Lahti-Koski, M., Kaartinen, N.E., Saarni, S.E., Kanerva,N. & Jousilahti, P. (2014) Dietary and lifestyle characteristics associated with normal-weight obesity: the National FINRISK 2007 Study. British Journal of Nutrition. 111(5), 887 – 894.

Manson, J.E., Willett, W.C., Stampfer, M.J., Colditz, G.A., Hunter, D.J., Hankinson, S.E., Hennekens, C.H. & Speizer, F.E. (1995) Body Weight and Mortality among Women. New England Journal of Medicine. 333, 677 – 685.

Mason, C., Foster-Schubert, K.E., Imayama, I., Xiao, L., Kong, A., Campbell, k.L., Duggan, C.R., Wang, C., Alfano, C.M., Ulrich, C.M., Blackburn, G.L., McTiernan, A. (2013) History of weight cycling does not impede future weight loss or metabolic improvements in postmenopausal women. Metabolism. 62(1), 127 – 136.

Masoro, E.J. (2005) Dietary restriction, longevity and ageing – the current state of our knowledge and ignorance. Mechanisms of Ageing and Development. 126(9), 913 – 922.

Masters, R.K., Reither, E.N., Powers, D.A., Yang, Y.C., Burger, A.E. & Link, B.G. (2013)The Impact of Obesity on US Mortality Levels: The Importance of Age and Cohort Factors in Population Estimates. American Journal of Public Health. 103(10), 1895 – 1901.

McGuire, M., Wing, R. & Hill, J. (1999) The prevalence of weight loss maintenance among American adults. International Journal of Obesity (23), 1314 – 1319.

MedicalDaily (2015) Texas Doctors Diagnose 31/2 Year-Old Toddler With Type 2 Diabetes

Online unter: http://www.medicaldaily.com/texas-doctors-diagnose-312-year-old-toddler-type-2-diabetes-352980

MedicineNet (2015) Hypoglycemia (Low Blood Sugar) Symptoms and Diabetes. Online unter: http://www.medicinenet.com/script/main/art.asp?articlekey=19679

Mehta, T., Smith Jr., D.L., Muhammad, J. & Casazza, K. (2014) Impact of weight cycling on risk of morbidity and mortality. Obesity Reviews. 15(11), 870 881.

Melissas, J., Volakakis, E. & Hadjipavlou A. (2003) Low-Back Pain in Morbidly Obese Patients and the Effect of Weight Loss Following Surgery. Obesity Surgery. 13(3), 389 – 393.

Menke, A., Casagrande, S., Geiss, L. & Cowie, C.C. (2015) Prevalence of and Trends in Diabetes Among Adults in the United States, 1988-2012. *JAMA*. 314(10), 1021 – 1029.

Mensink, G.B.M., Schienkiewitz, A., Haftenberger, N., Lampert, T., Ziese, T. & Scheidt-Nave, C. (2013) Übergewicht und Adipositas in Deutschland. Bundesgesundheitblatt 56, 786 – 794.

Merino, J., Megias-Rangil, I., Ferré, R., Plana, N., Girona, J., Rabasa, A., Aragonés, G., Cabré, A., Bonada, A., Heras, M. & Masana, L. (2012) Body Weight Loss by Very-Low-Calorie Diet Program Improves Small Artery Reactive Hyperemia in Severely Obese Patients. Obesity Surgery. 23(1), 17 – 23.

Moffatt, R.J. & Owens, S.G. (1991) Cessation from cigarette smoking: Changes in body weight, body composition, resting metabolism, and energy consumption. Metabolism. 40(5), 465 – 470.

Mokdad, A.H., Marks, J.S., Stroup, D.F. & Gerberding, J.L. (2004) Actual Causes of Death in the United States, 2000. Journal of the American Medical Association. 291(10), 1238 – 1245.

Muhlheim, L.S., Allison, D.B., Heshka, S. & Heymsfield, S.B. (1998) Do unsuccessful dieters intentionally underreport food intake? The International Journal of Eating Disorders. 24(3), 259 – 266.

Muraven, M., Tice, D.M. & Baumeister, R.F. (1998) Self-control as a limited resource: Regulatory depletion patterns. Journal of Personality and Social Psychology. Vol 74(3), 774 – 789.

Nationale Arbeitsgruppe zur Prävention und Behandlung von Adipositas (1994) Weight cycling. National Task Force on the Prevention and Treatment of Obesity. Journal of the American Medical Association. 272(15), 1196 – 1202.

NationalPost (2015) Nearly one in five severely obese Canadians die in hospital after an emergency surgery: study. Online unter: http://news.nationalpost.com/health/nearly-one-in-five-severely-obese-canadians-die-in-hospital-after-an-emergency-surgery

NBC News (2011) Yo-yo dieting better than staying obese. Losing and gaining weight is healthier than no weight loss at all, study finds.

Online verfügbar: http://www.nbcnews.com/id/43298247/ns/health-diet_and_nutrition/t/yo-yo-dieting-better-staying-obese/#.VO1jvvnF-T8

Neal, D., Wood, W., Wu, M. & Kurlander, D. (2011). The Pull of the Past: When Do Habits Persist Despite Conflict With Motives? Personality and Social Psychology Bulletin. 37(11) 1428 – 1437.

Nelson, M.E., Fiatarone, M.A., Morganti, C.M., Trice, I., Greenberg, R.A. & Evans W.J. (1994) Effects of High-Intensity Strength Training on Multiple Risk Factors for Osteoporotic FracturesA Randomized Controlled Trial. Journal of the American Medical Association. 272(24), 1909 – 1914.

NewsMic (2014) Anyone Silly Enough to Think Fat Is Good for You Needs to See This Brain Study. Online verfügbar: http://mic.com/articles/92549/anyone-silly-enough-to-think-fat-is-good-for-you-needs-to-see-this-brain-study?utm_source=takepart&utm_medium=social&utm_campaign=July

Niedermaier, T., Behrens, G., Schmid, D., Schlecht, I., Fischer, B. & Leitzmann, M.F. (2015) Body mass index, physical activity, and risk of adult meningioma and glioma. A meta-analysis. Neurology 10.1212/WNL.0000000000002020

Nielsen, S.J. & Popkin, B.M (2003) Patterns and Trends in Food Portion Sizes., 1977-1998. Journal of the American Medical Association. 289(4), 450 – 453.

Nickols-Richardson, S.M., Coleman, M.D., Volpe, J.J. & Hosig, K.W. (2005) Perceived Hunger Is Lower and Weight Loss Is Greater in Overweight Premenopausal Women Consuming a Low-Carbohydrate/High-Protein vs High-Carbohydrate/Low-Fat Diet. Journal of the American Dietetic Association. 105(9), 1433 – 1437.

Norman, R.J., Noakes, M., Wu, R., Davies, M.J., Moran, L. & Wang, J.X. (2004) Improving reproductive performance in overweight/obese women with effective weight management. Human Reproduction Update, 10(3), 267 – 280.

NY Times (2014) Are Most People in Denial About Their Weight? Online verfügbar: http://well.blogs.nytimes.com/2012/04/18/are-most-people-in-denial-about-their-weight/?_r=0

Oettingen, G. (1996) The Psychology of Action: Linking Cognition and Motivation to Behavior. New York: The Guilford Press

Oh, H. & Taylor, A.H. (2012) Brisk walking reduces ad libitum snacking in regular chocolate eaters during a workplace simulation. Appetite. 58(1), 387 – 392.

Okorodudu, D.O, Jumean, M.F., Montori, V.M., Romero-Corral, A., Somers, V.K., Erwin, P.J. & Lopez-Jimenez F. (2010) Diagnostic performance of body mass index to identify obesity as defined by body adiposity: a systematic review and meta-analysis. International Journal of Obesity. 34(5), 791 – 799.

Oliveros, E., Somers, V.K., Sochor, O., Goel, K. & Lopez-Jimenez, F. (2014) The Concept of Normal Weight Obesity. Progress in Cardiovascular Diseases. 56(4), 426 – 433.

Onyike, C.U., Crum, R.M., Lee, H.B., Lyketsos, C.G. & Eaton, W.W. (2003) Is Obesity Associated with Major Depression? Results from the Third National Health and Nutrition Examination Survey. American Journal of Epidemiology. 158(12), 1139 – 1147.

Oppenheimer, R., Howells, K., Palmer, R.L. & Chaloner, D.A. (1985) Adverse sexual experience in childhood and clinical eating disorders: A preliminary description. Journal of Psychiatric Research. 19(2/3), 357 – 361.

Oreopoulos A., Padwal, R., Kalantar-Zadeh, K., Fonarow, G.C., Norris, C.M. & McAlister F.A. (2008) Body mass index and mortality in heart failure: a meta-analysis. American Heart Journal. 156(1), 13 – 22.

Ou, X., Andres, A., Pivik, R.T., Cleves, M.A. & Badger, T.M. (2015) Brain gray and white matter differences in healthy normal weight and obese children. Journal of Magnetic Resonance Imaging. doi: 10.1002/jmri.24912.

Ou, X., Thakali, K.M., Shankar, K., Andres, A. & Badger, T.M. (2015) Maternal adiposity negatively influences infant brain white matter development. Obesity. 23(5), 1047-1054.

Pacanowski, C.R. & Levitsky, D.A. (2015) Frequent Self-Weighing and Visual Feedback for Weight Loss in Overweight Adults. Journal of Obesity, vol. 2015, Article ID 763680, 9 pages, 2015. doi:10.1155/2015/763680

Parent, M.C. & Alquist, J.L. (2015) Born Fat: The Relations Between Weight Changeability Beliefs and Health Behaviors and Physical Health. Health Education and Behavior. Online unter: http://heb.sagepub.com/content/early/2015/08/25/1090198115602266.full

Park, H.J., Lee, S.E., Kim, H.B., Isaacson, R.E., Seo, K.W. & Song, K.H. (2015) Association of Obesity with Serum Leptin, Adiponectin, and Serotonin and Gut Microflora in Beagle Dogs. Journal of Veterinary Internal Medicine. 29(1), 43 – 50.

Paul, T.K., Sciacca, R.R., Bier, M., Rodriguez, J., Song, S. & Giardina, E.V. (2014) Size Misperception Among Overweight and Obese Families. Journal of General Internal Medicine. 30(1), 43 – 50.

Pellegrinelli, V., Rouault, C., Rodriguez-Cuenca, S., Albert, V., Edom-Vovard, F., Vidal-Puig, A., Clément, K., Butler-Browne, G.S. & Lacasa,

D. (2015) Human adipocytes induce inflammation and atrophy in muscle cells during obesity. Diabetes. Published online before print February 10.2337/db14-0796

Perkins, K.A., Epstein, L.H., Stiller, R.L., Marks, B.L. & Jacob R.G. (1989) Acute effects of nicotine on resting metabolic rate. American Journal of Clinical Nutrition. 50, 545 – 550.

Pesheva, E. (2014) Study: Obesity fuels silent heart damage, increased risk of future heart failure.Evidence of heart muscle damage seen even among symptom-free people. John Hopkins News Network: November 25, http://hub.jhu.edu/2014/11/25/obesity-heart-disease-risk

Pietiläinen K.H, Korkeila M., Bogl L.H., Westerterp K.R., Yki-Järvinen H., Kaprio J. & Rissanen A. (2010) Inaccuracies in food and physical activity diaries of obese subjects: complementary evidence from doubly labeled water and co-twin assessments. International Journal of Obesity. 34(3), 437 – 45.

PsychologyToday (2014) Eternal Curves. Online verfügbar: https://www.psychologytoday.com/articles/201206/eternal-curves

Puhl, R.M., Andreyeva, T. & Brownell, K.D. (2008) Perceptions of weight discrimination: prevalence and comparison to race and gender discrimination in America. International Journal of Obesity. 32, 992 – 1000.

Purcell, K., Sumithran, P., Prendergast, L.A., Bouniu, C.J., Delbridge, E. & Proietto, J. (2014) The rate of weight loss does not influence long term weight maintenance: A randomised controlled trial. Obesity Research & Clinical Practice. 8(1), 80.

Quartz (2015) Why you can't just eat one french fry (or donut or slice of pizza). Online unter: http://qz.com/447305/why-you-cant-just-eat-one-french-fry-or-piece-of-pizza-or-donut/

Rathmann, W., Haastert, B., Icks, A., Löwel, H., Meisinger, C., Holle, R. & Giani, G. (2003) High prevalence of undiagnosed diabetes mellitus in Southern Germany: Target populations for efficient screening. The KORA survey 2000. Diabetologia. 46(2), 182 – 189.

Redman, L.M., Heilbronn, L.K., Martin, C.K., de Jonge, L., Williamson, D.A., Delany, J.P. & Ravussin, E. (2009) Metabolic and Behavioral Compensations in Response to Caloric Restriction: Implications for the Maintenance of Weight Loss. Online unter: http://journals.plos.org/plosone/article?id=10.1371/journal.pone.0004377#pone-0004377-g004

Rich-Edwards, J.W., Spiegelman, D., Garland, M., Hertzmark, E., Hunter, D.J., Colditz, G.A., Willett, W.C., Wand, H. & Manson, J.E. (2002) Physical activity, body mass index, and ovulatory disorder infertility. Epidemiology, 13(2), 184 – 190.

Robinson, E., Parretti, H. & Aveyard, P. (2014) Visual identification of obesity by healthcare professionals: an experimental study of trainee and qualified Gps. British Journal of General Practice. Online unter: http://bjgp.org/content/64/628/e703.full.pdf+html?

Rolls, B.J., Rowe, E.A., Rolls, E.T., Kingston, B., Megson, A. & Gunary, R. (1981) Variety in a meal enhances food intake in man. Physiology & Behavior. 26(2), 215 – 221.

Romero-Corral ,A, Montori, V.M., Somers, V.K., Korinek, J., Thomas, R.J., Allison, T.G., Mookadam, F. & Lopez-Jimenez, F. (2006) Association of bodyweight with total mortality and with cardiovascular events in coronary artery disease: a systematic review of cohort studies. Lancet. 368(9536), 666 – 678.

Rosenbaum, M., Hirsch, J., Gallagher, D.A. & Leibel, R.L. (2008) Long-term persistence of adaptive thermogenesis in subjects who have maintained a reduced body weight. American Journal of Clinical Nutrition. 88(4), 906 – 912.

Saag, K.G. & Choi, H. (2006) Epidemiology, risk factors, and lifestyle modifications for gout. Arthritis Research and Therapy. Online verfügbar: http://www.biomedcentral.com/content/pdf/ar1907.pdf

Sandholt, C.H., Hansen, T. & Pedersen, O. (2012) Beyond the fourth wave of genome-wide obesity association studies. Nutrition and Diabetes 2, e37; doi:10.1038/nutd.2012.9

Sarafrazi, N., Hughes, J.P., Borrud, L., Burt, V. & Paulose-Ram, R. (2014) Perception of Weight Status in U.S. Children and Adolescents Aged 8-15 Years, 2005-2012. Online unter: http://www.cdc.gov/nchs/data/databriefs/db158.htm

Saris, W.H.M. (2012) Very-Low-Calorie Diets and Sustained Weight Loss. Obesity Research Special Issue: Dietary Patterns for Weight Management and Health. 9(11), 295S – 301S

Sarna, S., Sahi, T., Koskenvuo, M. & Kaprio, J. (1993) Increased life expectancy of world class male athletes. Medicne and Science in Sports and Exercise. 25(2), 237 – 244.

Sawyer B.J, Bhammar, D.M., Angadi, S.S., Ryan, D.M., Ryder, J.R., Sussman, E.J., Bertmann, F.M. & Gaesser, G.A. (2014) Predictors of fat mass changes in response to aerobic exercise training in women. Journal of Strength and Conditioning Research. 29(2), 297 – 304.

Schoeller, D.A. (2014) Eating Patterns, Diet Quality and Energy Balance. The effect of holiday weight gain on body weight. Physiology & Behavior. 134, 66 – 69.

Schwartz, A.R., Gold, A.R., Schubert, N., Stryzak, A.,Wise, R.A., Permutt, S. & Smith, P.L. (1991) Effect of Weight Loss on Upper Airway Collapsibility in Obstructive Sleep Apnea. American Review of Respiratory Disease. 144(3), 494 – 498.

ScienceDaily (2012). Obese youth have significantly higher risk of gallstones. Online verfügbar: www.sciencedaily.com/releases/2012/08/120824205733.htm

ScienceDaily (2014) Study shows keys to successful long-term weight loss maintenance. Online verfügbar: www.sciencedaily.com/releases/2014/01/140106115351.htm

ScienceDaily (2014). Losing weight won't necessarily make you happy, researchers say. Online verfügbar: www.sciencedaily.com/releases/2014/08/140807105430.htm

Seo, B.R., Bhardwaj, P., Choi, S., Gonzalez, J., Andresen Eguiluz, R.C., Wang, K., Mohanan, S., Morris, P.G., Du, B., Zhou, X.K., Vahdat, L.T., Verma, A., Elemento, O., Hudis, C.A., Williams, R.M., Gourdon, D., Dannenberg, A.J. & Fischbach, C. (2015) Obesity-dependent changes in interstitial ECM mechanics promote breast tumorigenesis. *Science translational medicine*, *7*(301), 301ra130-301ra130.

Shah, N.R. & Braverman, E.R. (2012) Measuring Adiposity in Patients: The Utility of Body Mass Index (BMI), Percent Body Fat, and Leptin PLoS One. 7:e33308. 7.

Shammas, M.A. (2012) Telomeres, lifestyle, cancer, and aging. Current Opinion in Clinical Nutrition and Metabolic Care, 14(1), 28 – 34. http://doi.org/10.1097/MCO.0b013e32834121b1

Skorka-Brown, J., Andrade, J. & May, J. (2014) Playing ›Tetris‹ reduces the strength, frequency and vividness of naturally occurring cravings. Appetite (76), 161 – 165.

Simopoulos (2005) Nutrition and Fitness. Washington, D.C.: Karger

Smith, P.L., Gold, A.R., Meyers, D.A., Haponik, E.F. & Bleecker, E. (1985) Weight Loss in Mildly to Moderately Obese Patients with Obstructive Sleep Apnea. Annals of Internal Medicine. 103(6), 850 – 855.

Spectator (2013) Obesity is not a disease. Online unter: http://www.spectator.co.uk/features/9049971/the-battle-of-the-bulge/

Spectator (2014) As a doctor, I'd rather have HIV than diabetes. Online unter: http://www.spectator.co.uk/features/9185591/why-id-rather-have-hiv-than-diabetes/

Spencer, S.J., Steele, C.M. & Quinn, D.M. (1999) Stereotype Threat and Women's Math Performance. Journal of Experimental Social Psychology. 35()1, 4 – 28.

SPIEGEL ONLINE (2012) Ernährung: Schokolade-Liebhaber sind schlanker. Online unter: http://www.spiegel.de/gesundheit/ernaehrung/ernaehrung-wer-oft-schokolade-isst-ist-duenner-a-836016.html

Spring, B., Howe, D., Berendsen, M., McFadden, H.G., Hitchcock, K., Rademaker, A.W. & Hitsman, B. (2009) Behavioral intervention to promote smoking cessation and prevent weight gain: a systematic review and meta-analysis.Addiction. 104(9), 1472 – 1486.

Stamford, B.A., Matter, S., Fell, R.D. & Papanek, P. (1986) Effects of smoking cessation on weight gain, metabolic rate, caloric consumption, and blood lipids. American Journal of Clinical Nutrition. 43(4) 486 – 494.

Stein, P.D., Beemath, A. & Olson, R.E. (2005) Obesity as a risk factor in venous thromboembolism. The American Journal of Medicine. 118(9), 978 – 980.

Steinberg, D.M., Bennett, G.G., Askew, S. & Tate, D.F. (2015) Weighing Every Day Matters: Daily Weighing Improves Weight Loss and Adoption of Weight Control Behaviors. Journal of the Academy of Nutrition and Dietetics. In press

Stevens, V.L, Jacobs, E.J., Sun, J., Patel, A.V., McCullough, M.L., Teras, L.R. & Gapstur, S.M. (2012) Weight cycling and mortality in a large prospective US study. American Journal of Epidemiology. 175(8), 785 – 92.

Strain, G.W., Kolotkin, R.L., Dakin, G.F., Gagner, M., Inabnet, W.B., Christos, P., Saif, T., Crosby, R. & Pomp, A. (2014) The effects of weight loss after bariatric surgery on health-related quality of life and depression. *Nutrition & Diabetes* 4, e132.

Stewart, W.K. & Fleming, L.W. (1973) Features of a successful therapeutic fast of 382 days' duration. Postgraduate Medical Journal. 49, 203 – 209.

Stock, S.A.K., Redaelli, M., Wendland, G., Civello, D & Lauterbach,K.W. (2005) Diabetes-prevalence and cost of illness in Germany: a study evaluating data from the statutory health insurance in Germany. Diabetic Medicine. 23(3), 299 – 305.

Subak, L.L., Johnson, C., Johnson, C., Whitcomb, E., Boban, D., Saxton, J. & Brown, J.S. (2002) Does Weight Loss Improve Incontinence in Moderately Obese Women? International Urogynecology Journal. 13(1), 40 – 43.

Subak, L.L., Whitcomb, E., Shen, H., Saxton, J., Vittinghoff, E. & Brown, J.S. (2005) Weight Loss: A novel and effective treatment for urinary incontinence. The Journal of Urology. 174(1), 190 – 195.

Surwit, R.S., Feinglos, M.N., McCaskill, C.C., Clay, S.L., Babyak, M.A.,

Brownlow, B.S., Plaisted, C.S. & Lin, P.H. (1997) Metabolic and behavioral effects of a high-sucrose diet during weight loss. The American Journal of Clinical Nutrition. 65(4), 908 – 915.

Sweet, L. (2014) Fantasy Bodies, Imagined Pasts: A Critical Analysis of the »Rubenesque« Fat Body in Contemporary Culture. Fat Studies: An Interdisciplinary Journal of Body Weight and Society. 3(2), 130 – 142.

Sydney Morning Herald (2015) ›It's wrong to tell fat women they look fabulous‹ Online unter: http://www.smh.com.au/lifestyle/diet-and-fitness/its-wrong-to-tell-fat-women-they-look-fabulous-20150423-1ms5r0.html?stb=red

Tanda, R., Salsberry, P.J., Reagan, P.B. & Fang, M.Z. (2012) The Impact of Prepregnancy Obesity on Children's Cognitive Test Scores. Maternal and Child Health Journal, 17(2), .222 – 229.

Telegraph (2015) Don't worry – 20 minutes exercise a week is enough, say experts. Online unter: http://www.telegraph.co.uk/news/science/science-news/11360617/NHS-weekly-exercise-guidelines-are-too-demanding-say-health-experts.html

The Guardian (2014) Do you know what too fat looks like? Online verfügbar: http://www.theguardian.com/society/the-shape-we-are-in-blog/2014/sep/10/obesity-body-image

The Guardian (2014) Obese Britons don't think they have a weight problem, report finds. Online verfügbar: http://www.theguardian.com/society/2014/nov/14/obese-britons-dont-think-they-have-weight-problem

Today (2014) Man loses 56 pounds after eating only McDonald's for six months. Online verfügbar: http://www.today.com/health/manloses-56-pounds-after-eating-only-mcdonalds-six-months-2D79329158

Toubro, S., Sørensen, T.I., Rønn, B., Christensen, N.J. & Astrup, A. (2013) Twenty-four-hour energy expenditure: the role of body composition, thyroid status, sympathetic activity, and family membership. The Journal of Clinical Endocrinology & Metabolism. 81(7), DOI: http://dx.doi.org/10.1210/jcem.81.7.8675595

Tsiros, M., Buckley, J., Howe, P., Walkley, J., Hills, A. & Coates, A. (2014) Musculoskeletal Pain in Obese Compared With Healthy-Weight Children. Clinical Journal of Pain. 30(7), 583 – 588.

Turner, L.R., Harris, M.F. & Mazza, D. (2014) Obesity management in general practice: does current practice match guideline recommendations? The medical Journey of Australia. Online unter: https://www.mja.com.au/journal/2015/202/7/obesity-management-general-practice-does-current-practice-match-guideline

Tzankoff, S.P. & Norris, A.H. (1977) Effect of muscle mass decrease on age-related BMR changes. Journal of Applied Physiology. 43(6), 1001 – 1006.

Uni Göttigen (2005) Was hat Bluthochdruck mit dem Gewicht zu tun? Online unter: http://www.med.uni-goettingen.de/de/media/tag_der_medizin/tdm2005_was_hat_bluthochd_m_gewicht.pdf

Upton, J. (2008). »Global Metabolism Myths«. Online verfügbar: http://www.globalhealthandfitness.com/metabolism%20myths.htm

Urban, L.E., Dallal, G.E., Robinson, L.M., Ausman, L.M., Saltzman, E. & Roberts, S.B. (2010) The accuracy of stated energy contents of reduced-energy, commercially prepared foods. Journal of The American Dietetic Association. 110(1),116 – 123.

Vaughan, L., Zurlo, F. & Ravussin, E. (1991) Aging and energy expenditure. The American Journal of Clinical Nutrition. 53(4), 821 – 825.

Wadden, T.A., Neiberg, R.H., Wing, R.R., Clark, J.M., Delahanty, L.M., Hill, J.O., Krakoff, J., Otto, A., Ryan, D.H., Vitolins, M.Z. & The Look AHEAD Research Group (2012) Four-Year Weight Losses in the Look AHEAD Study: Factors Associated With Long-Term Success. Obesity. 19(10), 1987 – 1998.

Wang, G., Djafarian, K., Egedigwe, C.A., El Hamdouchi, A., Ojiambo, R., Ramuth, H., Wallner-Liebmann, S.J., Lackner, S., Diouf, A., Sauciuvenaite, J., Hambly, C., Vaanholt, L.M., Faries, M.D. & Speakman, J.R. (2015) The relationship of female physical attractiveness to body fatness. PeerJ 3:e1155 https://dx.doi.org/10.7717/peerj.1155

Washington Post (2014) Parents of obese kids aren't always willing to admit their child has a health problem. Online unter: http://www.washingtonpost.com/news/to-your-health/wp/2014/07/25/parents-of-obese-kids-arent-always-willing-to-admit-their-child-has-a-health-problem/

Washington Post (2015) The science of skipping breakfast: How government nutritionists may have gotten it wrong. Online unter: http://www.washingtonpost.com/news/wonkblog/wp/2015/08/10/the-science-of-skipping-breakfast-how-government-nutritionists-may-have-gotten-it-wrong/

WebMD (2006) Extreme Obesity in Tots Tied to Low IQ – Difference of 25 – 30 Points Seen in IQs of Those Very Obese by Age 4. Online verfügbar: http://www.webmd.com/parenting/news/20060831/extreme-obesity-in-tots-tied-to-low-iq?page=2

Weigle, D.S., Breen, P.A., Matthys, C.C., Callahan, H.S., Meeuws, K.E., Burden, V.R. & Purnell, J.Q. (2005) A high-protein diet induces sustained reductions in appetite, ad libitum caloric intake, and body weight despite compensatory changes in diurnal plasma leptin and ghrelin concentrations. American Journal of Clinical Nutrition. 82(1), 41 – 48.

Weinsier, R., Hunter, G., Zuckerman, P., Redden, D., Darnell, B. & Larson, D. (2000) Energy expenditure and free-living physical activity in black and white women: comparison and after weight loss. American Journal of Clinical Nutrition. 71, 1138 – 1146.

Willett, W.C., Manson, J.E. Stampfer, M.J., Colditz, G.A., Rosner, B., Speizer, F.E. & Hennekens, C.H. (1995) Weight, Weight Change, and Coronary Heart Disease in WomenRisk Within the ›Normal‹ Weight Range. Journal of the American Medical Association. 273(6), 461 – 465.

Wilson, R.M., Marshall, N.E., Jeske, D.R., Purnell, J.Q., Thornburg, K. & Messaoudi I.(2015) Maternal obesity alters immune cell frequencies and responses in umbilical cord blood samples. Pediatric Allergy and Immunology. 26(4), 344 – 851.

Wood, P.D., Stefanick, M.L., Dreon, D.M., Frey-Hewitt, B., Garay, S.C., Williams, P.T., Superko, R., Fortmann, S.P., Albers, J.J., Vranizan, K.M., Ellsworth, N.M., Terry, R.B. & Haskell, W.L. (1988) Changes in Plasma Lipids and Lipoproteins in Overweight Men during Weight Loss through Dieting as Compared with Exercise. New England Jornal of Medicine. 319, 1173 – 1179.

Wright, D.A., Sherman, W.M. & Dernbach, A.R. (1991) Carbohydrate feedings before, during, or in combination improve cycling endurance performance. Journal of Applied Physiology. 71(3), 1082 – 1088.

Xu, C., Cai, Y., Fan, P., Bai, B., Chen, J., Deng, H.B., Che, C.M., Xu, A., Vanhoutte, P.M. & Wang, Y. (2015) Calorie Restriction Prevents Metabolic Aging Caused by Abnormal SIRT1 Function in Adipose Tissues. Diabetes. 64(5), 1576 – 1590.

Zauner, C., Schneeweiss, B., Kranz, A., Madl, C., Ratheiser, K., Kramer, L., Roth, E., Schneider, B. & Lenz, K. (2000) Resting energy expenditure in short-term starvation is increased as a result of an increase in serum norepinephrine. The American Journal of Clinical Nutrition. 71(6), 1511 – 1515.

Zeit online (2008) Stimmt's: Süßstoff für Ferkel. Online unter: http://www.zeit.de/2008/15/Stimmts-Suessstoff

Zeit online (2012) Die fette Gefahr. Online unter: http://www.zeit.de/2012/31/Uebergewicht-Krebs